Rehabilitation und Prävention 1

Springer
*Berlin
Heidelberg
New York
Barcelona
Hongkong
London
Mailand
Paris
Singapur
Tokio*

Susanne Klein-Vogelbach

Funktionelle Bewegungslehre

Bewegung lehren und lernen

5. Auflage
Völlig neu bearbeitet von
Barbara Werbeck und Irene Spirgi-Gantert

Mit einem Geleitwort von Antje Hüter-Becker

Mit Beiträgen von
Regula Steinlin Egli und Christine Hamilton

Mit 163 Abbildungen und 4 Tabellen

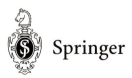

Susanne Klein-Vogelbach †
Susanne und Georg Klein-Vogelbach-Stiftung
Wiesentalstraße 126
7000 Chur, Schweiz

Barbara Werbeck
Schule für Physiotherapie an der
Stiftung Orthopädische Universitätsklinik
Schlierbacher Landstraße 200 a
69033 Heidelberg, Deutschland

Irene Spirgi-Gantert
Haasenbergstraße 6
6044 Udligenswil, Schweiz

Regula Steinlin Egli
Bruderholzstraße 30
4102 Binningen, Schweiz

Christine Hamilton
Sudetenstraße 1
91052 Erlangen, Deutschland

Koordinatorin
der Neuauflagen der Bücher von Susanne Klein-Vogelbach seit 1996:
Irene Spirgi-Gantert (Udligenswil, Schweiz)

1., korrigierter Nachdruck 2001

ISSN 0172-6412
ISBN 3-540-66287-1 Springer-Verlag Berlin Heidelberg New York
ISBN 3-540-51624-7 4. Auflage Springer-Verlag Berlin Heidelberg New York

Die Deutsche Bibliothek – CIP-Einheitsaufnahme
Klein-Vogelbach, Susanne: Funktionelle Bewegungslehre: Bewegung lehren und lernen / Susanne Klein-Vogelbach. – 5., völlig neu bearb. Aufl./bearb. von B. Werbeck; I. Spirgi-Gantert. – Berlin; Heidelberg; New York; Barcelona; Hongkong; London; Mailand; Paris; Singapur; Tokio: Springer, 2000
  (Rehabilitation und Prävention, Bd. 1)
  ISBN 3-540-66287-1

Dieses Werk ist urheberrechtlich geschützt. Die dadurch begründeten Rechte, insbesondere die der Übersetzung, des Nachdrucks, des Vortrags, der Entnahme von Abbildungen und Tabellen, der Funksendung, der Mikroverfilmung oder der Vervielfältigung auf anderen Wegen und der Speicherung in Datenverarbeitungsanlagen, bleiben, auch bei nur auszugsweiser Verwertung, vorbehalten. Eine Vervielfältigung dieses Werkes oder von Teilen dieses Werkes ist auch im Einzelfall nur in den Grenzen der gesetzlichen Bestimmungen des Urheberrechtsgesetzes der Bundesrepublik Deutschland vom 9. September 1965 in der jeweils geltenden Fassung zulässig. Sie ist grundsätzlich vergütungspflichtig. Zuwiderhandlungen unterliegen den Strafbestimmungen des Urheberrechtsgesetzes.

Springer-Verlag Berlin Heidelberg New York
ein Unternehmen der BertelsmannSpringer Science+Business Media GmbH

http://www.springer.de/medic-de/buecher/index.html

© Springer-Verlag Berlin Heidelberg 1976, 1977, 1984, 1990, 2000
Printed in Germany

Die Wiedergabe von Gebrauchsnamen, Handelsnamen, Warenbezeichnungen usw. in diesem Werk berechtigt auch ohne besondere Kennzeichnung nicht zu der Annahme, daß solche Namen im Sinne der Warenzeichen- und Markenschutz-Gesetzgebung als frei zu betrachten wären und daher von jedermann benutzt werden dürften.

Umschlaggestaltung: design & production GmbH, Heidelberg
Zeichnungen: Bernhard Zimmermann, Kraichtal
Beschriftung und Weiterverarbeitung der Zeichnungen: Günther Hippmann, Nürnberg
Satz: K+V Fotosatz GmbH, Beerfelden

Gedruckt auf säurefreiem Papier   SPIN 10831916   22/3130is – 5 4 3 2 1

Geleitwort

Bewegung ist die Grundlage des Lebens, und folglich wirkt Bewegungstherapie immer auf den Menschen in seiner Gesamtheit und nicht nur auf ein bestimmtes „funktionelles Problem". Dennoch muß der Physiotherapeut ein bestimmtes „funktionelles Problem" erkennen, beschreiben, seine Ursachen analysieren und entsprechende Behandlungsschritte einleiten können, um dem Patienten (wieder) zu seiner individuellen Bewegungsfreiheit zu verhelfen.

Das Konzept der Funktionellen Bewegungslehre, das Susanne Klein-Vogelbach uns hinterlassen hat, befähigt Physiotherapeuten, diesen Prozess vom Erkennen bis zum Beheben/Mildern des „funktionellen Problems" durch eindeutige Kriterien zu operationalisieren und damit nachvollziehbar zu machen. Die Begriffe, die sie dafür geprägt und definiert hat, sind mittlerweile weitgehend in den physiotherapeutischen Sprachgebrauch eingeführt, selbst wenn die eine oder andere Wendung auch heute noch heftige Wortgefechte auslösen kann. Dieses treffliche Mit-Worten-Streiten darf aber nicht überdecken, daß es sich bei der Funktionellen Bewegungslehre um eine Anleitung zur Beobachtung, Analyse und Vermittlung von Bewegung handelt, die es in dieser Genauigkeit bisher nicht gegeben hat. Dennoch ist es zu begrüßen, daß die Herausgeberinnen und Autorinnen, die das Werk von Susanne Klein-Vogelbach fortführen, begonnen haben, den Text verständlicher zu gestalten. Das wird dazu beitragen, daß die Leser sich weniger mühen müssen, die wichtigen Zusammenhänge zu erfassen, die von Kenntnissen zu Erkenntnissen überleiten.

Bewegung ist Mittel und Zweck in der Physiotherapie: Wir bewegen unsere Patienten und wir bewegen sie dazu, sich zu bewegen. Dieses Bewegen hat physiologisch-biomechanische Voraussetzungen und psychologisch-tiefenpsychologische Bedeutungen, es ist Handlungsmittel und Ausdrucksmittel. Für beides schaffen wir eine Grundlage, wenn wir Bewegungsfreiheit ermöglichen. Dieses Buch zeigt den Weg, zunächst die „funktionellen Probleme" beiseite zu räumen, um dieser Freiheit näher zu kommen. Das ist sehr viel und sehr wichtig, und deshalb hoffe ich, daß sich zahlreiche wissbegierige Leser finden, die sich aufmerksam und kritisch auf diesen Weg begeben.

Im Oktober 1999
Antje Hüter-Becker

Vorwort zur 5. Auflage

Die Physiotherapie hat sich in den letzten Jahren stark verändert und es ist heute besonders wichtig, auf die steigenden Ansprüche an die Aus- und Weiterbildung zu reagieren. Die Funktionelle Bewegungslehre hat sich mittlerweile an sehr vielen Schulen etabliert. Sie gehört zu den Basisfächern in der Physiotherapieausbildung und ist fester Bestandteil der Weiterbildung.

Die Idee, das Buch gründlich zu überarbeiten, entstand noch gemeinsam mit Susanne Klein-Vogelbach. Leider konnte sie ihren Wunsch nicht mehr selbst verwirklichen. Als ich nach ihrem Tod von der *Susanne und Georg Klein-Vogelbach-Stiftung* die Anfrage erhielt, die Überarbeitung ihrer Bücher zu koordinieren, war mir klar, daß ich diese Aufgabe nicht alleine bewältigen konnte. Barbara Werbeck unterstützte mich als Mit-Herausgeberin.

Gemeinsam haben wir die 5. Auflage umfassend überarbeitet. Ein wichtiger Gesichtspunkt dabei war die „Übertragung" in eine verständliche Sprache. Mehr Beispiele und Abbildungen sollen den Gebrauchswert des Buches für die praktische Arbeit erhöhen.

Das Buch wendet sich vor allem an Schüler in der Physiotherapieausbildung. Es ist ein Lehrbuch und Nachschlagewerk, mit dessen Hilfe selbständig Themen erarbeitet werden können. Jeweils am Ende der Kapitel 1–4 kann anhand von Fragen das erworbene Wissen überprüft werden.

Lehrern dient es als Nachschlagwerk und als Hilfe, den Unterricht in Funktioneller Bewegungslehre zu strukturieren.

Ausgebildeten Therapeuten ermöglicht es, ihr Verständnis von funktionellen Zusammenhängen bei der Analyse von Haltung und Bewegung aufzufrischen oder zu ergänzen.

- In Kapitel 1, *„Begriffsklärung"* werden Begriffe erläutert, die in der Funktionellen Bewegungslehre häufig verwendet werden und die die Grundlage zum Verständnis der Bewegungsanalyse darstellen.
- Das Kapitel 2 gibt einen Einblick in den komplexen Bereich der *„Bewegungsvermittlung"*. Dieses Thema allein würde mehrere Bü-

cher füllen. Wir haben an dieser Stelle versucht, die grundlegenden Ideen der Funktionellen Bewegungslehre herauszuarbeiten.
- In Kapitel 3, „Beobachtungskriterien" werden die grundlegenden Kriterien beschrieben, die Voraussetzung für die Beobachtung von Bewegung und von Stellungen des Körpers im Raum sind.
- Kapitel 4, „Funktioneller Status" bietet dem Leser Hilfen für die Untersuchung seiner Patienten. Ergänzt wurde dieses Kapitel von Regula Steinlin Egli durch einen Abschnitt über zusätzliche Untersuchungen in der Neurologie.
- Kapitel 5 und 6 enthalten einen Ausblick auf das Übungskonzept und die Behandlungstechniken, die ausführlich in weiteren Büchern beschrieben werden.
- Kapitel 7, „Stabilität – eine vielfältige Aufgabe" von Chris Hamilton informiert erstmals über Resultate von Untersuchungen, die belegen, was Susanne Klein-Vogelbach empirisch festgestellt hatte. Aus diversen Studien ist bekannt, daß die Übungen und Behandlungstechniken der Funktionellen Bewegungslehre für die Behandlung von Patienten mit Rückenbeschwerden sehr geeignet sind.

Ein ausführliches Literaturverzeichnis gibt dem Leser Hinweise auf weiterführende Literatur.

Unser Dank gilt Marga Botsch, die uns jederzeit mit Rat und Tat zur Seite stand. Gabriele Lange sei für die gründliche Überarbeitung Dank ausgesprochen, Bernard Zimmermann für die Gestaltung der Zeichnungen und die Überarbeitung der Zeichnungen aus der 3. Auflage, Isolde Gundermann und allen, die an der Herstellung des Buchs beteiligt waren, der Susanne und Georg Klein-Vogelbach-Stifung und natürlich den FBL-Instruktoren und allen Interessierten, die uns mit kritischen Fragen und Anregungen unterstützt haben.

Im September 1999

Irene Spirgi-Gantert
Barbara Werbeck

Vorwort zur ersten Auflage

Soweit ich mich zurückerinnern kann, hat mich der Anblick schöner Bewegung bei Mensch und Tier fasziniert.

Als Gymnastiklehrerin lernte ich, daß gesunde natürliche Bewegung eines Lebewesens als schön empfunden wird. Schöne Bewegung wurde mein Leitbild für die Bewegungserziehung. Die Konfrontation mit der Realität der unterschiedlichen Bewegungsbegabungen lehrte mich fragen: Warum ist ein beliebiger Bewegungsablauf für manche Menschen selbstverständlich und mühelos, während er anderen – trotz eifriger Übung – nicht gelingt?

Das Suchen nach den Gründen dieser Verschiedenheiten zwang mich zu beobachten und brachte mir die Einsicht, daß Konstitution, Mentalität und Kondition eines Menschen seine Prädisposition oder seine Indisposition für die eine oder andere körperliche Aktivität bestimmen. Eignung oder Nichteignung für eine bestimmte Bewegungsart ist also voraussagbar. Auf diese Weise habe ich die Relativität der Begriffe „normal", „gesund", „krank" erfahren. Der Schritt zur Therapie war klein und veränderte meine Konzeption von Bewegungserziehung nur graduell.

Das Leitbild blieb unverändert, nur der Weg, es zu erreichen, wurde länger, manchmal mühevoller und bisweilen ungangbar.

Mit diesem Buch versuche ich, die Erfahrungen meines langen Berufslebens als Bewegungslehrer zu ordnen und einen möglichen Weg zu weisen, wie man Bewegung systematisch betrachten, beobachten, analysieren und die Ergebnisse lehrend vermitteln kann.

Dabei sollte man nie vergessen, daß der menschliche Verstand nicht ausreicht, die Phänomene Bewegung zu verstehen. Aber betrachten können wir sie und Merkmale des Erscheinungsbildes erfassen.

Ich danke für Beratung und Mitarbeit: Georg Klein-Vogelbach, meinem Mann, Gisela Rolf und Irmgard Flückiger; Verena Sofka-Lagutt, Grafiken; Ortrud Bronner, Katrin Eicke-Wieser, Verena M. Jung, Lektoren; Heidi Säckinger-Wolf und Anne Schäfer, Sekretärinnen.

Basel, im Februar 1976   Susanne Klein-Vogelbach

Inhalt

1	**Begriffsbestimmung**	1

1.1 Ebenen und Achsen 2

1.2 Bewegungen der proximalen Extremitätengelenke
und der Wirbelsäule 3
1.2.1 Transversalebenen und frontosagittale Achsen 3
1.2.2 Frontalebenen und sagittotransversale Achsen 9
1.2.3 Sagittalebenen und frontotransversale Achsen 17

1.3 Bewegungen der distalen Extremitätengelenke
und der Kiefergelenke 21
1.3.1 Untere Extremität 22
1.3.2 Obere Extremität 25
1.3.3 Kiefergelenke 28

1.4 Körperdiagonalen 29

1.5 Proximal – distal 29

1.6 Beobachtung von Bewegung mit Hilfe der Distanzpunkte 30

1.7 Unterstützungsfläche 37
1.7.1 Gleichgewichtslage des Körpers 39

1.8 Ökonomische Aktivität 43

1.9 Arbeitsweise der Muskulatur 44
1.9.1 Lagebeziehung der Muskulatur zum Drehpunkt 44
1.9.2 Arbeitsweise im Umgang mit den Körpergewichten 45

1.9.3	Arbeitsweise mehrgelenkiger Muskeln und Muskelverkürzungen	52
1.10	Fragen	54

2 Bewegungsvermittlung — 59

2.1	Orientierung des Menschen	59
2.1.1	Sich am eigenen Körper orientieren	61
2.1.2	Sich im Raum orientieren	64
2.1.3	Sich vom eigenen Körper aus orientieren	66
2.2	Bewegung anleiten	67
2.2.1	Instruktion	68
2.3	Eine therapeutische Übung systematisch planen und anpassen	70
2.3.1	Die Motivation fördern	71
2.3.2	Zielorientiert handeln	71
2.4	Prozeßorientiert handeln	76
2.5	Fragen	77

3 Grundlegende Beobachtungskriterien — 79

3.1	Funktionelle Körperabschnitte	79
3.2	Beobachten von Bewegungen	83
3.2.1	Gleichgewichtsreaktionen	83
3.2.2	Weiterlaufende Bewegungen	89
3.3	Begrenzen (Widerlagern) der weiterlaufenden Bewegung	94
3.3.1	Begrenzen (Widerlagern) der weiterlaufenden Bewegung durch Gegenaktivität	94
3.3.2	Begrenzen der weiterlaufenden Bewegung durch Gegenbewegung (widerlagernde Bewegung)	96
3.4	Muskuläre Aktivitäten abhängig von der Position des Körpers im Raum und vom Kontakt des Körpers mit der Umwelt	100

3.4.1	Kontakt des Körpers mit einer Unterlage	101
3.4.2	Kontakt des Körpers mit einer Abstützvorrichtung	109
3.4.3	Kontakt des Körpers mit einer Hängevorrichtung	110

3.5 Fragen 112

4 Funktioneller Status 115

4.1 Kondition 118
- 4.1.1 Soziale Stellung 119
- 4.1.2 Psychische Situation 119
- 4.1.3 Somatischer Zustand 120

4.2 Konstitution 125
- 4.2.1 Längen 125
- 4.2.2 Breiten 130
- 4.2.3 Tiefen 134
- 4.2.4 Gewichtsverteilung 138

4.3 Beweglichkeit 141
- 4.3.1 Prinzipien 141
- 4.3.2 Qualität der Bewegung 145
- 4.3.3 Beobachtungskriterien für das Bewegungsverhalten der einzelnen Körperabschnitte 145

4.4 Bewegungsverhalten beim Bücken 153
- 4.4.1 Vertikaler Bücktyp 154
- 4.4.2 Horizontaler Bücktyp 155
- 4.4.3 Didaktische Möglichkeiten, jemanden zum jeweils richtigen Bücken anzuleiten 156
- 4.4.4 Entlastungsstellungen beim Bücken 157

4.5 Bewegungsverhalten beim Sitzen 158
- 4.5.1 Beurteilungskriterien für ökonomisches Sitzen 158
- 4.5.2 Anpassungen an Konstitution und Beweglichkeit 160
- 4.5.3 Anpassung an die geplante Bewegung 161

4.6 Statik 162
- 4.6.1 Beurteilung und Notation 164
- 4.6.2 Statik von der Seite 165

4.6.3	Zusammenfassung und Interpretation	175
4.6.4	Statik von vorn/hinten	178
4.6.5	Zusammenfassung und Interpretation	191
4.6.6	Folgen der abweichenden Gelenkstellungen	194

4.7 Bewegungsverhalten beim Gehen ... 202
- 4.7.1 Die acht Beobachtungskriterien für den Gang, Abweichungen und Konsequenzen für das Bewegungsverhalten ... 204

4.8 Atmung ... 223
- 4.8.1 Funktionelle Fehlatmung ... 223

4.9 Abklärung neurologischer Krankheitssymptome ... 224
Regula Steinlin Egli
- 4.9.1 Untersuchung der Sensomotorik ... 225
- 4.9.2 Tonusprüfung ... 225
- 4.9.3 Prüfung der Sensibilität und Sensorik ... 227
- 4.9.4 Prüfung der passiven Beweglichkeit ... 228
- 4.9.5 Prüfung der selektiven Kraft ... 229
- 4.9.6 Prüfung der Koordination ... 232
- 4.9.7 Prüfung der Wahrnehmung ... 249
- 4.9.8 Interpretation der Untersuchungsergebnisse ... 250

4.10 Interpretation der Untersuchungsergebnisse ... 251

4.11 Planung der Therapie ... 253
- 4.11.1 Richtlinien ... 254
- 4.11.2 Selektives Muskeltraining ... 254

4.12 Fragen ... 257

5 Behandlungstechniken ... 261

5.1 Stellenwert der Behandlungstechniken im Gesamtkonzept der Therapie ... 262

5.2 Widerlagernde Mobilisation ... 263
- 5.2.1 Das Prinzip der widerlagernden Mobilisation ... 264
- 5.2.2 Ausführung ... 265

5.3	**Hubfreie Mobilisation**	265
5.3.1	Prinzip der hubfreien Mobilisation	266
5.3.2	Ausführung	267

5.4	**Mobilisierende Massage**	267
5.4.1	Prinzip der mobilisierenden Massage	268
5.4.2	Ausführung	268

6 Analysenkonzept 269

| 6.1 | **Lernziele der therapeutischen Übung „Das Klötzchen-Spiel"** .... | 270 |

6.2	**Lernweg**	270
6.2.1	Konzeption	270
6.2.2	Übungsanleitung	272
6.2.3	Hinweise für den Therapeuten	273
6.2.4	Anpassungen	275

6.3	**Analyse der Übung**	276
6.3.1	Ausgangsstellung	276
6.3.2	Bewegungsablauf bis in die Endstellung	277
6.3.3	Endstellung und zurück in die Ausgangsstellung	278

7 Stabilität – eine vielfältige Aufgabe 279

Christine Hamilton, Carolyn Richardson

| 7.1 | **Einleitung** .... | 279 |

7.2	**Stabilisierendes System**	282
7.2.1	Passives System	284
7.2.2	Aktives System	286
7.2.3	Steuerndes System	295
7.2.4	Dysfunktion lokaler Muskeln	299
7.2.5	Wirksamkeit der Behandlung lokaler Muskeln	302
7.2.6	Gegenwärtige klinische Tests der Funktion lokaler Muskeln	304

7.2.7 Übungen der Funktionellen Bewegungslehre, die zur Untersuchung und Behandlung der Funktion lokaler Muskeln geeignet sind 306

7.2.8 Übungen der Funktionellen Bewegungslehre, die zur Untersuchung der Funktion lokaler Muskeln geeignet sind 324

7.3 Schlußfolgerung 332

7.4 Literatur 333

8 Fragen und Antworten 341

8.1 Zu Kapitel 1 341

8.2 Zu Kapitel 2 345

8.3 Zu Kapitel 3 346

8.4 Zu Kapitel 4 348

Literatur 357

Sachverzeichnis 361

1 Begriffsbestimmung

Zu den Aufgaben des Therapeuten gehört es, Haltung und Bewegung zu analysieren, um ein *funktionelles Problem* zu erkennen und zu formulieren. Er muß eine als notwendig befundene Veränderung im Bewegungsverhalten des Patienten bewirken können, sei es durch „Behandlung", durch didaktische Bewegungsschulung oder durch beides. Ohne Hilfsmittel, nur durch Beobachten und Betasten versucht der Therapeut, charakteristische Merkmale in der Vielfalt eines Bewegungsablaufs zu finden. Das angeborene Talent jedes Lebewesens, das „Normale" seiner Art erkennen und vom „Kranken" unterscheiden zu können, ist für den Therapeuten eine gute Voraussetzung, um eine funktionelle Bewegungstherapie aufzubauen.

In diesem Sinne ist die Funktionelle Bewegungslehre nach Klein-Vogelbach ein Verfahren der unmittelbaren Bewegungsbeobachtung und ihrer Auswertung für die Therapie. Dieses Vorgehen scheint einfach zu sein; das Komplizierte liegt in der hohen Differenzierung normaler Bewegung. Die Möglichkeiten sind unbegrenzt, und die Resultate können deshalb nie vollkommen sein.

Der Therapeut benötigt ein vertieftes Fachwissen über Bau und Funktion des gesunden und des kranken menschlichen Körpers. Die therapeutische Konzeption muß dann aus der Differenz zwischen normalem und krankem Bewegungsverhalten eines jeden Patienten hervorgehen. So entsteht das Gerüst für den funktionellen Behandlungsplan.

Um Regeln und approximativ (annähernd) vergleichende Aussagen über Haltungs- und Bewegungsbeobachtung machen zu können, werden allgemein anerkannte Bezeichnungen aus der Mathematik, Physik, Anatomie und Physiologie und zusätzlich bestimmte Ordnungsschemata und Beobachtungsraster benutzt. Im folgenden Kapitel werden die Begriffe erklärt, mit denen in der Funktionellen Bewegungslehre gearbeitet wird.

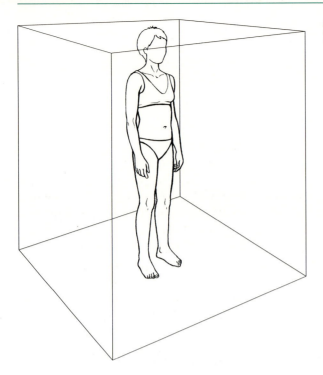

Abb. 1.1. Der Mensch im Kubus

1.1 Ebenen und Achsen

Ein Kubus (**Abb. 1.1**) stellt das dreidimensionale Koordinatensystem für die Beobachtung dar. Die *Kubusebenen* werden auf den Menschen übertragen, damit sich der Therapeut leichter orientieren kann. Die 3 Ebenen heißen:
- Transversalebenen,
- Frontalebenen,
- Sagittalebenen.

Wird kein spezieller Hinweis gegeben, steht der Mensch im Kubus aufrecht. Seine Gelenke befinden sich in Nullstellung (Neutral-0-Methode nach Debrunner 1971). Die Achsen und Ebenen beziehen sich auf den Körper. Ändert der Körper seine Stellung im Raum, so ändert sich auch die Lage der Ebenen und Achsen im Raum.

Bewegungsachsen werden durch die Schnittlinien von 2 Ebenen gebildet, die ihnen den Namen geben. Es können folgende Achsen bestimmt werden:
- frontosagittale Achsen,

- sagittotransversale Achsen,
- frontotransversale Achsen.

1.2 Bewegungen der proximalen Extremitätengelenke und der Wirbelsäule

Nachfolgend werden die Körperebenen und die Bewegungen um die dazugehörigen Bewegungsachsen beschrieben. Die Normwerte der Gelenkbeweglichkeit sind nach Debrunner notiert. Die Angaben in Klammern beziehen sich auf maximale Varianten im Rahmen der Norm. Da in den *distalen Gelenken* die Stellung der Bewegungsachsen von der Einstellung der proximalen Extremitätengelenke abhängig ist, werden diese Bewegungen im Abschn. 1.3 separat vorgestellt.

1.2.1 Transversalebenen und frontosagittale Achsen

Die Stand- und Scheitelebene sind die obere und untere transversale Begrenzung. Zwischen diese Tangentialebenen lassen sich beliebig viele parallele Ebenen legen, von denen jede den Körper in einen kranialen („zum Kopf gehörenden") und kaudalen („zum Fuß gehörenden") Abschnitt teilt. Die Bezeichnungen *kranial* und *kaudal* gebraucht der Therapeut, um die Lage von Körperteilen und die Gelenkbewegungen genau zu benennen.

Im Stand liegen die Transversalebenen *horizontal* (**Abb. 1.2**), in Seitlage, Rückenlage oder Bauchlage stehen die Transversalebenen *vertikal*.

In transversalen Ebenen bewegen sich die Distanzpunkte in folgende Richtungen:
- ventral/dorsal,
- medial/lateral (**Abb. 1.3**).

Senkrecht auf den transversalen Ebenen stehen *frontosagittale Achsen* (Schnittlinie von Sagittalebene und Frontalebene). Eine wichtige frontosagittale Orientierungslinie ist die *Körperlängsachse* (s. Abb. 1.2).

❑ **Definition.** Die *Körperlängsachse* steht in aufrechter Haltung vertikal und verläuft in enger Beziehung zur Wirbelsäule. Sie ist eine *virtuelle* (gedachte) *Achse*, die im beweglichen System des menschlichen

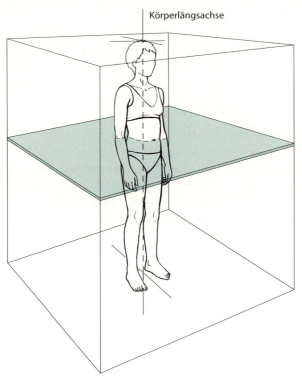

Abb. 1.2. Transversalebenen, Körperlängsachse

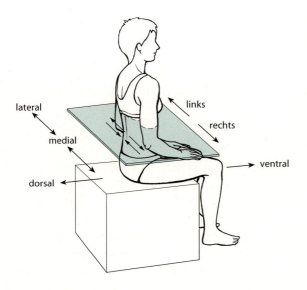

Abb. 1.3. Richtung der Distanzpunkte bei Bewegungen in transversalen Ebenen

Körpers nur existiert, wenn sich die Wirbelsäule in ihrer Nullstellung befindet und die Körperabschnitte Becken, Brustkorb und Kopf in eine gemeinsame Achse eingeordnet sind.

Bewegungen um frontosagittale Achsen

Wirbelsäule

Die *Wirbelsäulenbewegungen* um frontosagittale Achsen heißen Rotation nach rechts/links (Abb. 1.4). Damit werden Bewegungen der Körperabschnitte Becken, Brustkorb und Kopf beschrieben, die auf transversalen Ebenen entweder im Uhrzeigersinn (vom Patienten aus beschrieben), d.h. nach rechts, oder gegen den Uhrzeigersinn, d.h. nach links, stattfinden.

Für die Rotationen der Wirbelsäule in der *unteren Brustwirbelsäule* dient als kaudaler Zeiger (s. Abschn. 1.6) die Verbindungslinie der Spinae iliacae ventrales und als kranialer Zeiger der frontotransversale Brustkorbdurchmesser.

Für die Rotation in der *Halswirbelsäule* dient als kaudaler Zeiger der frontotransversale Brustkorbdurchmesser und als kranialer Zeiger z.B. die Verbindungslinie der Ohren.

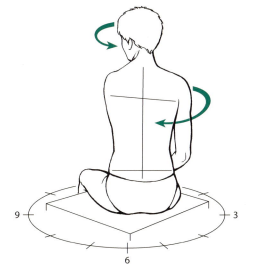

Abb. 1.4. Linksdrehung des Kopfs gegen den Brustkorb, Rechtsdrehung des Brustkorbs gegen den Kopf und das Becken

Schultergürtel

Die Ruheposition der Skapula auf dem Brustkorb ist durch die Brustkorbform bestimmt. Klavikula und Skapula bilden einen Winkel von 60° (**Abb. 1.5**). Durch die Bewegungen des Schultergürtels auf dem Brustkorb verändert sich dieser Winkel.

In den *Sternoklavikular- und Akromioklavikulargelenken* wird die Schulter um frontosagittale Achsen nach vorn oder hinten bewegt. Dabei wird der Distanzpunkt (DP) Akromion in bezug zur mittleren Frontalebene nach ventral/medial und nach dorsal/medial geführt (führen = ducere = duzieren). Die Begriffe *Schulterblattabduktion* und *Schulterblattadduktion* beschreiben demnach die Bewegungen des Schultergürtels in der Transversalebene. Synonym werden die Begriffe *Ventralduktion/Dorsalduktion* und *Protraktion/Retraktion* benutzt. Zur Bestimmung des Bewegungsausmaßes wird die Querachse durch das Manumbrium sterni in bezug zur Längsachse der Klavikula gebracht.

Bewegungstoleranzen:
Schulterblattabduktion/Schulterblattadduktion
(Protraktion/Retraktion): 45–0–20.

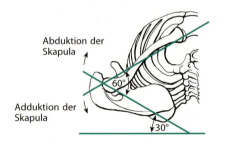

Abb. 1.5. Transversale Ansicht des Schultergürtels

Schultergelenke

Um die *Rotationen* im *Schultergelenk* zu beurteilen, bezieht man die Stellung der Spina scapulae (oder auch der Längsachse der Klavikula) und den im Ellenbogen 90° flektierten Unterarm als Zeiger oder die Flexions-/Extensionsachse des Ellenbogengelenks aufeinander (**Abb. 1.6**).

Bewegungstoleranzen: Innenrotation/Außenrotation: 95–0–40 (60).

Bewegungen des Arms bei 90° Abduktion in transversalen Ebenen im Schultergelenk werden als *transversale Extension* (oder *transversale Abduktion*) und *transversale Flexion* (oder *transversale Adduktion*) bezeichnet, weil sie aus dem Gesichtsfeld hinaus und wieder hineingehen (**Abb. 1.7**).

Bewegungstoleranzen:
transversale Flexion/transversale Extension: 90–0–40.

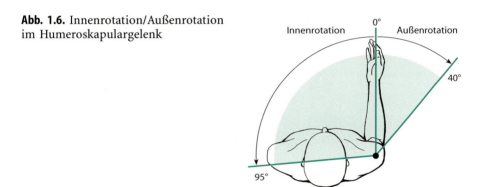

Abb. 1.6. Innenrotation/Außenrotation im Humeroskapulargelenk

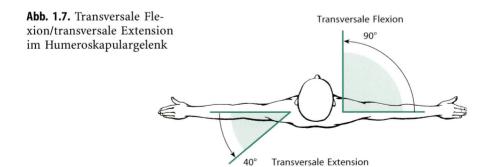

Abb. 1.7. Transversale Flexion/transversale Extension im Humeroskapulargelenk

Hüftgelenke

Die Bewegungsachsen der Hüftgelenke für Innen- und Außenrotation stehen in der anatomischen Nullstellung frontosagittal. In dieser Ausgangsstellung finden die Rotationen in transversalen Ebenen statt.

Zur Bestimmung der *Rotationen* im *Hüftgelenk* werden die Verbindungslinie der Spinae iliacae in bezug zum Unterschenkel gebracht, der als Zeiger 90° flektiert ist (z.B. Ausgangsstellung Bauchlage). Dann bilden diese Verbindungslinien einen rechten Winkel (**Abb. 1.8**).

Bewegungstoleranzen: Innenrotation/Außenrotation: 40 (50)–0–30 (40).

Bei 90° Flexion im Hüftgelenk finden um frontosagittale Achsen Bewegungen statt, die *transversale Ab- und Adduktion* heißen (**Abb. 1.9a**). Zur Beurteilung der Gelenkstellung bezieht man die Verbindungslinie der Spinae iliacae und die Oberschenkellängsachse aufeinander, die in der Nullstellung einen rechten Winkel bilden.

Bewegungstoleranzen:
transversale Abduktion/transversale Adduktion: 60–0–30 (**Abb. 1.9b, c**).

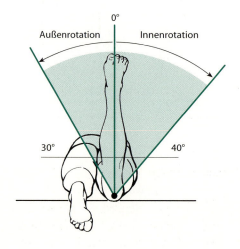

Abb. 1.8. Innenrotation/Außenrotation im Hüftgelenk

1.2 Bewegungen der proximalen Extremitätengelenke und der Wirbelsäule

Abb. 1.9. a Transversale Abduktion/transversale Adduktion im Hüftgelenk;
b transversale Abduktion im rechten Hüftgelenk und transversale Adduktion im linken Hüftgelenk des distalen Gelenkpartners;
c transversale Adduktion im rechten Hüftgelenk, und transversale Abduktion im linken Hüftgelenk des proximalen Gelenkpartners

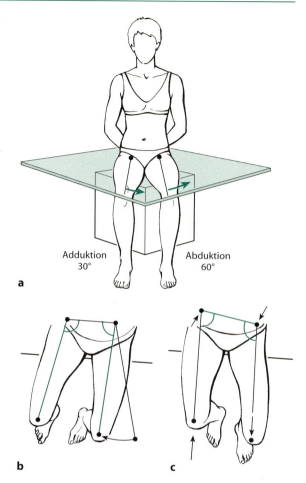

1.2.2
Frontalebenen und sagittotransversale Achsen

Die vordere und hintere Begrenzung des Körpers markiert die *äußeren Frontalebenen* (**Abb. 1.10**). Zwischen diesen Ebenen lassen sich beliebig viele parallele Ebenen legen, von denen jede den Körper in einen ventralen („zum Bauch gehörenden") und dorsalen („zum Rücken gehörenden") Abschnitt teilt. Die Bezeichnungen *ventral* und *dorsal* gebraucht der Therapeut, um die Lage von Körperteilen und die Gelenkbewegungen genau zu kennzeichnen.

Die *mittlere Frontalebene* geht durch die Mitte des Akromions, der Schulter-, Hüft- und Kniegelenke und durch das obere Sprunggelenk.

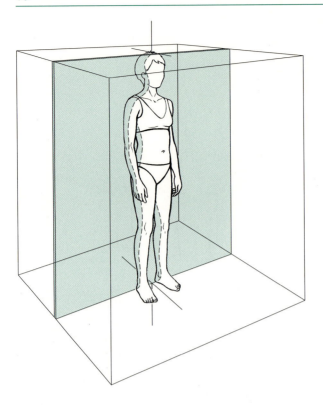

Abb. 1.10. Mittlere Frontalebene

Sie teilt die Körperabschnitte Becken, Brustkorb und Kopf in annähernd gleich große vordere und hintere Teile.

> Bei der Beurteilung der Haltung im Stand ist die Verteilung der Gewichte in bezug zur mittleren Frontalebene bedeutsam, weil eine ungleiche Verteilung die passiven Strukturen oder die Muskulatur übermäßig beanspruchen kann.

Im Stand und in Seitenlage sind die Frontalebenen *vertikal* eingestellt, in Rückenlage, Bauchlage oder im Vierfüßlerstand stehen die Frontalebenen *horizontal*.

Die Distanzpunkte bewegen sich in den frontalen Ebenen in folgende Richtungen (**Abb. 1.11**):
- kranial/kaudal,
- medial/lateral.

Senkrecht auf den Frontalebenen stehen *sagittotransversale Achsen* (Schnittlinie von Sagittalebene und Transversalebene). Mit Hilfe des

Abb. 1.11. Richtung der Distanzpunkte bei Bewegungen in frontalen Ebenen

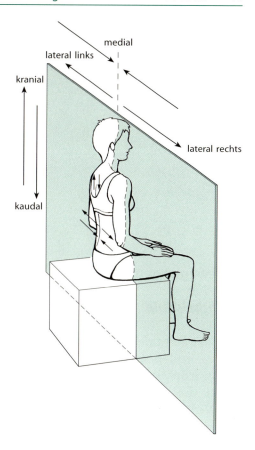

sagittotransversalen Brustkorbdurchmessers (in Höhe Th 7) kann der Therapeut Aussagen über die Brustkorbtiefe machen (**Abb. 1.12**).

> Ein kleiner sagittotransversaler Brustkorbdurchmesser deutet auf einen thorakalen Flachrücken oder eine Trichterbrust hin, während ein großer sagittotransversaler Brustkorbdurchmesser einen Hinweis auf einen thorakalen Rundrücken oder eine Inspirationsstellung des Brustkorbs gibt, wie z.B. beim Faßthorax. Dieser Durchmesser wird vom Patienten gut wahrgenommen und kann deshalb für die Instruktion von Bewegung genutzt werden.

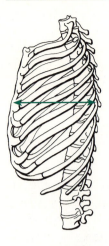

Abb. 1.12. Sagittotransversaler Brustkorbdurchmesser in Höhe Th 7

Bewegungen um sagittotransversale Achsen

Wirbelsäule

Die *Wirbelsäulenbewegungen* um sagittotransversale Achsen heißen *rechts-* und *linkskonkave Lateralflexion*. Dabei bewegen sich die Zeiger in frontalen Ebenen.

Für die Lateralflexion in der *Lenden- und Brustwirbelsäule* dient die Verbindungslinie der Spinae iliacae als kaudale und der frontotransversale Brustkorbdurchmesser als kraniale Orientierungslinie (**Abb. 1.13**).

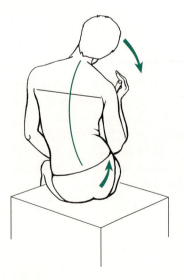

Abb. 1.13. Rechtskonkave Lateralflexion in der Wirbelsäule

Zur Beurteilung der Lateralflexion in der *Halswirbelsäule* dient als kaudaler Zeiger der frontotransversale Brustkorbdurchmesser und als kranialer Zeiger z. B. die Verbindungslinie der Ohren. Eine „reine" Lateralflexion in der Halswirbelsäule kommt aufgrund der Stellung der Gelenkflächen nicht vor sondern ist immer mit einer Rotation zur gleichen Seite gekoppelt.

Schultergürtel

In den *Sternoklavikular- und Akromioklavikulargelenken* wird der Schultergürtel um eine sagittotransversale Achse nach kranial und kaudal bewegt. Dabei wird der Distanzpunkt (DP) Akromion nach kranial/medial und nach kaudal/lateral geführt. Die Bewegungen des Schultergürtels in der Frontalebene heißen *Elevation* und *Depression* (Kranialduktion und Kaudalduktion; **Abb. 1.14**).

Bewegungstoleranzen: Elevation/Depression: 60–0–5.

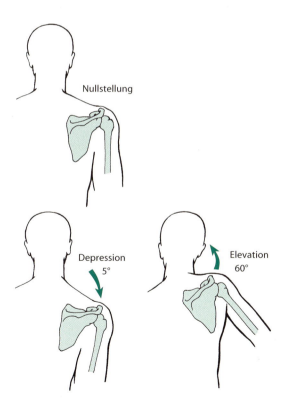

Abb. 1.14. Nullstellung, Elevation und Depression des Schultergürtels

Schultergelenke

Die Bewegungen im *Humeroskapulargelenk* um sagittotransversale Achsen in der Skapulaebene heißen *Abduktion* und *Adduktion*. Das Bewegungsausmaß beträgt insgesamt 180° und setzt sich aus 3 Phasen zusammen.

- In der *ersten Phase* findet die Bewegung nur im Humeroskapulargelenk statt.
- Die *zweite Phase* beginnt ab 30–50°, und die Bewegung erfaßt weiterlaufend die Skapula.
- In der *dritten Phase* werden die letzten 20° der Bewegung durch den Brustkorb ermöglicht. Die Wirbelsäule bewegt sich extensorisch, und die Rippen werden angehoben.

Um die Bewegungen im Humeroskapulargelenk zu beurteilen, dienen als Bezugspunkte die Margo medialis der Skapula und der Oberarm (**Abb. 1.15**). Die Gesamtbeweglichkeit der Abduktion kommt durch die weiterlaufenden Bewegungen auf die Skapula und die Wirbelsäule zustande.

Bewegungstoleranzen humeroskapular:
Abduktion/Adduktion: 90–0–20 (40).

Bei 90° Flexion im Schultergelenk finden die *Rotationen* in der Frontalebene statt. Als proximaler Rotationszeiger wird die Längsachse der

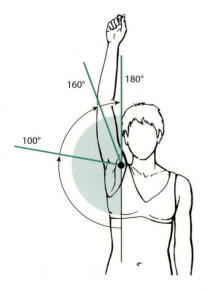

Abb. 1.15. Abduktion des Arms im Humeroskapulargelenk bis 100°, mit weiterlaufenden Bewegungen auf die Skapula bis 160°, mit weiterlaufenden Bewegungen auf die Wirbelsäule bis 180°

Abb. 1.16. Innen- und Außenrotation im Humeroskapulargelenk bei sagittotransversal stehender Bewegungsachse

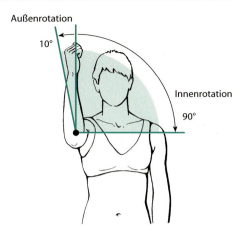

Klavikula oder die Spina scapulae betrachtet, und als distaler Rotationszeiger dient der Unterarm (**Abb. 1.16**).

Bewegungstoleranzen: Innenrotation/Außenrotation: 90–0–10.

Hüftgelenk

Im *Hüftgelenk* geschehen um sagittotransversale Achsen Bewegungen, die *Abduktion* und *Adduktion* heißen. Zur Beurteilung der Gelenkstellung bezieht man die Verbindungslinie der Spinae iliacae und die Oberschenkellängsachse aufeinander, die in der Nullstellung einen 90°-Winkel bilden (**Abb. 1.17**).

Bewegungstoleranzen: Abduktion/Adduktion: 30 (50)–0–20 (30).

Zur Bestimmung der *Rotationen* im *Hüftgelenk* in der Frontalebene wird das Hüftgelenk 90° flektiert, und man bezieht die Verbindungslinie der Spinae iliacae auf den Unterschenkel, der im Kniegelenk 90° flektiert ist und somit als Zeiger dienen kann (**Abb. 1.18**). In der Nullstellung stehen diese Verbindungslinien in einem rechten Winkel zueinander.

Bewegungstoleranzen: Innenrotation/Außenrotation: 30 (45)–0–40 (50).

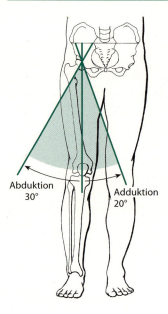

Abb. 1.17. Abduktion und Adduktion im Hüftgelenk

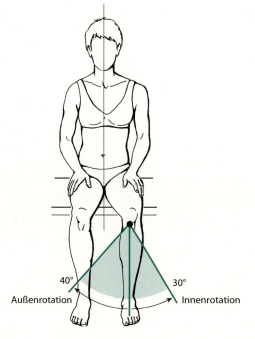

Abb. 1.18. Innen- und Außenrotation im Hüftgelenk bei 90° Flexion

1.2.3
Sagittalebenen und frontotransversale Achsen

Die rechte und linke seitliche Begrenzung des Körpers bilden die *äußeren Sagittalebenen*. Zwischen diese lassen sich beliebig viele parallele Ebenen legen, von denen jede den Körper in einen rechtslateralen und einen linkslateralen Abschnitt teilt. Die Bezeichnungen *rechtslateral* und *linkslateral* gebraucht der Therapeut, um die Lage von Körperteilen und die Gelenkbewegungen genau zu kennzeichnen.

Die *mittlere Sagittalebene* wird auch als *Symmetrieebene* bezeichnet. Sie teilt den Körper in 2 genau gleich große Teile.

Im Stand, Sitz oder im Vierfüßlerstand stehen die Sagittalebenen *vertikal*, in Seitlage stehen sie *horizontal* (**Abb. 1.19**).

In sagittalen Ebenen bewegen sich die Distanzpunkte in folgende Richtungen (**Abb. 1.20**):
- ventral/dorsal,
- kranial/kaudal.

Senkrecht auf der Sagittalebene stehen *frontotransversale Achsen* (Schnittlinie von Frontalebene und Transversalebene). Eine wichtige

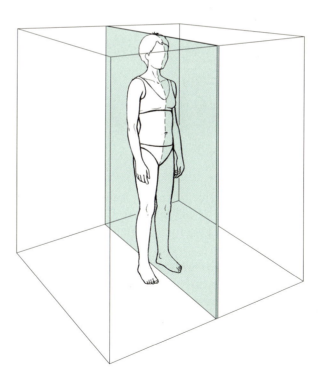

Abb. 1.19. Mittlere Sagittalebene/Symmetrieebene

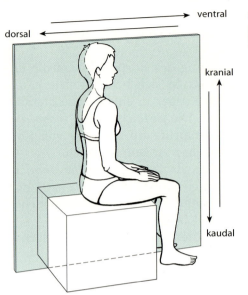

Abb. 1.20. Richtung der Distanzpunkte bei Bewegungen in sagittalen Ebenen

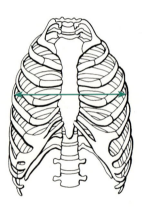

Abb. 1.21. Frontotransversaler Brustkorbdurchmesser in Höhe Th 7

Achse ist der frontotransversale Brustkorbdurchmesser (in Höhe Th 7). Mit seiner Hilfe können Lage- und Haltungsveränderungen des Körpers genau gekennzeichnet werden (**Abb. 1.21**).

> Der frontotransversale Brustkorbdurchmesser kann von Patienten gut wahrgenommen werden und ist deshalb für die Instruktion von Wirbelsäulenbewegungen notwendig.

Bewegungen um frontotransversale Achsen

Wirbelsäule

Die *Wirbelsäulenbewegungen* um frontotransversale Achsen heißen *Flexion* und *Extension*. Damit werden Bewegungen der Körperabschnitte Becken, Brustkorb und Kopf beschrieben, die sich in sagittalen Ebenen nach vorn oder hinten bewegen.

Bei der Flexion verstärkt sich die Konvexität nach dorsal, bei der Extension vermindert sie sich. Bei der Beurteilung der Flexions-/Extensionsstellungen werden die Distanzpunkte (DP) Symphyse/Bauchnabel/Processus xiphoideus/Incisura jugularis/Kinnspitze beobachtet. Wenn sich die jeweiligen Distanzpunkte annähern, hat eine Flexion stattgefunden, wenn sie sich voneinander entfernen, ist es zu einer Extension gekommen.

Schultergürtel

In den *Sternoklavikular- und Akromioklavikulargelenken* wird der Schultergürtel um die Längsachse der Klavikula nach ventral oder dorsal gedreht. Dabei bewegt sich der Distanzpunkt Akromion nach ventral/kaudal und nach dorsal/kranial. Die Begriffe *Ventralrotation* und *Dorsalrotation* beschreiben demnach die Bewegungen des Schultergürtels annähernd in der Sagittalebene (**Abb. 1.22**).

Schultergelenke

Bewegungen in der Sagittalebene des *Schultergelenks* heißen *Flexion* und *Extension*. Um die Gelenkstellung zu beurteilen, betrachtet man die Neigung der Skapula (in der Sagittalebene) in bezug zum Oberarm. Das Gesamtbewegungsausmaß der Flexion beträgt 180° und setzt sich aus sehr früh beginnenden weiterlaufenden Bewegungen der Skapula und der Wirbelsäule zusammen (**Abb. 1.23**).

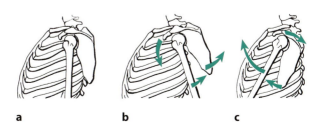

Abb. 1.22 a–c. Ventralrotation und Dorsalrotation des Schultergürtels um die Längsachse der Klavikula

a   b   c

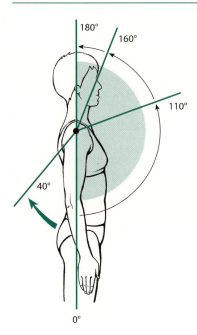

Abb. 1.23. Flexion im Humeroskapulargelenk bis 110°, mit weiterlaufenden Bewegungen auf die Skapula bis 160°, mit weiterlaufenden Bewegungen auf die Wirbelsäule bis 180° und Extension im Humeroskapulargelenk

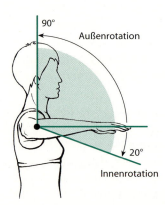

Abb. 1.24. Innen- und Außenrotation im Humeroskapulargelenk bei frontotransversal stehender Bewegungsachse (90° Abduktion)

Bewegungstoleranzen: Flexion/Extension: 110–0–40.

Bei 90° Abduktion finden die *Rotationen* im Schultergelenk um frontotransversale Achsen statt **(Abb. 1.24)**. Man bezieht die Neigung der Skapula und den Zeiger Unterarm aufeinander.

Bewegungstoleranzen: Innenrotation/Außenrotation: 20–0–90.

Abb. 1.25. Flexion und Extension im Hüftgelenk

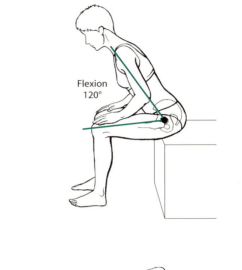

Hüftgelenke

Im Hüftgelenk finden die Flexions- und Extensionsbewegungen um frontotransversale Achsen statt. Zur Beurteilung der Gelenkstellung bezieht man die Längsachse des Beckens (Verbindungslinie des Trochanters zum Beckenkamm) und die Oberschenkellängsachse aufeinander (s. Kap. 6) (**Abb. 1.25**).

Bewegungstoleranzen: Flexion/Extension: 120–0–15.

1.3
Bewegungen der distalen Extremitätengelenke und der Kiefergelenke

Die im folgenden beschriebenen Gelenkstellungen und -bewegungen können in (fast) allen Ebenen stattfinden, je nachdem, wieviel Bewegungstoleranzen die proximalen Extremitätengelenke haben.

1.3.1
Untere Extremität

Kniegelenke

In den Kniegelenken heißen die Bewegungen um frontotransversale Achsen *Flexion* und *Extension*. Man beurteilt die Stellung von Ober- und Unterschenkellängsachse zueinander.

Bewegungstoleranzen: Flexion/Extension: 120–0–15.

Im Kniegelenk sind nur bei ca. 90° Flexionsstellung aktive *Rotationen* möglich. Als proximaler Rotationszeiger dient die Oberschenkellängsachse, und als distalen Rotationszeiger beurteilt man z.B. die anatomische Fußlängsachse oder die Achse durch die Malleolengabel, die um 23° nach lateral gedreht ist (Tibiatorsion, s. Kap. 6) (**Abb. 1.26**).

Bewegungstoleranzen: Außenrotation/Innenrotation: 40–0–10.

Wenn die Unterschenkellängsachse (=Rotationsachse) frontosagittal steht, finden die Rotationen in transversalen Ebenen statt. Dazu muß 90° Hüft- und Knieflexion eingestellt sein.

Bei Nullstellung im Hüftgelenk und 90° Knieflexion finden die Rotationen im Kniegelenk in der Frontalebene statt.

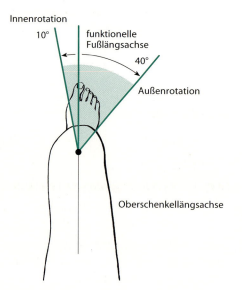

Abb. 1.26. Rotationen im Kniegelenk bei 90° Knieflexion

Obere Sprunggelenke

In der Nullstellung bilden der laterale Fußrand und die Unterschenkellängsachse einen Winkel von 90°. Die Bewegungen im oberen Sprunggelenk heißen *Dorsalextension* und *Plantarflexion*.

Bewegungstoleranzen: Dorsalextension/Plantarflexion: 30–0–50.

Untere Sprunggelenke

Mit *Inversion* und *Eversion* wird die Bewegung des Kalkaneus gegen den Talus bezeichnet. Die Bewegungsachse verläuft vom Navikulare zum Talus (ventral/medial/kranial nach dorsal/lateral/kaudal) (**Abb. 1.27 a**). Sichtbar wird diese Gelenkstellung oder Bewegung an dem Winkel, der sich zwischen der Unterschenkellängsachse und der Längsachse des Kalkaneus bildet (**Abb. 1.27 b**).

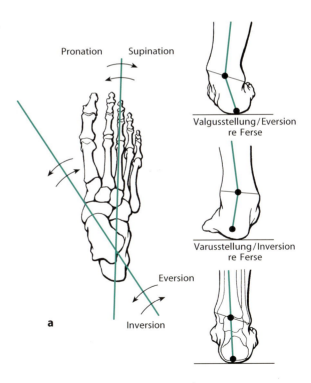

Abb. 1.27. a Bewegungsachsen des rechten Fußes: Inversions-/Eversionsachse, Pronations-/Supinationsachse; **b** Inversion (Varusstellung) und Eversion (Valgusstellung) im unteren Sprunggelenk

> Bei einer Valgusstellung des Kalkaneus (Knickfußstellung) hat eine Eversion im unteren Sprunggelenk stattgefunden. Bei einer Varusstellung steht der Kalkaneus in Inversion.

Bewegungstoleranzen: Inversion/Eversion: 35–0–15.

Chopart- und Lisfranc-Gelenke

Die Bewegungsachse verläuft von der hinteren Fersenmitte durch das Grundgelenk der 3. Zehe (s. Abb. 1.27). Bei der Pronation und Supination wird die Stellung des Vorfußes zum Rückfuß beurteilt.

- Bei einer *Supination* vergrößert sich der mediale Winkel zwischen der Längsachse des Kalkaneus und der Basis der Querwölbung, und die Verwringung des Längsgewölbes vermindert sich.
- Bei einer *Pronation* vergrößert sich der laterale Winkel zwischen der Längsachse des Kalkaneus und der Basis der Querwölbung, und die Verwringung der Längswölbung verstärkt sich (**Abb. 1.28 a**).

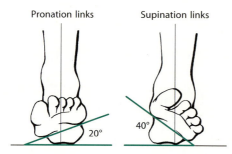

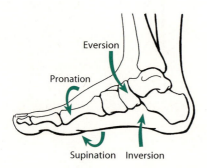

Abb. 1.28. a Bewegungen in den Chopart- und Lisfranc-Gelenken (Pronation/Supination) bei stehendem Rückfuß; **b** gegensinnige Bewegungen des Vorfußes und des Rückfußes zur Verstärkung bzw. Verminderung der Längswölbung

Bewegungstoleranzen: Pronation/Supination: 20–0–40.

> Die Längswölbung des Fußes kann durch gegenläufige (gegensinnige) Aktivitäten verstärkt oder abgeschwächt werden (s. Kap. 4). Inversion des Rückfußes und Pronation des Vorfußes verstärken die Längswölbung, Eversion des Rückfußes und Supination des Vorfußes flachen die Längswölbung ab bzw. heben sie auf. Mit Hilfe dieser Mechanismen passen sich die Fußsohlen bei seitlichen Gewichtsverlagerungen, beim Quergang am Schräghang oder bei Unebenheiten dem Boden an (Abb. 1.28b).

Zehengelenke

Abduktion und *Adduktion* der Zehengelenke beziehen sich auf die anatomische Fußlängsachse, die durch den zweiten Strahl verläuft.

Bewegungstoleranzen:
- Grundgelenke: Flexion/Extension: 40–0–70 (80),
- proximale Interphalangealgelenke: Flexion/Extension: 35–0–0,
- distale Interphalangealgelenke: Flexion/Extension: 60–0–30.

1.3.2 Obere Extremität

Ellenbogengelenke

Die Bewegungen heißen *Flexion* und *Extension*. Beurteilt wird die Stellung der Oberarmlängsachse in bezug zur Unterarmlängsachse. Je nach *Einstellung der Flexions-/Extensionsachse* findet die Bewegungen in unterschiedlichen Ebenen statt.
- Wenn die Bewegungsachse *frontosagittal* steht, bewegt sich der Unterarm in der Transversalebene.
- Steht die Bewegungsachse *sagittotransversal*, findet die Bewegung in der Frontalebene statt.
- Um die Bewegung in der Sagittalebene stattfinden zu lassen, muß die Bewegungsachse *frontotransversal* stehen.

Bewegungstoleranzen: Flexion/Extension: 150–0–10.

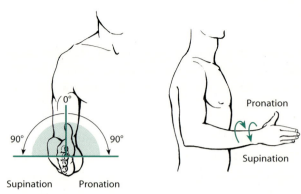

Abb. 1.29. Pronation und Supination des Unterarms

In den *proximalen* und *distalen Radioulnargelenken* finden die Bewegungen *Pronation* und *Supination* statt, die sich am besten bei 90° Ellenbogenflexion beurteilen lassen. Als Bezugslinien dienen der Oberarm und die Flexions-/Extensionsachse des Handgelenks, die in der Nullstellung parallel stehen (**Abb. 1.29**), oder die Flexions-/Extensionsachsen von Hand- und Ellenbogengelenk, die in der Nullstellung einen 90°-Winkel bilden.

Bewegungstoleranzen: Pronation/Supination: 90–0–90.

Je nach Einstellung der Unterarmlängsachse (=Pronations-/Supinationsachse) erfolgen die Bewegungen in unterschiedlichen Ebenen.
- Bei 90° Flexion oder 90° Abduktion findet die Bewegung in der Transversalebene statt. Der Unterarm steht dann frontosagittal und parallel zur Körperlängsachse und zeigt nach kranial.
- In Nullstellung oder (90°) Abduktion bewegt sich der Unterarm in der Frontalebene. Die Unterarmlängsachse steht sagittotransversal und zeigt nach vorn.
- Wenn der Oberarm in Innenrotation oder Flexion/Innenrotation steht, findet die Pronation und Supination in der Sagittalebene statt. Der Unterarm steht frontotransversal und liegt dann vor dem Bauch oder dem Schultergürtel.

Handgelenke

Bei der Beurteilung der *Volar-* oder *Palmarflexion* und der *Dorsalextension* wird die Stellung der Unterarmlängsachse in bezug zur Handlängsachse beurteilt. Die Bewegungen verteilen sich gleichmäßig auf das proximale und das distale Handgelenk (**Abb. 1.30 a**).

Bewegungstoleranzen insgesamt:
Volarflexion (Palmarflexion)/Dorsalextension: 40 (60)–0–60 (80).

Die *Ulnarabduktion* und *Radialabduktion* beschreiben die Bewegungen der Handlängsachse (Metakarpale 3) zur Unterarmlängsachse (**Abb. 1.30 b**).

Bewegungstoleranzen:
Ulnarabduktion/Radialabduktion: 30 (40)–0–10 (30).

Abb. 1.30. **a** Dorsalextension und Volarflexion (Palmarflexion) im Handgelenk; **b** ulnare und radiale Abduktion im Handgelenk

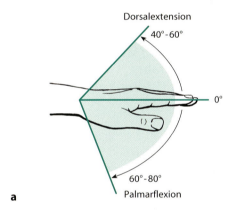

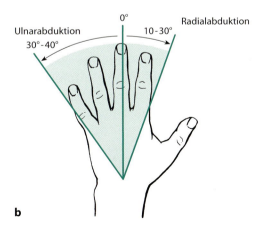

Fingergelenke

Man bezeichnet die *Abduktionsgröße* der gespreizten Finger durch den Abstand der Fingerkuppen.

Bewegungstoleranzen der Gelenke des 2.–5. Fingers:
- **Grundgelenke (MP = Metakarpophalangealgelenke):** Flexion/Extension: 90–0–10 (30),
- **Mittelgelenke (PIP = proximales Interphalangealgelenk):** Flexion/Extension: 100–0–0,
- **Endgelenke (DIP = distales Interphalangealgelenk):** Flexion/Extension: 80 (90)–0–0 (10).

Bewegungstoleranzen der Daumensattelgelenke:
- **Sattelgelenk (CM = Karpometakarpalgelenk):**
  ❑ Abduktion/Adduktion: 45–0–0,
  ❑ Flexion/Extension: 20–0–45.

Bewegungstoleranzen der Daumengrund- und Endgelenke:
- **Grundgelenk (MP = Metakarpophalangealgelenk):** Flexion/Extension: 50–0–0 (30),
- **Endgelenk (IP = Interphalangealgelenk):** Flexion/Extension: 80–0–10.

1.3.3 Kiefergelenke

Die Bewegungen der Kiefergelenke sind nur in beiden Gelenken gleichzeitig möglich. Beim Öffnen und Schließen des Mundes finden die Bewegungen bilateral symmetrisch und beim Kauen asymmetrisch statt.

Beim *Öffnen und Schließen des Mundes*, also bei Beißbewegungen, entfernen sich die Nasenspitze und die Kinnspitze voneinander und nähern sich wieder, bis die Zahnreihen aufeinander stehen. Bei der maximalen Mundöffnung kommt es zu einer kombinierten Roll-Gleit-Bewegung im Gelenk.

Die *Ventral-* und *Dorsaltranslation* wird auch als *Pro-* und *Retrusion* bezeichnet.

Die seitlichen Verschiebungen, sind beim Kauen von Bedeutung. Diese seitlichen *Translationen* werden auch als *Laterotrusion* und *Mediotrusion* bezeichnet. Bei diesen Bewegungen verschiebt sich die Kinnspitze zu einem Jochbogen hin.

Abb. 1.31. Körperdiagonalen bei unterschiedlicher Konstitution

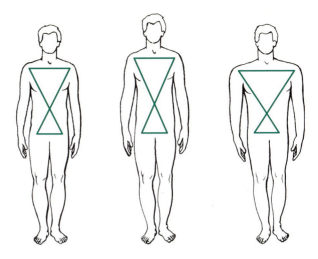

1.4 Körperdiagonalen

❑ **Definition.** Eine *Körperdiagonale* ist die Verbindungslinie des Mittelpunkts eines Hüftgelenks mit dem Mittelpunkt des Schultergelenks der Gegenseite.

Der Winkel, der durch die Körperdiagonalen gebildet wird, ist individuell von der Konstitution des Menschen abhängig (**Abb. 1.31**).

1.5 Proximal – distal

❑ **Definition.** Die Begriffe *proximal* und *distal* sind nur in Relation zueinander zu verstehen. Die proximalste Zone ist die Körpermitte, d.h. die Schnittlinie der 3 mittleren Körperebenen.

Alle anderen Körperbereiche liegen distal davon, deshalb führen 5 Wege nach distal (Richtung Kopf, rechter Arm, linker Arm, rechtes Bein, linkes Bein). Körperpunkte, zwischen denen der Körpermittelpunkt liegt oder die auf verschiedenen Wegen mit ihm verbunden sind, können nicht mit diesen Begriffen verglichen werden.

1.6 Beobachtung von Bewegung mit Hilfe der Distanzpunkte

Distanzpunkte dienen dem Therapeuten zur Analyse und Instruktion von Bewegung und sind damit auch für den Patienten eine große Hilfe, selbst kleinste Bewegungen wahrnehmen zu können.

In der Funktionellen Bewegungslehre interessiert das Gelenk als Ort, an dem Bewegungen innerhalb des Körpers stattfinden. Wahrnehmung, Bewegungsanalyse und Instruktion solcher Bewegungen registrieren die Stellungsänderung von „Hebeln", „Zeigern" und „Verschiebekörpern" ohne Informationen über die Aktivitäten, die diese Stellungsänderungen hervorbringen. Die Bezeichnungen *Drehpunkt*, *Schaltstelle der Bewegung* und Bewegungsniveau weisen auf den Unterschied zum etablierten anatomischen Gelenkbegriff hin.

Bewegung wird definiert als
- Lage- bzw. Ortsveränderung des Körpers oder einzelner Körperteile im Raum (und auf der Unterlage) und/oder als
- Stellungsänderung der Gelenkpartner zueinander. Daraus ergibt sich, daß sich der Winkel zwischen diesen beiden vergrößern oder verkleinern muß. Wir können mit Armen und Beinen nur dann geradlinige Bewegungen machen, wenn sich der Drehpunkt verschiebt. Bei stehendem Drehpunkt beschreiben die Distanzpunkte Kreisbögen.

Bewegungen werden mit Hilfe der Distanzpunkte beobachtet, beschrieben und instruiert.

❏ **Definition.** Ein *Distanzpunkt* ist ein beobachtbarer Punkt am Gelenkpartner, der eine große Distanz zum Drehpunkt hat und deshalb einen großen Weg zurücklegt.

Bei Rotationsbewegungen liegen die Distanzpunkte an sog. „Zeigern der Bewegung", die im günstigsten Fall rechtwinklig zur Rotationsachse stehen.

Man unterscheidet:
- reale Zeiger:
Beispiel: Um die Drehbewegungen im Schultergelenk beurteilen zu können, stellt man die Unterarmlängsachse rechtwinklig zum Oberarm ein. Der Unterarm dient damit als distaler Rotationszeiger für die Bewegungen im Humeroskapulargelenk;

1.6 Beobachtung von Bewegung mit Hilfe der Distanzpunkte

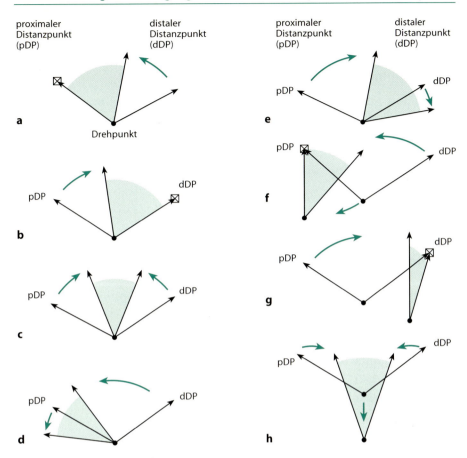

Abb. 1.32 a–h. Bewegungsverhalten der Distanzpunkte bei scharniertypischen Bewegungen mit und ohne Drehpunktverschiebung. **a** der distale Distanzpunkt bewegt sich; **b** der proximale Distanzpunkt bewegt sich; **c** beide Distanzpunkte bewegen sich; **d** beide Distanzpunkte bewegen sich in die gleiche Richtung, der distale bewegt sich schneller und weiter; **e** beide Distanzpunkte bewegen sich in die gleiche Richtung, der proximale bewegt sich schneller und weiter; **f** der distale Distanzpunkt und der Drehpunkt bewegen sich; **g** der proximale Distanzpunkt und der Drehpunkt bewegen sich; **h** beide Distanzpunkte und der Drehpunkt bewegen sich

- gedachte Zeiger:
  Beispiel: Die Winkelveränderung der Beuge-Streck-Achsen des Hand- und Ellenbogengelenks zeigen das Ausmaß der Pronation und Supination im Unterarm.

Bevor eine Aussage über eine Bewegung in einem Drehpunkt gemacht wird, muß das Bewegungsverhalten *beider* Distanzpunkte beurteilt werden (**Abb. 1.32**). Man unterscheidet Bewegungen vom
- Scharniertyp,
- Rotationstyp und
- Translationstyp.

Die folgenden Beispiele von Bewegungsausschlägen sollen typische Varianten darstellen.

Scharniertyp

Scharniertypische Winkelveränderungen ohne Drehpunktverschiebung erfolgen
- bei Bewegung vom *distalen* Gelenkpartner (**Abb. 1.33**),
- bei Bewegung vom *proximalen* Gelenkpartner (**Abb. 1.34**),
- bei Bewegung von *beiden* Gelenkpartnern gleichzeitig (**Abb. 1.35**),
- wenn beide Gelenkpartner sich in die gleiche Richtung bewegen und der *distale Gelenkpartner sich weiter und schneller bewegt* (**Abb. 1.36**).

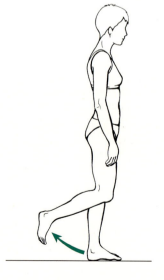

Abb. 1.33. Knieflexion des distalen Gelenkpartners

1.6 Beobachtung von Bewegung mit Hilfe der Distanzpunkte

Abb. 1.34. Knieflexion des proximalen Gelenkpartners

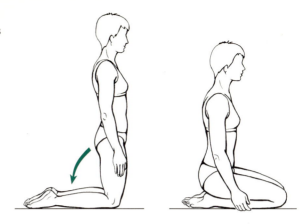

Abb. 1.35. Wirbelsäulenflexion von beiden Gelenkpartnern/Körperabschnitten

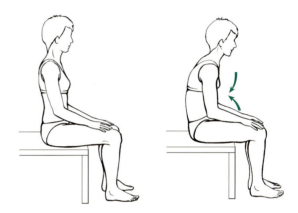

Abb. 1.36. Hüftgelenkflexion: Der distale Gelenkpartner bewegt sich weiter

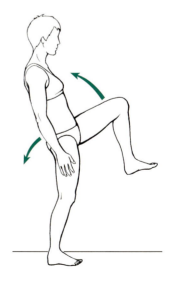

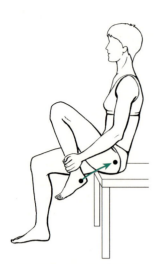

Abb. 1.37. Flexion im Kniegelenk durch Bewegung des distalen Gelenkpartners und Drehpunktverschiebung

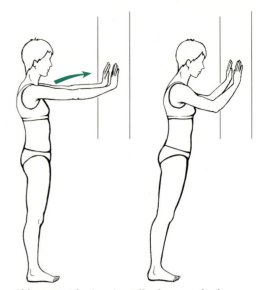

Abb. 1.38. Flexion im Ellenbogengelenk durch Bewegung des proximalen Gelenkpartners und des Drehpunkts

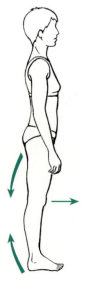
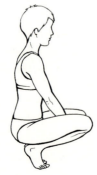

Abb. 1.39. Flexion im Kniegelenk durch die Bewegung beider Gelenkpartner und des Drehpunkts

1.6 Beobachtung von Bewegung mit Hilfe der Distanzpunkte

Es kann im Bewegungsverhalten ebenfalls vorkommen, daß sich beide Gelenkpartner in die gleiche Richtung bewegen, jedoch der proximale Gelenkpartner schneller und weiter bewegt wird.

Scharniertypische Winkelveränderungen mit Drehpunktverschiebung ergeben sich z. B. in folgenden Fällen:
- Der proximale Distanzpunkt bleibt am Ort (**Abb. 1.37**).
- Der distale Distanzpunkt bleibt am Ort (**Abb. 1.38**).
- Distaler und proximaler Distanzpunkt bewegen sich (**Abb. 1.39**).

Rotationstyp

Bei Rotation und Translation gibt es keine Drehpunktverschiebung. Bei den Extremitätenbewegungen kann es jedoch zur Parallelverschiebung der Rotationsachse kommen, wenn die Bewegung vom proximalen Zeiger stattfindet.

Bei den nachfolgenden Beispielen ist das Bewegungsausmaß in der Endstellung gleich, die Bewegungen sind jedoch auf unterschiedliche Art und Weise zustandegekommen (**Abb. 1.40 a–f**).
- Der kraniale Gelenkpartner dreht sich.
- Der kaudale Gelenkpartner dreht sich.
- Beide drehen sich in entgegengesetzte Richtung.
- Beide drehen gleichsinnig, der kraniale dreht jedoch weiter.
- Beide drehen gleichsinnig, der kaudale dreht sich weiter.

Translationstyp

Translationen finden in der Wirbelsäule zwischen 2 Körperabschnitten statt. Sie kommen vor bei Kombinationsbewegungen aus Flexion und Extension (bei Ventral- und Dorsaltranslation) und rechts- und linkskonkaver Lateralflexion (bei Translationen nach rechts und links). Bei den nachfolgenden Beispielen ist das Bewegungsausmaß in der Endstellung gleich, die Bewegungen sind jedoch auf unterschiedliche Art und Weise zustandegekommen (**Abb. 1.41 a–f**).
- Der kraniale Gelenkpartner translatiert nach links.
- Der kaudale Gelenkpartner translatiert nach rechts.
- Beide translatieren in entgegengesetzte Richtungen.
- Beide translatieren in die gleiche Richtung (nach links), der kraniale bewegt sich weiter.
- Beide translatieren in die gleiche Richtung (nach rechts), der kaudale bewegt sich weiter.

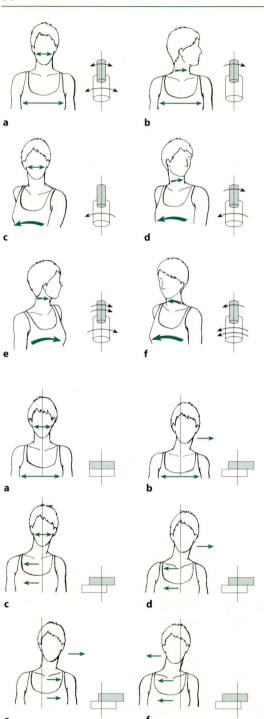

Abb. 1.40 a–f. Rotationen in der Halswirbelsäule

Abb. 1.41 a–f. Translationen zwischen den Körperabschnitten Brustkorb und Kopf

1.7 Unterstützungsfläche

❑ **Definition.** Die *Unterstützungsfläche* bezeichnet die kleinste Fläche, die die Kontaktstellen der Körperabschnitte mit der Unterlage einrahmt.

Über der Unterstützungsfläche befindet sich der *Körperschwerpunkt*. Bei nur einer Kontaktstelle des Körpers mit der Umwelt liegt er genau darüber. Bei mehreren Kontaktstellen des Körpers, die gleichmäßigen Druck ausüben, befindet er sich über der Mitte der Unterstützungsfläche. Bringen die Kontaktstellen unterschiedlich viel Gewicht auf die Unterstützungsfläche, so befindet sich der Schwerpunkt in der Nähe des größten Drucks.

Wenn die Person auf einer Behandlungsbank oder einem Stuhl sitzt, wird die Unterstützungsfläche von den Kontaktstellen Gesäß/Bank (auf den Boden projiziert) und von den Füßen eingeschlossen. Der Körperschwerpunkt befindet sich eher über der hinteren Abgrenzung, da die Beine nur ihr eigenes Gewicht auf die Unterstützungsfläche bringen (**Abb. 1.42 a**). Bei der geringsten Vorneigung des „Türmchens" verlagert sich der Schwerpunkt nach vorn, und der Druck unter den Füßen nimmt zu.

Sitzt die Person auf einem gut aufgepumpten Ball, ist dessen Kontaktstelle auf dem Boden kleiner als diejenige des Körpers auf dem Ball. Die Unterstützungsfläche wird durch die Kontaktstelle des Balls und dessen Verbindung zu den Füßen gebildet (**Abb. 1.42 b**). Der Körperschwerpunkt befindet sich, wie beim Sitzen auf einem Stuhl, eher über der Kontaktstelle Ball/Boden.

Beim Wechsel vom Zweibeinstand in den Einbeinstand z. B. *verkleinert* sich die Unterstützungsfläche um ca. 3/4 (**Abb. 1.43**). Das bedeutet, daß der Körper seine Gewichte über dieser neuen Unterstützungsfläche neu verteilen muß. Aus dieser Gleichgewichtsreaktion resultiert eine große Veränderung der Muskelaktivitäten.

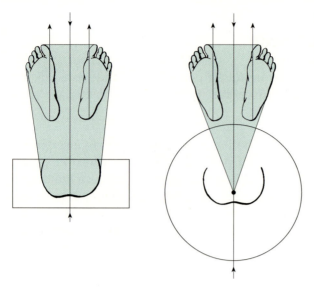

Abb. 1.42. Unterstützungsflächen (USF) im Sitz auf einem Stuhl und auf einem Ball

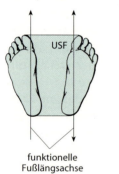 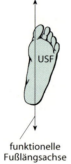

funktionelle Fußlängsachse   funktionelle Fußlängsachse

Abb. 1.43. Unterstützungsfläche im Zweibeinstand und im Einbeinstand

1.7.1
Gleichgewichtslage des Körpers

Gleichgewicht herrscht dann, wenn sich die Summe aller Kräfte, die auf einen Körper einwirken, neutralisieren.

Die Lage des Schwerpunkts über der Unterstützungsfläche entscheidet über die Gleichgewichtslage des Körpers. Man unterscheidet ein stabiles, labiles und indifferentes Gleichgewicht **(Abb. 1.44a)**.

Schwerpunkt

Für die Standfestigkeit eines Körpers ist die Lage des Schwerpunkts in bezug auf die Unterstützungsfläche maßgebend. Er ist ein fiktiver Punkt und ändert beim beweglichen Körper fast ständig seine Position. Um ihn zu bestimmen, muß man eine gedachte senkrechte Verbindungslinie durch den Körper zum Erdmittelpunkt legen. Diese sog. *Trennebene* erleichtert die Analyse von Gewichtsverschiebungen. Solange diese Schwerelinie durch die Unterstützungsfläche des Körpers geht, wird von Standfestigkeit gesprochen. Verläuft sie außerhalb der Unterstützungsfläche, kommt es zur Kippbewegung **(Abb. 1.45)**. Der Mensch reagiert auf die Verschiebung des Schwerpunkts, indem er den beschleunigenden Gewichten ein Gegengewicht entgegensetzt oder seine Unterstützungsfläche verändert. Beim Gehen wird die Unterstützungsfläche immer so verändert, daß der Körperschwerpunkt über ihr liegt.

Die Standfestigkeit kann verbessert werden durch:
- Vergrößerung der Unterstützungsfläche und
- Tieferlegung des Körperschwerpunkts.

❑ **Definition.** Der *Schwerpunkt* ist der Punkt eines Körpers, in dem sein Gewicht (oder seine Masse) vereinigt ist.

Stabiles Gleichgewicht

Wenn sich der Körperschwerpunkt über der Mitte einer Unterstützungsfläche befindet, die durch mindestens 3 Auflagepunkte bestimmt ist, spricht man von einem *stabilen Gleichgewicht*. Befindet sich der Körperschwerpunkt unterhalb des Drehpunkts, spricht man ebenfalls von einem stabilen Gleichgewicht (s. Abb. 1.44b). Je dichter der Kör-

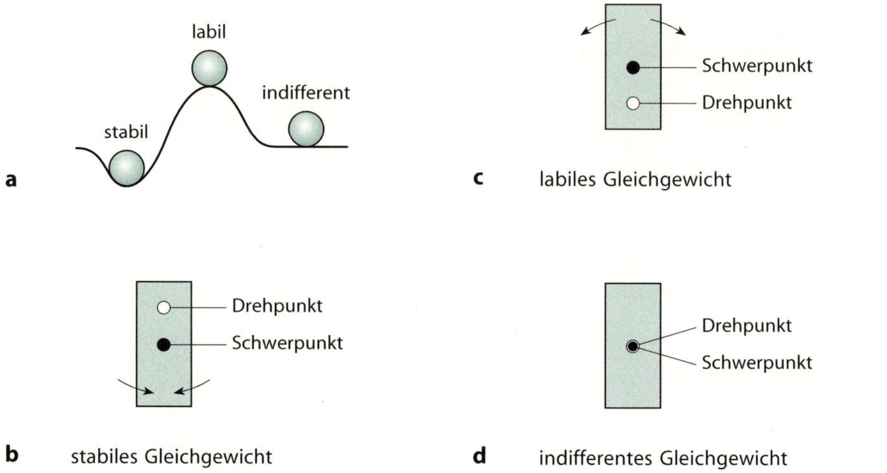

Abb. 1.44. **a** Gleichgewichtslagen des Körpers. **b** Der Drehpunkt befindet sich oberhalb des Schwerpunktes: stabiles Gleichgewicht. **c** Der Drehpunkt befindet sich unterhalb des Schwerpunktes: labiles Gleichgewicht. **d** Der Drehpunkt liegt genau im Schwerpunkt: indifferentes Gleichgewicht

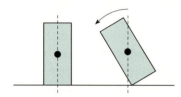

Abb. 1.45. Schwerelinie in bezug zur Unterstützungsfläche

perschwerpunkt an der Unterstützungsfläche liegt, desto stabiler ist die Gleichgewichtssituation.

Ein Körper mit nur 2 Unterstützungspunkten kann sich nicht im stabilen Gleichgewicht befinden. Dagegen spricht jedoch nicht, daß der Mensch beim Zweibeinstand eine stabile Gleichgewichtslage einnehmen kann, da die Füße als Auflageflächen dienen. Die Unterstützungsfläche wird durch den lateralen Fußrand, der Verbindungslinie der Fersen und der Zehen gebildet.

Beispiel
- Im Vierfüßlerstand wird die Unterstützungsfläche durch die Kontaktstellen der Hände und der Knie gebildet (**Abb. 1.46a**).
- Ein Turner, der an Ringen hängt, befindet sich in einem stabilen Gleichgewicht (**Abb. 1.46b**).

1.7 Unterstützungsfläche

Abb. 1.46. a Stabiles Gleichgewicht im Vierfüßlerstand auf einer Kiste; **b** stabiles Gleichgewicht bei einem Turner, der an Ringen hängt

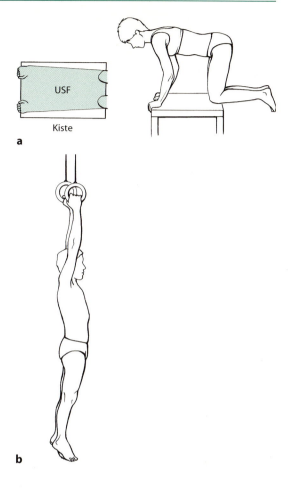

Labiles Gleichgewicht

Ein Körper mit nur 2 Auflagepunkten befindet sich in einem labilen Gleichgewicht. Die Körpergewichte sind gut darüber ausbalanciert. Schon die geringste Bewegung bringt den Körperschwerpunkt an den Rand der Unterstützungsfläche. Sowie er darüber hinaus geht, ist das Gleichgewicht verloren. Befindet sich der Schwerpunkt oberhalb des Drehpunkts, ist die Gleichgewichtslage ebenfalls labil (s. Abb. 1.44c).

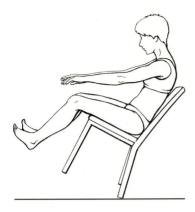

Abb. 1.47. a Labiles Gleichgewicht bei jemandem, der auf einem Stuhl nach hinten kippt; **b** labiles Gleichgewicht bei einem Seiltänzer; **c** labiles Gleichgewicht bei einem Turner, der sich auf die Ringe stützt

Beispiel

- Im Einbeinstand ist die Unterstützungsfläche sehr klein, und kleinste Bewegungen bringen den Körperschwerpunkt an den Rand der Unterstützungsfläche.
- Eine Person, die auf einem Stuhl nach hinten kippt, befindet sich in einem labilen Gleichgewicht. Sie kann die Kippbewegungen durch den Einsatz von Gegengewichten ausbalancieren, aber sobald die einwirkenden Kräfte zu groß werden, kippt der Stuhl mitsamt der Person um (**Abb. 1.47 a**).
- Ein Seiltänzer befindet sich ständig in einem labilen Gleichgewicht. Durch eine lange Balancierstange kann er jedoch durch minimale Bewegungen mit den Händen eine große Wirkung erzielen und so seinen Körperschwerpunkt über dem Seil zentrieren.
- Ein Turner, der sich auf die Ringe stützt, befindet sich in einem labilen Gleichgewicht (**Abb. 1.47 c**).

Indifferentes Gleichgewicht

Beim *indifferenten Gleichgewicht* bleibt die Lage des Schwerpunkts zur Unterstützungsfläche immer gleich – der Drehpunkt liegt genau im Schwerpunkt (s. Abb. 1.44 d). Diese Form des Gleichgewichts kann der menschliche Körper nicht erreichen, da er durch Bewegung eine ständige Veränderung der Lage seines Körperschwerpunkts erfährt. Für jeden Körperabschnitt lassen sich Teilschwerpunkte ermitteln, deren Berechnung z. B. zur Ermittlung von Gelenkkräften bedeutsam ist.

1.8 Ökonomische Aktivität

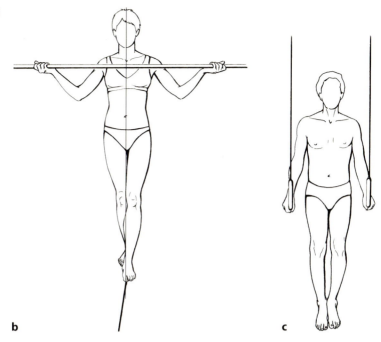

Abb. 1.47 b, c

Beispiel

Ein Rad oder eine Kugel können ihren Schwerpunkt nicht verändern. Der Bezug zur Unterstützungsfläche bleibt immer gleich.

1.8 Ökonomische Aktivität

Eine Bewegung ist ökonomisch, wenn ihr Erfolg und ihre Leistung bei optimalem Kraftaufwand und minimalem Materialverschleiß maximal ist. Das äußere Erscheinungsbild einer Bewegung oder Aktivität kann vom Therapeuten auf Ökonomie hin beurteilt werden.

> **Die Intensität der ökonomischen Aktivität ist *je nach Ziel* unterschiedlich hoch oder niedrig. Ökonomische Aktivität erhöht die Reaktionsbereitschaft der Muskulatur.**

Zu hohe Aktivität unterdrückt die feinen Gleichgewichtsreaktionen, die sich in minimaler Stellungsänderung der Gelenke und in Feinbewegungen der Wirbelsäule ausdrücken. Die Bewegung wird vergröbert, und die Belastung nimmt zu.

Zu niedrige Aktivität verzögert die Gleichgewichtsreaktionen und hat eine übermäßige Belastung und Abnutzung der passiven Strukturen des Bewegungssystems zur Folge.

1.9 Arbeitsweise der Muskulatur

Die Muskulatur hat unterschiedliche Aufgaben im Bewegungsverhalten. Die Arbeitsweise verändert sich
- je nach *Lage* der Muskulatur *in Beziehung zum Drehpunkt*,
- in Abhängigkeit von der Stärke der *Hubbelastung*,
- je nachdem, ob die Arbeitsweise von *ein- oder mehrgelenkiger Muskulatur* geleistet wird.

1.9.1 Lagebeziehung der Muskulatur zum Drehpunkt

In Abhängigkeit von seiner *Lagebeziehung zum Drehpunkt* kann ein Muskel *bewegend* oder *komprimierend* auf die Gelenkfläche einwirken, je nachdem, wie weit der Muskel von der Bewegungsachse entfernt ist. Wenn die Muskeln ihren Ursprung und Ansatz an den Gelenkpartnern weit weg vom Drehpunkt haben und die Hebelarme einen Winkel von 90° bilden, ist die bewegende Komponente besonders groß (**Abb. 1.48**).

Die Bedeutung der komprimierenden Gelenkkomponente ist unbestritten. Sie stabilisiert das Gelenk. Durch die Kontraktion mehrerer Muskeln werden die Gelenkflächen gleichmäßig gegeneinander gedrückt. Das betrifft alle Gelenke des Körpers. Je mehr Freiheitsgrade ein Gelenk hat, um so komplexer müssen die komprimierenden und stabilisierenden Kontraktionen der beteiligten Muskeln sein.

Beispiel

Gelenknahe Muskeln der Rotatorenmanschette des Schultergelenks gewährleisten als Kapselspanner und Kompressoren den Zusammenhalt des sehr mobilen Schultergelenks. Die kurzen Muskeln, die sich um das Gelenk winden, erleichtern die Feineinstellung der Rotation und sichern die Stabilisierung bei vielen Geschicklichkeitsbewegungen der Hände.

1.9 Arbeitsweise der Muskulatur

Abb. 1.48. a Lagebeziehung der Muskulatur zum Drehpunkt. Zugrichtung des Muskels (*Z*) und Rotationsachse (*RA*) stehen annähernd parallel (komprimierende Komponente) oder bilden einen Winkel zwischen 45° und 90° (bewegende Komponente).
b Die Ansatzsehne des Quadrizeps wird durch die Patella von der Flexions-/Extensionsachse des Kniegelenks entfernt. Dadurch besteht eine verbesserte bewegende Komponente

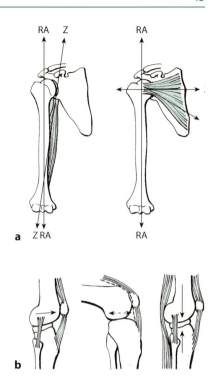

1.9.2 Arbeitsweise im Umgang mit den Körpergewichten

Nach funktionellen Gesichtspunkten kann ein Muskel unterschiedlich in Aktion treten. Er kann Gewichte nach oben heben, sie am Fallen hindern, sie wieder herunterlassen oder auf horizontalen Ebenen verschieben.

Muskeln arbeiten bewegend mit positivem Hub

Sie arbeiten *dynamisch konzentrisch*. Die Muskulatur verkürzt sich aktiv und arbeitet als Beweger und Heber von Gewichten (Bewegungsrichtung nach „oben"). Wenn die Bewegungsachse und der Lastarm horizontal stehen, ist die *positive Hubbelastung* maximal. Die Verkürzung des Muskels gegen Widerstand ist dem gleichzusetzen.

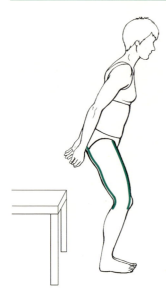

Abb. 1.49. Dynamisch konzentrische Muskelarbeit beim Aufstehen und dynamisch exzentrische Muskelarbeit beim Hinsetzen

Beispiel: Von einem Stuhl aufstehen: Extensoren der Hüft- und Kniegelenke müssen das Körpergewicht nach oben heben und arbeiten dynamisch konzentrisch (**Abb. 1.49**).

Muskeln arbeiten bewegend mit negativem Hub

Sie arbeiten *dynamisch exzentrisch*. Die Muskulatur verlängert sich aktiv und senkt die Gewichte ab (Bewegungsrichtung nach „unten"). Bei horizontaler Lage der Bewegungsachse und des Lastarms ist die *negative* Hubbelastung maximal. Kontrolliertes Nachgeben eines Muskels bei einwirkendem Widerstand ist dem gleichzusetzen.

Beispiel: Aus dem Stand zum Sitzen kommen (s. Abb. 1.49). Die Extensoren der Hüft- und Kniegelenke müssen nachgeben und das Körpergewicht langsam absinken lassen. Die Arbeitsweise ist dynamisch exzentrisch.

Muskeln arbeiten bewegend hubfrei und mit steigender Hubbelastung

Wenn eine Bewegungsachse vertikal steht, Bewegungen also auf horizontalen Ebenen stattfinden, arbeitet die Muskulatur *hubfrei* und *dynamisch konzentrisch*. Teilgewichte des Körpers werden von der arbeitenden Muskulatur bewegt, ohne daß diese die Gewichte gegen die Schwerkraft halten muß. Wenn der bewegte Körperteil auf einer Unterlage liegt, sollte der Reibungswiderstand so gering wie möglich gehalten werden, da zur Überwindung des Reibungswiderstandes eine positive Hubarbeit geleistet werden müßte.

Beispiel

Ausgangsstellung Seitlage: Um die Lordose der Lendenwirbelsäule zu verstärken arbeiten die Flexoren der Hüftgelenke und die Extensoren der Lendenwirbelsäule synergistisch konzentrisch und hubfrei (**Abb. 1.50**).

> **Steigerung der Hubbelastung**
> Damit die Muskulatur *hubarm* arbeiten und an die Kondition des Patienten angepaßt werden kann, muß der Therapeut die Ausgangsstellung so wählen, daß die Bewegungsachsen zunehmend horizontal stehen. Zusätzlich kann die Länge des Hebelarms verändert werden.

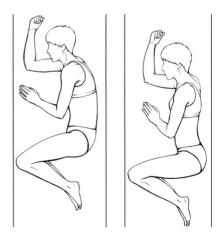

Abb. 1.50. Hubfreie Muskelarbeit für die Flexoren und Extensoren der Hüftgelenke und der Lendenwirbelsäule

Beispiel

- Die Flexoren des Hüftgelenks arbeiten hubfrei in Seitlage, hubarm im Stand und mit maximaler Hubbelastung in Rückenlage (**Abb. 1.51 a–c**).

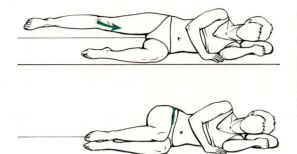

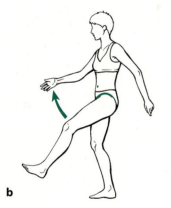

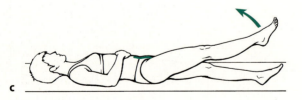

Abb. 1.51 a–c. Arbeitsweise der Hüftgelenkflexoren: **a** Ausgangsstellung Seitlage: hubfrei; **b** Ausgangsstellung Stand: hubarm; **c** Ausgangsstellung Rückenlage: maximale Hubbelastung

1.9 Arbeitsweise der Muskulatur

Beispiel

- Die Schultergelenkflexoren arbeiten hubfrei in Seitlage, hubarm im Sitz (mit verkürztem Lastarm) zu Beginn der Bewegung und mit maximaler Hubbelastung bei 90° Flexion. Eine weitere Steigerung wäre das Bewegen aus Bauchlage bis in die flexorische Endstellung (Abb. 1.52 a–c).

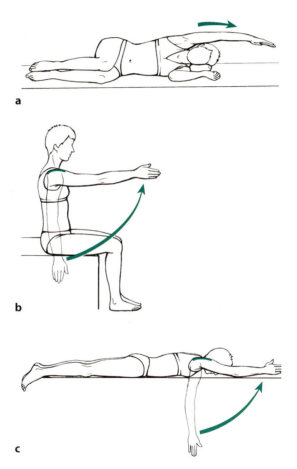

Abb. 1.52 a–c. Arbeitsweise der Schultergelenkflexoren: **a** Ausgangsstellung Seitlage: hubfrei; **b** Ausgangsstellung Sitz (Stand): zu Beginn hubarm bei 90° max.; **c** Ausgangsstellung Bauchlage: maximale Hubbelastung in der flexorischen Endstellung

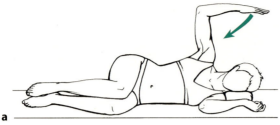
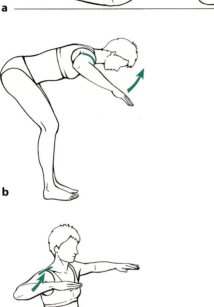

Abb. 1.53 a–c. Arbeitsweise der Rotatoren des Schultergelenks: **a** Ausgangsstellung Seitlage: hubfrei; **b** Ausgangsstellung Unterarmlängsachse zwischen vertikaler und horizontaler Einstellung: hubarm; **c** Ausgangsstellung Sitz Unterarmlängsachse horizontal: maximale Hubbelastung

Beispiel

- Die Rotatoren des Schultergelenks arbeiten in Seitlage hubfrei, im Sitz hubarm und bei zunehmender Neigung der Körperlängsachse mit maximaler Hubbelastung (**Abb. 1.53 a–c**).
- Die Bauchmuskulatur arbeitet in Seitlage hubfrei, im Sitz mit leichter Rückneigung der Körperlängsachse und in Rückenlage (wegen der abgelegten Teilgewichte) hubarm. Im „Brückenbauch" muß die Bauchmuskulatur mit maximaler Hubbelastung arbeiten. Je länger die Lastarme werden und je weniger Gewicht auf der Unterlage liegt, desto größer wird die Hubbelastung (**Abb. 1.54 a–c**).

1.9 Arbeitsweise der Muskulatur

Abb. 1.54 a–c. Arbeitsweise der Bauchmuskulatur:
a Ausgangsstellung Seitlage: hubfrei; **b** Ausgangsstellung Sitz mit leichter Rückneigung der Körperlängsachse: hubarm; **c** Ausgangsstellung „Der Brückenbauch": maximale Hubbelastung

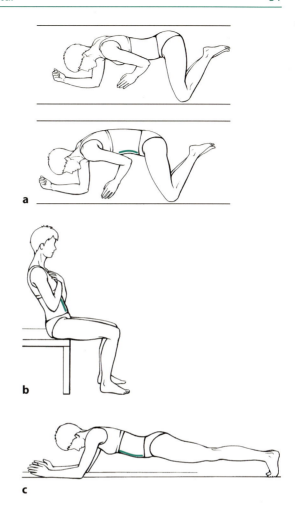

Muskeln arbeiten stabilisierend

Sie arbeiten statisch. Der aktive Muskel verändert seine Länge nicht, sondern arbeitet als Verhinderer einer möglichen Gelenkbewegung. Zur gleichen statischen Aktivität kommt es beim Halten gegen Widerstand.

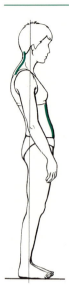

Abb. 1.55. Fallverhindernde Muskelaktivitäten bei einer unphysiologischen Haltung

Bei der Haltungsbeurteilung fällt auf, daß der Brustkorb nach hinten geneigt ist und der Kopf in bezug zum Brustkorb weiter vorn steht. Die beiden Gewichte haben die Tendenz, weiter nach unten abzurutschen. Die Schulter-Nacken-Muskulatur verhindert, daß der Kopf nach vorne fällt, und die Bauchmuskulatur verhindert, daß der Brustkorb noch weiter nach hinten sinkt (**Abb. 1.55**). Allerdings muß auch eine gute Haltung durch stabilisierende Muskelarbeit gesichert werden.

1.9.3
Arbeitsweise mehrgelenkiger Muskeln und Muskelverkürzungen

Die Arbeitsweise mehrgelenkiger Muskeln zeigt das ökonomische Prinzip natürlicher Bewegung. Wenn man berücksichtigt, daß ein Muskel in der Mittelstellung zwischen maximaler Dehnung und Verkürzung die größte Hub- und Bremskraft besitzt, weil sich bewegende Komponente und Dehnfaktor günstig ergänzen, läßt sich das prinzipielle Verhalten der mehrgelenkigen Muskeln verstehen.

Mehrgelenkige Muskeln werden bei zunehmender distaler Verkürzung proximal durch kompensatorische Dehnung entsprechend verlängert. So kann die optimale Gesamtlänge konstant bleiben. Sie haben ihre Hauptfunktion an den distalen Gelenken und können am besten arbeiten, wenn sie distal (dynamisch konzentrisch) verkürzt und gleichzeitig proximal gedehnt werden.

Passive Insuffizienz

Eine *passive Insuffizienz* eines eingelenkigen Muskels liegt vor, wenn er sich nicht bis an die Arretierungen des Gelenks dehnen läßt. Sie kann *physiologisch* sein, wenn der Muskel mehrere Gelenke überbrückt, und ist damit eine erwünschte ökonomische Bremse. Wenn die Bremswirkung zu früh eintritt, stört sie Bewegungsabläufe und die Statik oft erheblich, z.B. bei Ischiokruralverkürzung.

Die passive Insuffizienz eines eingelenkigen Muskels ist immer pathologisch. Sie verändert die Statik und verursacht unökonomische Belastungen der passiven Strukturen und Tonusveränderungen der stabilisierenden Muskulatur.

> **Bevor der Therapeut die Muskulatur dehnt, muß er sich die Frage stellen, was die veränderte Muskelspannung verursacht. Es kann sein, daß durch die Begrenzung der Dehnfähigkeit ein Schaden in anderen Geweben verhindert werden soll oder die Ursache der verminderten Dehnfähigkeit evtl. auf der antagonistischen Seite liegt.**

Die pathologische passive Insuffizienz kann indirekt nach dem Prinzip der *reziproken Innervation* behandelt werden, indem man die Antagonisten maximal belastet und dadurch den Agonisten entspannt. Hierbei kann der gedehnte Muskel als Widerstand dienen. Zur Behandlung einer muskulären Dysbalance ist oft eher ein Muskelaufbautraining des (antagonistischen) Muskels indiziert (Wiemann et al. 1998).

Aktive Insuffizienz

Eine *aktive Insuffizienz* eines eingelenkigen Muskels liegt vor, wenn er nicht in der Lage ist, das endgradige Bewegungsausmaß aktiv zu fixieren. Er ist also in Relation zu seiner Aufgabe zu lang. Eine traumatisch bedingte aktive Insuffizienz findet man z.B. nach Frakturen langer Röhrenknochen, Schenkelhalsfrakturen, Hüftgelenkendoprothesen, Exstirpation der Patella sowie Teilabrissen von Muskeln, Muskel- und Sehnennähten. Die aktive Insuffizienz eines eingelenkigen Muskels ist immer pathologisch. Bei mehrgelenkigen Muskeln ist eine Verkürzung über alle Drehpunkte wegen der physiologischen passiven Insuffizienz seiner Antagonisten nicht möglich.

Pathologische aktive Insuffizienz kann aufbauend so behandelt werden, daß anfangs die Dehnung des Muskels am proximalen Drehpunkt ausgenutzt wird, um den Muskel am distalen Drehpunkt endgradig zu verkürzen. Mit der Zeit vermindert man die proximale Dehnung. Das Ziel ist die endgradige aktive Fixierung über das distale Gelenk bei gleichzeitiger geringer proximaler Dehnung.

ZUSAMMENFASSUNG

Kenntnisse über die grundlegenden Begriffe, mit denen die Funktionelle Bewegungslehre arbeitet, führen zu einem besseren Verständnis der Funktion des Bewegungssystems. Die Nomenklatur erleichtert die eindeutige Verständigung der Therapeuten untereinander.
- Mit Hilfe der Ebenen und Achsen kann sich der Therapeut leichter orientieren.
- Für den Therapeuten ist das Messen mit Augen, Ohren und Händen wichtiger als mit Winkel- und Zentimetermaß. Die Fähigkeit, Bewegung zu beobachten, muß ständig geübt werden. Die Orientierung an *Punkten*, *Linien* und *Achsen* wird in den Funktionsanalysen, im funktionellen Status und auch in der Instruktion benötigt.
- Die Art und Weise, wie der Körperschwerpunkt in bezug zur Unterstützungsfläche liegt, entscheidet über die Gleichgewichtslage des Körpers. Daraus ergeben sich für den Therapeuten grundlegende Prinzipien für die Behandlung.
- Nach funktionellen Gesichtspunkten ist der Muskel Effektor von Haltung und Bewegung. Das Verständnis der Arbeitsweise der Muskulatur ist eine Bedingung für die richtige Dosierung physiotherapeutischer Maßnahmen.

1.10 Fragen

1. Beschreiben Sie die Richtungen der Distanzpunkte bei Bewegungen in der
   - Frontalebene:

1.10 Fragen

- Transversalebene:
- Sagittalebene:

2. Beschreiben Sie mit Hilfe von Distanzpunkten die Bewegungen des *Schultergürtels* auf dem Brustkorb.

Ebene	Name der Bewegung	Distanzpunkt	Richtung
Frontal			
Transversal			
Sagittal			

3. Welche Distanzpunkte/Linien/Achsen eignen sich, um Bewegungen in der Wirbelsäule (in allen Ebenen) zu beobachten?

4. Ergänzen Sie folgenden Text:
   a) Bei der Abduktion im Hüftgelenk vom proximalen Hebel bewegt sich der Distanzpunkt .... nach ..../........................ Wenn die Körperabschnitte Brustkorb und Kopf weiterhin vertikal stehen, kommt es in der Lendenwirbelsäule zu einer ....
   b) Wenn sich im Sitzen bei 90° Hüftflexion der Unterschenkel nach lateral/kranial bewegt, entsteht im .... eine .... Um die Bewegung von proximal her auszulösen, muß sich der Distanzpunkt .... nach .... bewegen.
   c) Um aus Hüftgelenknullstellung eine Außenrotation im Hüftgelenk zu veranlassen, muß sich der distale Distanzpunkt .... nach............................... bewegen oder der proximale Distanzpunkt .... nach .... bewegt werden.

5. Zeichnen Sie a) die Unterstützungsfläche im Vierfüßlerstand auf einer Kiste und b) die Unterstützungsfläche auf dem Boden, wenn diagonal ein Arm und ein Bein abgehoben sind.

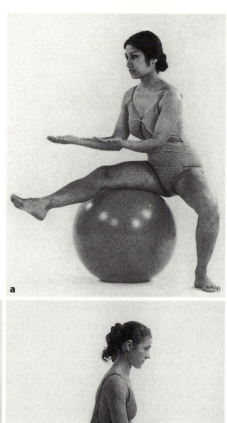
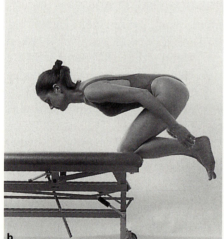
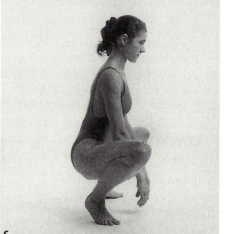

Abb. 1.56 a–c. Wo liegt der Körperschwerpunkt?

6. *Die Lage des Schwerpunkts über der Unterstützungsfläche entscheidet über die Gleichgewichtslage des Körpers.* Nennen Sie jeweils ein Beispiel für ein labiles, stabiles und indifferentes Gleichgewicht.

7. Zeichnen Sie die Trennebene ein, damit Sie annähernd die Lage des Körperschwerpunkts bestimmen können (**Abb. 1.56 a–c**).

1.10 Fragen

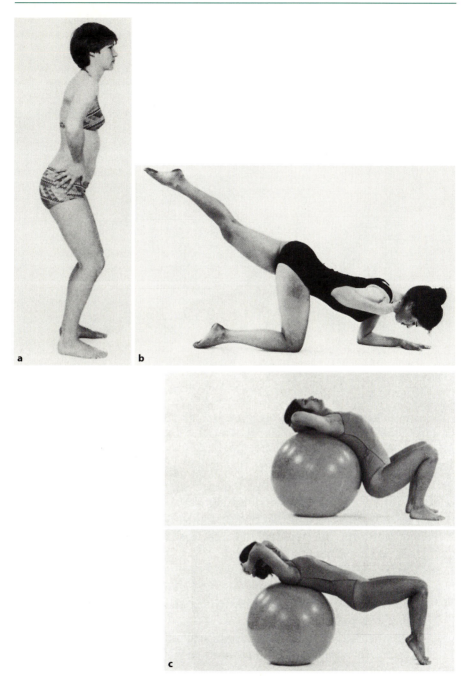

Abb. 1.57. a, b Welche Muskeln stabilisieren diese Position? **c, d** Wie ist die Muskelarbeit bei dem Bewegungsablauf?

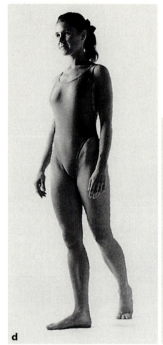
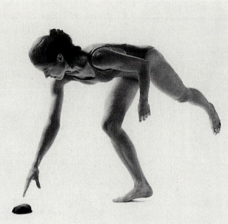

Abb. 1.57 d

8. Woran erkennen Sie, daß eine Aktivität nicht ökonomisch ist?
   - *Zu hohe Aktivität ...*
   - *Zu niedrige Aktivität ...*

9. Nach funktionellen Gesichtspunkten kann ein Muskel unterschiedlich in Aktion treten. Er kann Gewichte nach oben heben, sie am Fallen hindern, sie wieder herunterlassen oder auf horizontalen Ebenen verschieben.
   a) Zeichnen Sie die Muskeln ein, die die Position stabilisieren (fallverhindernd arbeiten; **Abb. 1.57 a, b**).
   b) Wie ändert sich die Hubbelastung der Rückenmuskulatur bei **Abb. 1.57 b**?
      - Sie ist höher als bei horizontal stehender Körperlängsachse.
      - Sie ist niedriger als bei horizontal stehender Körperlängsachse.
   c) Analysieren Sie die Muskelarbeit bei nachfolgendem Bewegungsablauf (**Abb. 1.57 c, d**).

2 Bewegungsvermittlung

Ein Patient erlebt häufig, daß ihm bestimmte Bewegungen schwerfallen. Er muß deshalb lernen, das Optimum im Bereich seiner eigenen Möglichkeiten zu erkennen und wiederzuerlangen. Besonderes Lob bekommt er jedoch nur für die Fertigkeiten, die er beherrscht, auch wenn er dafür keinen besonderen Einsatz leisten mußte. Die Aufgabe des Therapeuten besteht nun auch darin, das Ausmaß an Anstrengung und Geduld, das er dafür aufbringen muß, anzuerkennen und zu loben. Der Therapeut begleitet den Patienten, und er holt ihn stets „dort ab, wo er gerade steht". Zu Beginn sind weitreichende Lernhilfen nötig, die im Laufe der Behandlung abgebaut werden sollten. Damit erhält der Patient die Chance, so früh wie möglich *eigenständig und unabhängig von Fremdkontrolle* Bewegungen wieder bzw. neu zu erlernen und zu üben.

2.1 Orientierung des Menschen

Ein Mensch, der sich am eigenen Körper, im Raum und von seinem eigenen Körper aus nicht orientieren kann, hat eine *gestörte Wahrnehmung* und kann sich daher nicht normal bewegen.

Patient und Therapeut stehen unter dem Einfluß analoger Sinneseindrücke. Bei beiden leiten Bewegungen Informationen an das zentrale Nervensystem. Doch wenn sich Therapeut und Patient über bestimmte Bewegungsabläufe verständigen wollen, besteht zwischen beiden ein Unterschied: Der Therapeut übernimmt gleichsam die Rolle des Lehrers. Von ihm wird eine zusätzliche Leistung erwartet: Seine Anweisungen müssen für den Patienten *wahrnehmbare Inhalte* ansprechen, damit sie vom Patienten auch ausgeführt werden können.

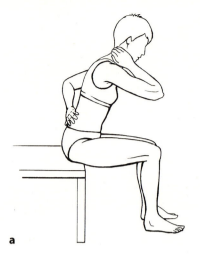

Abb. 2.1 a, b. Palpation von Muskelaktivitäten beim „Klötzchen-Spiel"

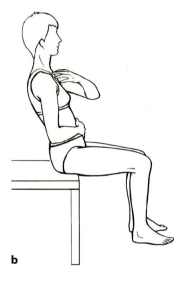

Muskelaktivität im Rahmen gewohnter Intensität kann nicht wahrgenommen werden. Sie kann aber durch Betasten des eigenen Körpers gespürt werden (**Abb. 2.1**). Der Therapeut muß also „zur rechten Zeit das rechte Wort" finden.

Die *Orientierungen des Menschen* bieten dem Therapeuten den wesentlichen Wortschatz für die Verständigung mit dem Patienten.

2.1.1
Sich am eigenen Körper orientieren

Die *Orientierung am eigenen Körper* ist eine Leistung unserer *kinästhetischen Wahrnehmung*, insbesondere der Tiefensensibilität. Sie vermittelt die Wahrnehmung einer Bewegungsrichtung sowie Distanzempfindungen von Körperpunkten.

> Die Orientierung am eigenen Körper liefert uns eine Anzahl von Begriffen, die sich für Bewegungsaufträge eignen, weil sie die Wahrnehmung direkt ansprechen.

Positionen des Körpers empfinden

Bei intakter *Tiefensensibilität* wissen wir immer, wo sich Teile unseres Körpers befinden, gleichgültig in welcher Position wir sind, ob wir uns bewegen oder nicht. Ohne zu überlegen oder hinzusehen, gelingt es uns, beliebige Körperteile anzufassen, soweit es unsere Beweglichkeit erlaubt. Wir wissen ebenfalls, in welchen Stellungen sich unsere Gelenke befinden, ob z. B. die Hand zur Faust geschlossen ist oder ob die Hände auf den Oberschenkeln liegen.

Distanz empfinden

Die Wahrnehmung von Distanzen und/oder deren Veränderung ist ebenfalls eine Fähigkeit, sich am eigenen Körper zu orientieren. Es gelingt uns jederzeit, z. B. den Abstand der Schultergelenke mit den Händen zu zeigen oder die Füße beckenbreit auseinander zu stellen.

Distanz verändern

Die Wahrnehmung einer Distanzveränderung ermöglicht es, auch minimale Gelenkstellungsänderungen herbeizuführen. Wir können jederzeit der Aufforderung nachkommen, die Entfernung vom Kinn zum Brustbein zu verringern oder die Ferse 10 cm näher zum Gesäß zu bringen. Vor allem Wirbelsäulenbewegungen können durch Abstandsveränderung gelenkt und verbessert werden (**Abb. 2.2**).

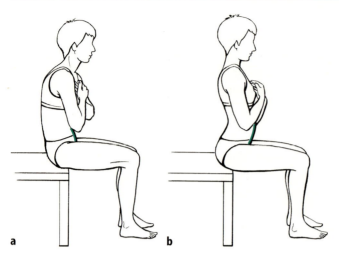

Abb. 2.2 a, b. Wenn der Abstand der Symphyse zum Processus ensiformis verkleinert (**a**) oder verlängert (**b**) wird, hat das Bewegungen in der Wirbelsäule zur Folge

Richtungen wahrnehmen

Extremitätenbewegungen zeichnen sich dadurch aus, daß sich Hände und Füße geradlinig bewegen können, wenn Ellenbogen- und Kniegelenke frei beweglich sind. Selbst komplexe Bewegungen sind durch die Fähigkeit zur *Richtungswahrnehmung* einfach durchzuführen.

Kritischer Distanzpunkt

Zur Beobachtung und Instruktion einer Bewegung, die auch angrenzende Gelenke weiterlaufend erfaßt, dient der *kritische Distanzpunkt* (kDP). Er ist der Punkt am Körper, der die Bewegungsrichtung eindeutig beibehält. Die Angabe der Richtung und des Bewegungsausmaßes dieses Punktes erleichtern dem Patienten das Ausführen eines Bewegungsauftrags entscheidend. Für den Therapeuten ist der *kritische Distanzpunkt* ein nützliches Hilfsmittel, um die Bewegung zu analysieren.

Beispiel
- Ein geradliniger Bewegungsauftrag für den Daumen (kritischer Distanzpunkt) hat ein vom Therapeuten beabsichtigtes komplexes Armmuster zur Folge (**Abb. 2.3 a**).
- Die Instruktion eines ungewohnten Bewegungsablaufs (**Abb. 2.3 b**) wird erleichtert, wenn der Patient über den geradlinigen Weg, den die Ferse (kritischer Distanzpunkt) macht, informiert wird.

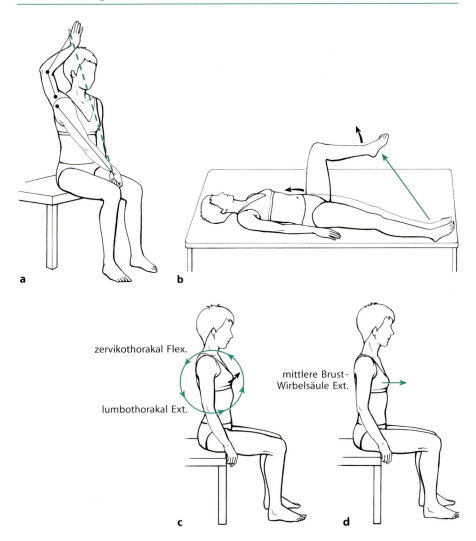

Abb. 2.3. a Flexion/Abduktion/Außenrotation in die Ellenbogenflexion durch einen geradlinigen Bewegungsauftrag für den Daumen; **b** Flexion/Abduktion/Innenrotation in die Knieflexion durch einen geradlinigen Bewegungsauftrag für die Ferse; **c** Bewegungen in der Brustwirbelsäule: Bei kreisbogigem Bewegungsauftrag (z. B. einen Punkt am Brustkorb nach vorn/kopfwärts [ventral/kranial] bewegen) wird der zervikothorakale und lumbothorakale Übergang flexorisch und extensorisch verformt; **d** Bewegungen in der Brustwirbelsäule: Bei geradlinigem Bewegungsauftrag (z. B. einen Punkt am Brustbein gerade nach vorn [ventral] bewegen) wird die mittlere Brustwirbelsäule extendiert

- Bewegungen der Wirbelsäule können vom Therapeuten durch eindeutige Richtungsangaben für den Weg des Brustbeins gelenkt werden. Durch einen kreisbogigen Bewegungsauftrag z. B. der Sternumspitze (kritischer Distanzpunkt) erreicht man flexorische und extensorische Bewegungen im zervikothorakalen und lumbothorakalen Übergang. Mit der Instruktion einer geradlinigen Richtung des gleichen Distanzpunkts trifft man die mittlere Brustwirbelsäule (**Abb. 2.3 c, d**).

2.1.2
Sich im Raum orientieren

Die Wirkung der Schwerkraft läßt den Menschen seine Beziehung zur Umwelt erfahren. Er erlebt den Druck, den die Gewichte seines Körpers auf die Unterlage ausüben. Mit Druckverminderung oder -verstärkung kann er sein Körpergewicht auf der Unterlage umverteilen (**Abb. 2.4 a–c**).

> Druckerhöhung ist immer mit einer Gewichtsumverteilung innerhalb des Körpers verbunden. Dazu benötigt der Körper Bewegungstoleranzen nach oben.

Um aus dem Zweibeinstand das Gehen zu starten, ist es notwendig, ein Bein zum Spielbein zu machen. Dazu muß man das ganze Körpergewicht über das Standbein bringen. Wenn der Auftrag lautet, das linke Bein abzuheben, neigt sich der Körper nach hinten oder zur Seite, um das Gleichgewicht zu erhalten. Diese Gewichtsverschiebung entgegen der Vorwärtsrichtung wäre ein schlechter Start (**Abb. 2.5**).

Der Bewegungsauftrag „Drücken Sie mit der rechten Fußsohle noch fester auf den Boden (und spüren Sie, wie die linke den Kontakt mit dem Boden verliert)" wird als Ergebnis die Einbeinbelastung rechts haben. Diese Belastung wird zum Starten benötigt, und das linke Bein ist reaktionsbereit für den Start des Gehens.

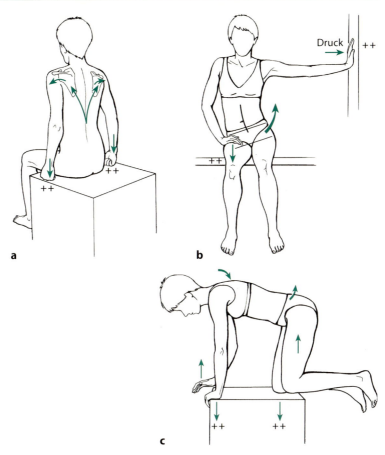

Abb. 2.4. a Eine Druckerhöhung unter beiden Fäusten hat eine Gewichtsumverteilung zur Folge. Die Körperabschnitte Becken und Brustkorb werden an den Schultergürtel gehängt und wirken somit als Gewicht auf den Fäusten. **b** Eine Druckerhöhung unter der linken Hand hat eine Druckerhöhung unter der rechten Gesäßhälfte zur Folge. **c** Eine Druckverstärkung unter der linken Hand und unter dem rechten Knie veranlaßt, daß sich die diagonal gegenüberliegenden Extremitäten vom Boden abheben und (je nach Ausmaß) eine Rotation in der Wirbelsäule erfolgt

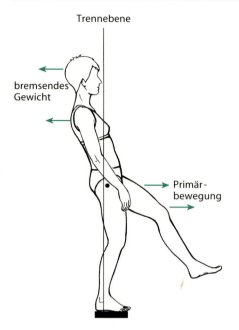

Abb. 2.5. Unerwünschte Gleichgewichtsreaktion bei der Schrittauslösung

2.1.3
Sich vom eigenen Körper aus orientieren

Die *Orientierung vom eigenen Körper aus* wird durch das Gesichtsfeld in aufrechter Haltung bestimmt. Es ergeben sich dadurch die Richtungsbegriffe *vorn, hinten, rechts* und *links*.

ZUSAMMENFASSUNG

Die Orientierungen des Menschen bieten dem Therapeuten den wesentlichen Wortschatz für die Verständigung mit dem Patienten. Wenn der Patient liegt, ist es ratsam, für Bewegungsaufträge Begriffe aus der Orientierung am eigenen Körper zu benutzen (zum Bauch, zum Kopfende, fußwärts etc.). Steht oder sitzt der Patient, kann die Wahrnehmung des Patienten durch alle 3 Orientierungen stimuliert werden. Jeder Bewegungsablauf muß in seine wahrnehmbaren Inhalte zerlegt werden, damit auch kleine, differenzierte Bewegungsabläufe perfekt ausgeführt und in der Wiederholung geübt werden können.

2.2 Bewegung anleiten

Es ist die Aufgabe des Therapeuten, Änderungen im Bewegungsverhalten des Patienten zu bewirken (verändern kann es nur der Patient selbst) und ihn zunehmend eigenständig und unabhängig von der Therapie zu machen. Dies kann
- durch *„Be-Handlung"* und/oder
- durch *didaktische Bewegungsschulung*

geschehen. Beides hat das Ziel, die Orientierung des Patienten am eigenen Körper zu verbessern, damit er lernt, sich selektiv und differenziert zu stabilisieren und zu bewegen.

„Didaktik" stammt aus dem Griechischen (didaskein) und heißt wörtlich „Lehre". Didaktisch gehandelt wird überall im Alltag, wenn etwas mitgeteilt oder erklärt wird. Meist soll der Lernende zu einer bestimmten Handlung animiert und befähigt werden. Dafür lassen sich pragmatische Regeln aufstellen. Die Mitteilung soll
- dem Ziel, den Erwartungen und dem Verständnis des Lernenden entsprechen,
- klar und verständlich sein,
- sich auf das Wesentliche konzentrieren und
- Rückfragen zulassen.

In der physiotherapeutischen Behandlung kommt es neben der Sachkompetenz des Lehrenden auch auf seine didaktische Professionalität an. Bewegung übt sich selbst, solange sich der Mensch bewegt. Die Aufgabe des Therapeuten besteht u. a. darin, diese Dauerübung richtig zu lenken. Dazu muß er die Fähigkeiten des Patienten nutzen, jedoch auch die vom Körper verlangte Schonung berücksichtigen.

Normales Bewegungsverhalten entzieht sich weitestgehend der Steuerung durch das Bewußtsein. Der Versuch, das Bewegungsverhalten bewußt zu steuern, erzeugt Hyperaktivität. Dem Patienten muß jedoch sein Bewegungsverhalten *während des Lernprozesses* durch geeignete Wahrnehmungssignale bewußt gemacht werden.

Die *Vorstellung von Bewegung* („image motrice", „mentales Training"), das *Wiederholen von Bewegung* sowie das *Rekapitulieren der Bewegung*, bahnt einen Ablauf. Lernen ist ein Prozeß: Erfahrung baut auf früheren Erfahrungen auf, Wissen entsteht aus vorhandenem Wissen. Lernen erfolgt also nach gelernten und „bewährten" Mustern. Gelernt wird nicht, was einem „gesagt" wird, sondern was als relevant,

bedeutsam und integrierbar erlebt wird. Deshalb sollte in der Lernsituation auf folgendes geachtet werden:
- Der Patient soll immer vorher darüber informiert werden, was der Therapeut plant; sei es, das Gewicht des Beins zu übernehmen, die Schulter in eine bestimmte Richtung zu bewegen oder einen Widerstand zu halten.
- Die Aufmerksamkeit des Patienten muß sichergestellt werden, und es muß ihm die Zeit gegeben werden, sich auf die geplante Aktion einzustellen. Nur so kann er den Auftrag auch erfüllen.
- Wenn sich der Patient im Anschluß an die Bewegung noch einmal rückbesinnt, „sich mit seinem inneren Auge anschaut", fördert das den Lernprozeß und die spätere Abrufbarkeit des Gelernten.

2.2.1 Instruktion

Man unterscheidet zwischen *verbaler* und *nonverbaler Instruktion*. Einerseits muß der Therapeut „die richtigen Worte finden", andererseits auch seine Hände „zur rechten Zeit am richtigen Ort" haben. Die individuellen Hilfen, die ein Patient auf seinem Lernweg benötigt, müssen vom Therapeuten gezielt ausgewählt werden. Erst dann kann man die Anforderungen an den Patienten optimieren. Dabei muß der Therapeut berücksichtigen, daß Erfolgserlebnisse den späteren Lernerfolg begünstigen.

Die Phantasie anregen

Eine *verbale Instruktion* setzt voraus, daß der Patient Sprachverständnis besitzt und die Sprache des Therapeuten versteht. Ein gut verbalisierter Bewegungsauftrag kann mühelos ausgeführt werden, wenn die betreffende Bewegung für den Patienten machbar ist. Darum muß der Therapeut die Verständlichkeit seiner Instruktion einer ständigen selbstkritischen Kontrolle unterziehen und im voraus wissen, was er von dem Patienten verlangen kann:
- Bilder fördern die Motivation und appellieren an die Einbildungskraft, die Spiel- und Darstellungsfähigkeiten des Patienten.
- Melodien und Rhythmen, die das Tempo der Bewegung beeinflussen, können die Intensität der ökonomischen Aktivität verändern und die Auswahl der muskulären Beanspruchung bestimmen.

- Schautafeln, Modelle oder Zeichnungen verdeutlichen das gewünschte oder unerwünschte Verhalten. Ebenso kann der Therapeut Bewegungen oder Haltungen modellhaft selbst vormachen.

Die Wahrnehmung fördern

Die verbale und nonverbale Instruktion durch den Therapeuten soll dem Patienten ermöglichen, die *Orientierung am eigenen Körper* zu verbessern (s. Abschn. 2.1.1). Mit *manipulativer Instruktion* fördert der Therapeut mit seinen Händen einen Bewegungsablauf, ohne ihn im Wesen zu verändern. Der Therapeut bezeichnet durch Worte, Gebärden oder Manipulation
- *2 Punkte am Körper des Patienten.* Ihr Abstand kann sich vergrößern, verkleinern, oder unverändert bleiben. Dabei können sich beide Punkte oder nur einer bewegen. Auf diese Weise können gezielt Bewegungsausschläge in bestimmten Gelenken hervorgerufen werden. Bewegungsaufträge, bei denen manche Punkte in bestimmte Richtungen geleitet werden, während andere still stehen oder eine andere Richtung einschlagen, können sehr differenzierte Bewegungsabläufe nach genauem Plan veranlassen;
- *topographisch umschriebene Hautzonen.* Der Patient kann die Haut glätten oder in Falten legen. Ein solcher Auftrag aktiviert bestimmte Muskeln, die sich verlängern oder verkürzen sollen;
- *fixe oder mobile Punkte in der Umwelt.* Zu ihnen können sich körpereigene Punkte hin- oder von ihnen wegbewegen. Sie sollen berührt werden, oder gegen sie soll Druck ausgeübt oder aufgegeben werden;
- *Bewegungsrichtungen für körpereigene Punkte,*
  - ❏ die sich an der Schwerkraft orientieren (nach oben/nach unten bewegen). Solche Aufträge initiieren das Heben und das Senken von Gewichten des Körpers, der Körperabschnitte oder Teilen davon. Mit diesen Aufträgen steuert der Therapeut gezielt die Be- oder Entlastung bestimmter Strukturen;
  - ❏ die die Orientierung vom eigenen Körper aus benützen (s. Kap. 1.1.3). Solche Aufträge veranlassen, daß der Körper oder nur Teile davon horizontal nach vorn, hinten, rechts oder links transportiert werden. Horizontale Gewichtsverschiebungen haben eindeutige Gleichgewichtsreaktionen in Form von Veränderung der Unterstützungsfläche oder Einsetzen von Gegengewichten zur Folge.

Ein *Widerstand* bedeutet für den Patienten eine große Lernhilfe, da sich der Körper nicht mit seinen eigenen Gewichten auseinandersetzen muß und die Richtung, in der er sich bewegen soll, durch den Widerstand eindeutig vorgegeben ist. Diese Lernhilfe kann bis zum Führungswiderstand reduziert werden. Dadurch wird der Patient zunehmend zur eigenen Kontrolle einer Bewegung gebracht und unabhängiger vom Therapeuten.

> **Bewegungen gegen viel Widerstand auszuführen bedeutet für den Lernenden eine große Lernhilfe. Die geringste Lernhilfe erhält der Patient, wenn eine Instruktion ausschließlich verbal erfolgt.**

Sobald der Therapeut Teilgewichte des Patienten übernimmt, um die Perzeption ungewohnter Körperhaltungen oder -bewegungen zu *fazilitieren*, wird die Manipulation viel komplizierter. Für den Patienten ändert sich dadurch die Wahrnehmung des Gleichgewichts durch den Druck, den der Körper auf der Unterlage ausübt.

2.3
Eine therapeutische Übung systematisch planen und anpassen

Durch die Anwendung des *Analysenkonzepts* kann der Therapeut einen Bewegungsablauf aufschlüsseln, Einzelpunkte herausstellen und dementsprechend an den Patienten anpassen. Der Therapeut lernt dadurch einen Bewegungsablauf so genau kennen, daß er ihn verbal und manipulativ instruieren und die notwendigen Lernschritte individuell handhaben kann. Über das Perzeptionspotential des Patienten wird die Wahrnehmung auf seine Fähigkeiten gelenkt, und er kann verlorengegangene Bewegungsmuster wieder in sein Bewegungsverhalten integrieren.

Mittels therapeutischer Übungen versucht der Therapeut funktionelle Defizite auf *reaktivem* Weg zu überwinden und differenzierte Bewegungsabläufe zu lehren und zu schulen. Die einzelnen Schritte des Analysenkonzeptes ermöglichen ein systematisches Vorgehen bei der Planung und Anpassung einer therapeutischen Übung an den Patienten. Dabei ist das *normale Bewegungsverhalten* immer Leitbild und Ziel der Bewegungstherapie.

Bei der Instruktion eines Bewegungsablaufs ist die Verbalisierung der *geplanten Primärbewegung* und der *notwendigen Bedingungen* identisch mit dem Bewegungsauftrag. Die *geplante Reaktion* stellt sich unwillkürlich ein, wenn der Bewegungsauftrag verständlich und nachvollziehbar ist.

Das Lernziel verbirgt sich in der Reaktion.

2.3.1
Die Motivation fördern

Eine Übung, die sich bewährt hat, braucht einen Namen, der sich gut einprägt. Dieser kann sich auf das *funktionelle Problem* beziehen, das die Übung lösen möchte. Es hat sich jedoch gezeigt, daß sich solche Namen weder beim Therapeuten und schon gar nicht beim Patienten einprägen. Phantasienamen ergeben sich hingegen ganz von selbst. Oft ist es der Patient, der eine Übung tauft. Phantasienamen bleiben auch ohne ersichtlichen Zusammenhang mit der Übung gut im Gedächtnis haften.

Phantasienamen und Bilder enthalten emotionale Potentiale und lösen – mehr als verbale Informationen – Gefühle aus. Sie sind nicht nur schön oder häßlich, sondern auch witzig, komisch, „verfremdend", provozierend und motivieren dadurch zum Lernen.

2.3.2
Zielorientiert handeln

„Wer nicht weiß, wohin er will, braucht sich nicht zu wundern, wenn er ganz woanders ankommt." (R. Mager)

Lehrende und Lernende haben häufig unterschiedliche Erwartungen. Je mehr Verständigung über diese Erwartungen stattfindet, desto geringer ist die Gefahr von Enttäuschungen.

Das *Lernziel* ergibt sich aus dem funktionellen Problem, das durch die Untersuchung des Patienten gefunden und formuliert worden ist. Es wird gemeinsam mit dem Patienten formuliert und beschreibt die Leistung, die der Patient erbringen soll. Ein solches Vorgehen nimmt die Mündigkeit des Patienten ernst und soll verhindern, daß er in die Schülerrolle zurückfällt. Gleichzeitig erleichtert ihm die strukturierende Vorgabe die Orientierung.

Beispiel

Der Patient hat Haltungsinsuffizienzen, die vor allem beim Sitzen zu Schmerzen in der Wirbelsäule führen. Er soll also lernen,
- die Körperabschnitte Becken, Brustkorb und Kopf in eine gemeinsame Längsachse einzuordnen und
- die Körperlängsachse auch bei unterschiedlicher Neigung des Körpers im Raum zu erhalten.

Die Strategie preisgeben

Wenn ein Bewegungsablauf, der im täglichen Leben immer wieder vorkommt, durch Ausweichmechanismen gestört ist, muß der Therapeut das fehlerhafte Detail herausfinden und als Übung aufbereiten. Eine solche Übung muß das Mögliche unter *vereinfachten Bedingungen* übbar machen. Die *Konzeption* ist eigentlich die „Erfindung" der Übung.

> Man kann nur *üben*, was man bereits erlernt hat.

Beispiel

Beim Gehen ist das Abrollen über die funktionelle Fußlängsachse gestört. Als Vereinfachung wird das Abrollen symmetrisch und simultan geübt, auf den nachfolgenden Schritt wird verzichtet. Da das Lernziel im *reaktiven* Bereich liegen soll, muß die Primärbewegung von den Armen ausgehen. Der Patient erhält den Auftrag, mit beiden Armen nach vorn und hinten zu pendeln (**Abb. 2.6**). Als Reaktion erfolgt ein symmetrisches Abrollen über die funktionellen Fußlängsachsen.

Den Beginn fazilitieren

Die Konzeption des Bewegungsablaufs bestimmt die Ausgangsstellung. Diese Position zwingt den Körper zu einem ganz bestimmten Umgang mit seinen Gewichten, je nachdem, wie die Bewegungsachsen zur Schwerkraft eingestellt sind. Dies muß zunächst analysiert werden.

Über die räumliche Anordnung der Körperabschnitte und ihren Kontakt zur Umwelt ergeben sich die muskulären Aktivitäten.

2.3 Eine therapeutische Übung systematisch planen und anpassen

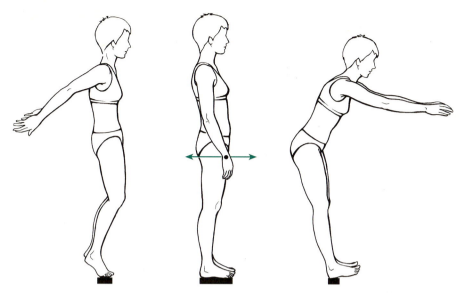

Abb. 2.6. Symmetrisches Abrollen über die funktionelle Fußlängsachse, ausgelöst durch symmetrische Armbewegungen nach vorn/hinten

Die Primärbewegung veranlassen und die geplante Reaktion voraussehen

Um ein bewußtes Bewegungsziel zu erreichen, nutzt der Mensch *automatische Bewegungsabläufe* – er kennt das Ziel, und der Weg vollzieht sich reaktiv. Das Bewegungsgeschehen kommt uns immer nur dann zu Bewußtsein, wenn wir ermüden, die Bewegung ungewohnte Anstrengungen verlangt oder wir sie noch nicht beherrschen.

Die *Primärbewegung* ist ein Teil der Instruktion und der Teil eines Bewegungsablaufs, der *bewußt* ausgeführt und *instruiert* wird. Sie hat weiterlaufende Bewegungen und spontane Gleichgewichtsreaktionen zur Folge. Diese *Reaktion* ist vom Therapeuten geplant und sein Therapieziel. Er versucht dadurch, Ausweichmechanismen erst gar nicht zu starten.

Wenn der Therapeut eine *weiterlaufende Bewegung* veranlassen will, muß er zur Instruktion den Punkt am Körper des Patienten finden, dessen räumlicher Weg die weiterlaufende Bewegung eindeutig veranlaßt. Die horizontale Komponente einer Bewegung führt zu Gleichgewichtsreaktionen:
- Gewichte werden bremsend eingesetzt.
- Die Unterstützungsfläche wird verändert.

- Muskelaktivität begrenzt Gewichtsverschiebungen. Dabei verändert sich der Druck innerhalb der Unterstützungsfläche.

Den Bewegungsablauf in die gewünschte Form bringen

Der Körper hat unzählige Möglichkeiten, einen Bewegungsauftrag auszuführen. Ohne das Einhalten von *Bedingungen* sind Ausweichbewegungen vorprogrammiert, weil der Patient einen Bewegungsauftrag in der für ihn bequemsten Form erfüllt. Wenn der Therapeut die typischen Varianten eines Bewegungsablaufs kennt, findet er auch die Mittel, diese einzugrenzen.

Der Bewegungsauftrag, der die gewünschte Bewegung hervorruft, lautet: „Wenn ... dann."

Der Therapeut instruiert die Primärbewegung und bestimmt die Bedingungen in Form von
- *gleichbleibenden Abständen* zwischen körpereigenen Punkten,
- *gleichbleibende Abstände* zwischen Körperpunkten/-achsen/-ebenen und der Umwelt,
- *räumlichen Fixpunkten,*
- *Tempo.*

Beispiel

Ausgangsstellung: Sitz auf einem Hocker.
- *„Wenn* Sie gleich Ihre rechte Hand möglichst weit nach vorn bewegen, *dann* bleibt der Druck unter Ihren Füßen immer gleich stark" (**Abb. 2.7 a**).
  Die Bedingung verlangt vom Patienten,
  ❑ daß er sitzen bleibt und
  ❑ daß seine Körperlängsachse annähernd vertikal bleibt (bzw. sich ein wenig nach hinten neigen muß).
  Allerdings könnte er durch positive Rotation des Brustkorbs in der unteren Brustwirbelsäule die Hand noch weiter nach vorn bewegen und trotzdem die genannten Bedingungen einhalten (**Abb. 2.7 b**). Ist diese weiterlaufende Bewegung vom Therapeuten nicht erwünscht, muß eine zusätzliche Bedingung gestellt werden.
- „Wenn Sie gleich Ihre rechte Hand möglichst weit nach vorn bewegen, dann bleibt der Druck unter Ihren Füßen gleich stark und *Becken, Brustkorb und Kopf zeigen immer nach vorn*" (**Abb. 2.7 c**).

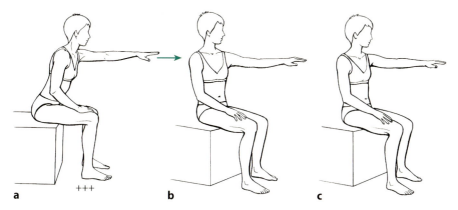

Abb. 2.7. a Reaktionen auf die Instruktion „Bewegen Sie die rechte Hand nach vorn"; **b** eine mögliche Variante bei der Begrenzung der weiterlaufenden Bewegung durch die Bedingung „Der Druck unter den Füßen bleibt gleich" eine Rotation des Brustkorbs ist noch möglich; **c** Begrenzung der weiterlaufenden Bewegung durch die Bedingung „Der Druck unter den Füßen bleibt gleich und die (Körperabschnitte) Becken, Brustkorb und Kopf zeigen immer nach vorn"

Durch stabilisierende Muskelarbeit werden die weiterlaufenden Bewegungen in den Hüftgelenken und in der Wirbelsäule begrenzt.

Ausgangsstellung: Stand mit leicht flektierten Knie- und Hüftgelenken, die Knie haben Kontakt mit einem Stuhl (**Abb. 2.8**).
- „*Wenn* Sie gleich das Gesäß ein wenig nach hinten bewegen, *dann* behalten die Knie den Kontakt mit dem Stuhl."
Diese Bedingung erfordert vom Körper eine Gewichtsumverteilung. Da über einer gleichbleibenden Unterstützungsfläche Gewichte nach hinten gebracht werden, muß sich die Körperlängsachse als Gegengewicht nach vorn neigen.

Die *Begrenzungen* müssen vom Therapeuten geplant werden. Er weiß, daß der Körper weiterlaufende Bewegungen durch Stabilisierung verhindert und auf horizontal verschobene Gewichte mit dem Einsatz von Gegengewichten reagiert.

> Die *Primärbewegung* und die Bedingungen werden dem Patienten instruiert. Das *Lernziel* verbirgt sich in der Reaktion und der Begrenzung der Primärbewegung.

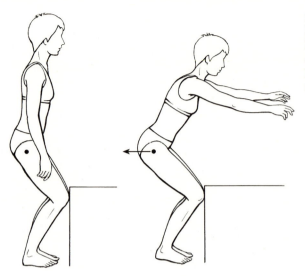

Abb. 2.8. Gewichtsverteilung über einer gleichbleibenden Unterstützungsfläche. Bedingung: „Der Kontakt der Knie mit dem Stuhl bleibt erhalten"

2.4
Prozeßorientiert handeln

Die *Anpassung einer Übung* an die *Konstitution* eines Patienten ist von größter Wichtigkeit (s. Kap. 6). Durch die Unterschiede von Längen, Breiten, Tiefen und Gewichtsverteilung sind Bewegungen für den einen Patienten leicht durchführbar und für den anderen Patienten unmöglich erlernbar.

Ein typisches Beispiel dafür ist der „sit-up", also aus der Rückenlage zum Langsitz kommen. Für Menschen mit langen, schweren Beinen und kurzer, schmächtiger Oberlänge ist dieser Bewegungsablauf einfach und kann oft wiederholt werden. Menschen, die ihre konstitutionellen Mehrgewichte innerhalb einer großen Oberlänge haben und kurze, leichte Beine besitzen, können – auch bei größtem Krafteinsatz – nicht zum Sitzen hochkommen. Vielmehr werden die leichteren Beine von der Unterlage abgehoben.

Bewegungseinschränkungen einerseits und *Hypermobilitäten* andererseits verlangen viel Kontrolle. Bei Hypermobilitäten werden die Übungen so gewählt, daß die Gelenkstellungen vor ihren endgradigen Möglichkeiten stabilisiert werden müssen. Bewegungseinschränkungen können mit Gegenaktivitäten (siehe Kap. 3) oft erfolgreich gemindert werden.

Treten *Schmerzen* auf, die auch unmittelbar im Anschluß an die betreffende Bewegung persistieren, ist diese Übung ungeeignet.

Schwäche und Reaktionsträgheit der Muskulatur verlangen Geduld und als Anpassung eine Verminderung der Hubbelastung, ggf. auch des Bewegungsausmaßes. Wenn diese Faktoren keine neurologische Ursache haben, kann mit Geschicklichkeitstraining sehr viel erreicht werden. Vor allem Übungen mit einem beschleunigenden Faktor sind hier hilfreich.

Bei *zentralnervösen Störungen* müssen auf dem Weg von der Grob- zur Feinkoordination mehr Übungsaufwand und größere manipulative Hilfe eingeplant werden.

ZUSAMMENFASSUNG

Der Schwerpunkt jeder physiotherapeutischen Behandlung liegt darin, Änderungen im Bewegungsverhalten des Patienten zu bewirken, um ihn zunehmend unabhängig von Therapie zu machen. Dazu muß der Patient lernen, sich am eigenen Körper zu orientieren und sich selektiv und differenziert zu stabilisieren und zu bewegen.

Das Erlernen komplexer Bewegungsabläufe zur reaktiven Überwindung funktioneller Defizite geschieht mittels therapeutischer Übungen. Der Therapeut übernimmt dabei die Rolle des Lehrers. Durch konkrete Anweisungen mit wahrnehmbaren Inhalten und dem Einsatz individueller Lernhilfen wird die Wahrnehmung auf die Fähigkeiten des Patienten gelenkt. Es gelingt dem Patienten dadurch zunehmend, die Kontrolle über sein Bewegungssystem wiederzuerlangen.

2.5
Fragen

1. Die Orientierung am eigenen Körper ist eine Leistung unserer kinästhetischen Wahrnehmung. Welche Wahrnehmungsleistungen werden durch eine Instruktion, die diese Orientierungsfähigkeit verbessern möchte, angesprochen?

2. Lernen ist Verhaltensänderung. Der Lernende soll also zu einer bestimmten Handlung befähigt werden. Welchen Regeln soll eine Bewegungsanleitung folgen?

3. Der Therapeut hat verschiedene Möglichkeiten, den Lernerfolg zu beeinflussen. Wie wirken
   a) Bilder:
   b) Melodien und Rhythmen:
   c) Schautafeln, Modelle oder Zeichnungen:
   d) Widerstände:
   e) Vorstellen, Wiederholen und Rekapitulieren einer Bewegung:

4. Die Primärbewegung hat weiterlaufende Bewegungen und spontane Gleichgewichtsreaktionen zur Folge. Diese *Reaktion* ist vom Therapeuten geplant und sein Therapieziel. Nennen Sie die Gleichgewichtsreaktionen, die durch die horizontale Komponente einer Bewegung ausgelöst werden.

5. Um einen Bewegungsauftrag in die gewünschte Form zu bringen, muß der Therapeut die Primärbewegung und die Bedingungen instruieren. Welche Bedingungen müssen typischerweise eingehalten werden?

3 Grundlegende Beobachtungskriterien

Ein *Beobachtungskriterium* ist ein Merkmal, das durch planmäßiges Betrachten und Betasten des menschlichen Körpers in Ruhe und Bewegung gefunden worden ist und der Unterscheidung von „normal" und „pathologisch" dient.

Diese Merkmale treten bei einer bestimmten Haltung oder Bewegung immer in Erscheinung. Unterschiede in bezug auf Konstitution und/oder Kondition dürfen an diesen Phänomenen nur Veränderungen ihres Ausmaßes, nicht aber ihrer Eigenschaften bewirken.

3.1 Funktionelle Körperabschnitte

Damit Haltung und Bewegung leichter beobachtet und beschrieben werden können, wird der Körper in 5 funktionelle Körperabschnitte (KA) unterteilt (**Abb. 3.1 a–e**):
- Körperabschnitt Beine,
- Körperabschnitt Becken,
- Körperabschnitt Brustkorb,
- Körperabschnitt Kopf,
- Körperabschnitt Arme.

Jeder Körperabschnitt bildet eine *funktionelle Einheit* mit typischen Eigenschaften und Aufgaben im Bewegungsverhalten und steht in enger Wechselbeziehung mit seinen benachbarten Körperabschnitten.

Körperabschnitt Beine

Der *Körperabschnitt Beine* (s. **Abb. 3.1 a**) bildet in der aufrechten Haltung den Unterbau für die Wirbelsäule. Eine korrekte Beinachsenbelastung (s. Kap. 4) ist Voraussetzung für eine optimale Einstellung des Beckens in den Hüftgelenken und für die optimale Statik der Wirbelsäule. In der Fortbewegung stellen die Beine alternierend den Kontakt zum Boden her und verändern die Unterstützungsfläche. Die großen Bewegungsausschläge der Beine müssen auf die Wirbelsäule übertragen werden, diese differenzierte Aufgabe übernimmt der *Körperabschnitt Becken*.

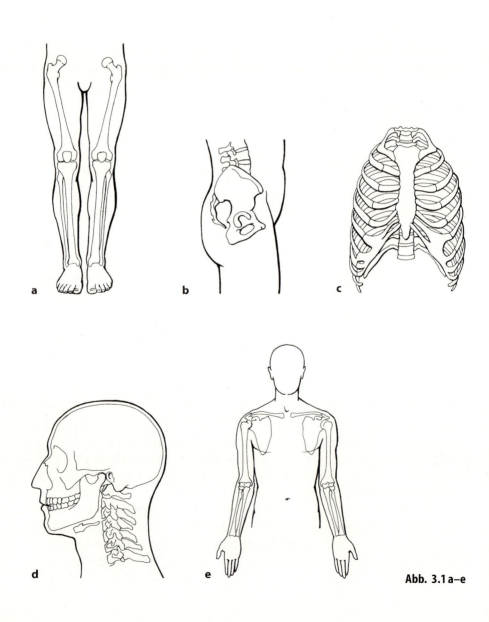

Abb. 3.1 a–e

3.1 Funktionelle Körperabschnitte

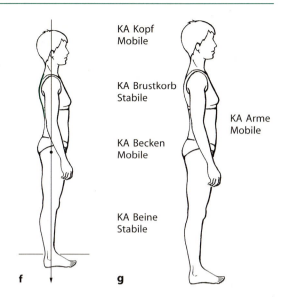

Abb. 3.1. a Körperabschnitt Beine. **b** Körperabschnitt Becken. **c** Körperabschnitt Brustkorb. **d** Körperabschnitt Kopf. **e** Körperabschnitt Arme. **f** Gewichtsverteilung in bezug auf die mittlere Frontalebene, potentielle Beweglichkeit von Körperabschnitt Becken und Kopf, dynamische Stabilisation von Körperabschnitt Brustkorb. **g** Stabile und mobile Körperabschnitte im Stand

Körperabschnitt Becken

Der *Körperabschnitt Becken* (s. **Abb. 3.1 b**) bildetet den untersten Teil des „Türmchens".

❑ **Definition.** Sind Becken, Brustkorb und Kopf richtig in die Körperlängsachse eingeordnet, spricht man in der Funktionellen Bewegungslehre vom „Türmchen".

Das Becken balanciert auf den Hüftköpfen und hat Toleranzen für Hin- und Herbewegungen in Hüft- und Lendenwirbelsäulengelenken. Das Becken befindet sich im labilen Gleichgewicht, und es werden keine einseitigen stabilisierenden Muskelaktivitäten zu Wahrung des Gleichgewichts benötigt. Bei guter Haltung im Stand ist die Intensität der Muskelaktivität rund um die Hüftgelenke und Lendenwirbelsäule relativ gering, die Reaktionsbereitschaft der Muskulatur hingegen sehr hoch. Der Körperabschnitt Becken ist *potentiell beweglich* (**Abb. 3.1 f**).

Während des Gehens auf ebenem Boden beobachtet man kleine lateralflexorische Bewegungen in der Lendenwirbelsäule und rotatorische Bewegungen in der unteren Brustwirbelsäule (s. Kap. 4.7, Gang). Es finden auch flexorische/extensorische Bewegungen in der Lendenwirbelsäule statt, die im Labor meßbar, mit dem Auge aber nicht beobachtbar sind.

Körperabschnitt Brustkorb

Der *Körperabschnitt Brustkorb* (s. Abb. 3.1 c) ist mit 3 Körperabschnitten verbunden. Er ist in der aufrechten Haltung und während vieler Bewegungen das „stabile Element". Die Verteilung der Gewichte in bezug auf die Flexions-/Extensionsachsen der Wirbelsäule fordert eine permanente extensorische Aktivität der Muskulatur der Brustwirbelsäule, damit sie in ihrer Nullstellung gehalten werden kann (s. **Abb. 3.1 f**).

Die Atembewegungen der Rippen verlangen zusätzlich eine ständige Anpassung der extensorischen Aktivität der Brustwirbelsäulenmuskulatur. Das Heben der Rippen während der Inspiration muß flexorisch und das Senken der Rippen während der Exspiration muß extensorisch in der Brustwirbelsäule begrenzt werden. Die Intensität der stabilisierenden Aktivitäten ändern sich ständig, um die Brustwirbelsäule dynamisch stabilisieren zu können. Dank dieser sich ständig ändernden Intensität ist das Einnehmen einer korrekten Haltung bei normaler Ruheatmung nicht ermüdend (s. Kap. 4.8, Atmung).

Zusätzlich müssen die Bewegungsimpulse der Beine, Arme und des Kopfs im Körperabschnitt Brustkorb entweder weitergeleitet oder stabilisiert werden.

Körperabschnitt Kopf

Der *Körperabschnitt Kopf* (**Abb. 3.1 d**) balanciert über dem Körperabschnitt Brustkorb und reguliert von kranial her die Feineinstellung der Statik der Wirbelsäule. Bei richtiger Einordnung von Becken, Brustkorb und Kopf befindet sich der Kopf ebenfalls im labilen Gleichgewicht und ist potentiell beweglich. Die Muskulatur ist reaktionsbereit. Dies ermöglicht es uns, die Fähigkeit der Sinnesorgane (Augen, Ohren, Nase) optimal zu nutzen (s. **Abb. 3.1 f**).

Körperabschnitt Arme

Der *Körperabschnitt Arme* (s. **Abb. 3.1 e**) weist die größte Mobilität auf. Die einzige gelenkige Verbindung zum Körperabschnitt Brustkorb ist das Sternoklavikulargelenk, ansonsten ist der Körperabschnitt Arm durch muskuläre Verbindung am Körperabschnitt Brustkorb und am Körperabschnitt Kopf befestigt. Die Hände gewinnen dadurch einen sehr großen Aktionsradius. Der Körperabschnitt Arm ist prädestiniert für die Spielfunktion (s. S. 100).

Stabile und Mobile

Im normalen Bewegungsverhalten ist das Zusammenspiel der Körperabschnitte gewährleistet. Der Brustkorb bildet das *„Stabile"*. Die dynamische Stabilisierung der Brustwirbelsäule ist Voraussetzung für die potentielle Beweglichkeit der Körperabschnitte Becken und Kopf. Die Körperabschnitte Becken, Kopf und Arme können als *„Mobile"* bezeichnet werden, der Körperabschnitt Bein wird im Stand auch zu den „Stabiles" gezählt, obwohl die Bewegungsbereitschaft sehr hoch ist (**Abb. 3.1 g**).

Dies kann sich ändern, z. B. im Einbeinstand. Dann wird das Spielbein zum „Mobile", Knie- und Hüftgelenk des Standbeines müssen dynamisch stabilisiert werden.

3.2
Beobachten von Bewegungen

Bewegung wird einerseits als Ortsveränderung des Körpers im Raum (Gleichgewichtsreaktionen) und andererseits als Veränderung der Gelenkstellungen innerhalb des Körpers beobachtet und analysiert.

3.2.1
Gleichgewichtsreaktionen

Bewegen bedeutet immer ein Verschieben von körpereigenen Gewichten im Raum. Ist die Richtung der Gewichtsverschiebung vertikal, arbeiten die Muskeln als Heber oder als Bremser (s. S. 46), und die Unterstützungsfläche verändert sich nicht oder nur geringfügig.

Sobald die Gewichtsverschiebung eine horizontale Richtung enthält, löst sie *automatische, leicht beobachtbare Gleichgewichtsreaktionen* aus.

Diese können in verschiedenen Formen auftreten:
- Die Unterstützungsfläche wird in Richtung der Primär-/Initialbewegung verändert.
- Ein Gewicht wird zum Ausgleich in die entgegengesetzte Richtung gebracht, d. h., ein Gegengewicht wird gebildet.

Wenn weder die Unterstützungsfläche verändert noch ein Gegengewicht eingesetzt werden kann oder darf, können Gewichtsverschiebungen auch durch stabilisierende Muskelaktivitäten begrenzt werden. Dabei verändert sich der Druck innerhalb der Unterstützungsfläche.

Veränderung der Unterstützungsfläche

Verläuft der räumliche Weg des kritischen Distanzpunkts einer weiterlaufenden Bewegung vorwiegend horizontal und geradlinig und werden keine Gegengewichte eingesetzt, kommt es zu einer Veränderung der Unterstützungsfläche in Richtung der Primärbewegung.

Das Gehen ist eine permanente Anpassung der Unterstützungsfläche an das nach vorn strebende „Türmchen" (s. Kap. 4.7, Gang). Die

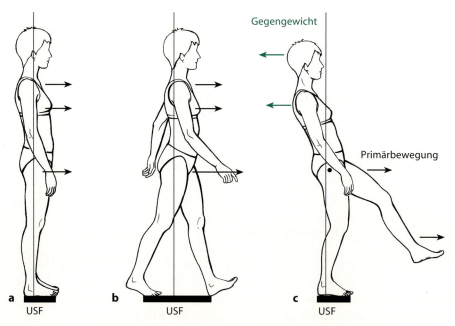

Abb. 3.2 a–c. Reaktive Schrittauslösung: **a** Ausgangsstellung; **b** normaler Schritt; **c** Hinkmechanismus bei der Schrittauslösung, Einsetzen von Gegengewichten

Schritte können als eine permanente Anpassung der Unterstützungsfläche in Richtung der Primärbewegung interpretiert werden. Der Schrittmechanismus erfolgt dabei reaktiv (**Abb. 3.2 a, b**).

Werden beim Gehen Gewichte nach hinten verschoben, ist dies als *Hinkmechanismus* zu betrachten (**Abb. 3.2 c**).

Einsetzen von Gegengewichten

Primärbewegungen, die eine horizontale Richtungskomponente aufweisen, führen sofort zu einer Veränderung der Gleichgewichtslage. Darf die Unterstützungsfläche nicht verändert werden, schafft der Körper einen Ausgleich und setzt Gegengewichte ein.

Sie setzen sich je nach Bedarf aus mehreren in sich beweglichen Körperteilen/Körperabschnitten zusammen, die muskulär miteinander verbunden werden müssen, um das Gleichgewicht zu halten, und haben keinen oder fast keinen Kontakt zur Unterstützungsfläche.

> Die horizontale Komponente der Primärbewegung bringt Gewichte in die Bewegungsrichtung, diese wirken beschleunigend auf den Bewegungsablauf. Die Gegengewichte wirken der Richtung der Primärbewegung entgegen. Ihre Auswirkung ist verlangsamend auf den Bewegungsablauf. Halten sich die Gewichte der Primärbewegung und die Gegengewichte die Waage, kann der Standort bzw. die Unterstützungsfläche beibehalten werden

Zur Unterscheidung zwischen den Gewichten auf Seite der Primärbewegung (beschleunigende Gewichte) und den Gegengewichten (bremsende Gewichte) dient eine virtuelle Ebene, die *Trennebene*.

❑ **Definition.** Die Trennebene ist eine gedachte Ebene, die der Therapeut auf den Patienten projiziert. Sie steht vertikal, verläuft durch den Körperschwerpunkt und steht senkrecht zur horizontalen Komponente der Primärbewegung.

> Die Trennebene ermöglicht in jeder Bewegungsphase das Erkennen der beschleunigenden und der bremsenden Gewichte.

> **Beispiel**
>
> Standwaage (**Abb. 3.3**)
> *Ausgangsstellung:* Einbeinstand links. Die Unterstützungsfläche ist die kleinste Fläche, die die Kontaktstelle Fußsohle–Boden umschließt.
> *Endstellung:* Standwaage.
> *Primärbewegung:* Der kritische Distanzpunkt am 3. Finger der rechten Hand bewegt sich nach vorn, flexorisch außenrotatorisch im rechten Schultergelenk.
> *Bedingung:* Der Druck unter der linken Fußsohle bleibt konstant.
> *Reaktion:* Die Primärbewegung bringt Gewichte nach vorn. Um den Druck unter der Fußsohle konstant halten zu können, müssen gleichzeitig Gewichte nach hinten gebracht werden.

Mit Hilfe der Trennebene kann der Therapeut erkennen, welche Gewichte zu den beschleunigenden (vorn in bezug auf die Trennebene) und welche Gewichte zu den bremsenden (hinten in bezug auf die Trennebene) gehören.

In der Funktionellen Bewegungslehre werden bei vielen therapeutischen Übungen beide Formen der Gleichgewichtsreaktion, sowohl die Veränderung der Unterstützungsfläche wie auch das Einsetzen von Gegengewichten, genutzt.

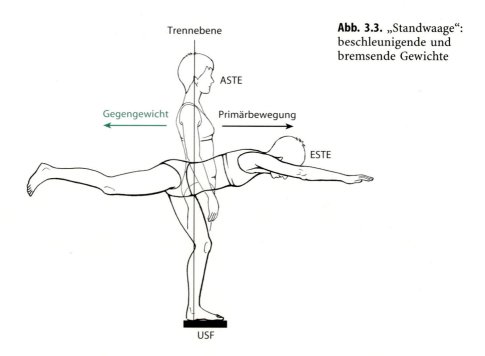

Abb. 3.3. „Standwaage": beschleunigende und bremsende Gewichte

3.2 Beobachten von Bewegungen

Abb. 3.4 a, b. „Reaktiver symmetrischer Armpendel":
a Ausgangsstellung; **b** Endstellung auf Vorfuß, Verkleinerung der Unterstützungsfläche und Einsetzen der Arme als Gegengewicht

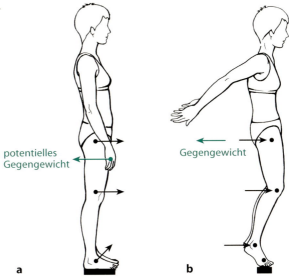

a b

Beispiel

„Reaktiver symmetrischer Armpendel" (**Abb. 3.4 a, b**)
Ausgangsstellung: Stand (s. **Abb. 3.4 a**).
Endstellung: Zehenstand bei Flexion der Knie- und Extension der Hüftgelenke (Abb. 3.4 b)
Primärbewegung: Der rechte bzw. linke Trochanter bewegt sich extensorisch in den Hüftgelenken nach vorn, gleichzeitig bewegen sich die Knie nach vorn und der rechte bzw. linke Malleolus nach vorn oben.
Bedingung: Die Zehen behalten den Kontakt zum Boden, es darf zu keinem Schritt nach vorn kommen.
Reaktion: Die Unterstützungsfläche verkleinert sich, die Arme werden als Gegengewicht eingesetzt.

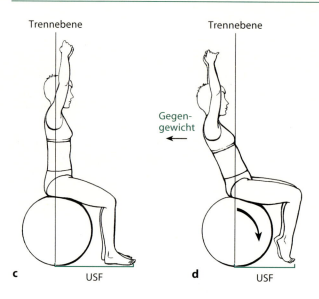

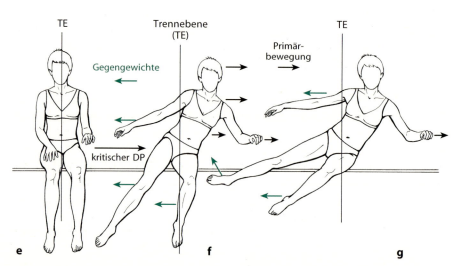

Abb. 3.4 c–g. c,d „Die Waage": **c** Ausgangsstellung; **d** bei der Vorrollung des Balls verkleinert sich die Unterstützungsfläche, die nach hinten geneigte Körperlängsachse bildet das Gegengewicht. **e,g** „Spinnübung/Klavierspieler": **e** Ausgangsstellung: Die Unterstützungsfläche verkleinert sich und verlagert sich nach links, der rechte Arm, das rechte Bein und der linke Unterschenkel werden als Gegengewicht eingesetzt; **g** innerhalb der beschleunigenden Gewichte wird das Kopfgewicht rückläufig bewegt, und innerhalb der bremsenden Gewichte bewegt sich das Becken in Richtung der Primärbewegung

3.2 Beobachten von Bewegungen

Beispiel

„Die Waage" (**Abb. 3.4 c, d**)
Ausgangsstellung: Sitz auf dem Ball. Becken, Brustkorb und Kopf sind in die Körperlängsachse eingeordnet, die Längsachsen der Arme stehen neben dem Kopf vor der mittleren Frontalebene und bilden ein Oval (s. **Abb. 3.4 c**).
Endstellung: Der Ball ist zu den Füßen gerollt, die Körperlängsachse hat sich nach hinten geneigt (s. **Abb. 3.4 d**).
Primärbewegung: Der Ball wird zu den Füßen gezogen, flexorisch in den Knie- und dorsalextensorisch in den oberen Sprunggelenken.
Bedingungen: Die Zehen behalten den Kontakt zum Boden, der Druck unter den Zehen bleibt gleich, der Abstand Bauchnabel – Processus ensiformis bleibt gleich.
Reaktion: Die Unterstützungsfläche verkleinert sich, das „Türmchen" und die Arme bilden das Gegengewicht.

Beispiel

„Spinnübung" (**Abb. 3.4 e–g**)
Ausgangsstellung: Sitz auf einer Behandlungsbank. Die Unterschenkel sind in Spielfunktion, Becken, Brustkorb und Kopf sind in die Körperlängsachse eingeordnet. Die rechte Hand liegt auf dem Oberschenkel, der linke Unterarm ist 90° flektiert im Ellbogengelenk (s. **Abb. 3.4 e**).
Endstellung: Tubersitz links (s. **Abb. 3.4 g**).
Bedingung: Die Fingerspitzen der linken Hand bewegen sich nach links, ohne den Abstand zum Boden zu verändern. Die Verbindungslinie der Spinae, der frontotransversale Thoraxdurchmesser und die Verbindungslinie der Augen bewegen sich nur in Frontalebenen.
Reaktion: Die Unterstützungsfläche hat sich verkleinert, das rechte Bein, der linke Unterschenkel und der rechte Arm werden als Gegengewichte eingesetzt (s. **Abb. 3.4 f, g**). Der Kopf ist auf der Seite der beschleunigenden Gewichte, macht aber eine Gegenbewegung, um die Verbindungslinie der Augen horizontal halten zu können. Das Becken ist auf Seite der bremsenden Gewichte, bewegt sich aber in Richtung der Primärbewegung.

3.2.2 Weiterlaufende Bewegungen

Bei der Beobachtung von Bewegung wird das Verhalten der einzelnen Gelenkpartner zueinander beschrieben. Die Anzahl der in eine Bewegung involvierten Gelenke hängt vom Ziel und Ausmaß der geplanten Bewegung ab.

Der Bewegungswunsch und die Bewegungsrichtung bestimmen die Bewegungskomponenten der involvierten Gelenke. Jedes Gelenk, das Bewegungstoleranzen in die geplante Bewegungsrichtung aufweist, kann vom Bewegungsimpuls erfaßt werden. Eine weiterlaufende Bewegung entsteht.

> Wenn ein beliebiger Punkt des Körpers durch einen Bewegungsimpuls in eine bestimmte Richtung geleitet wird und in den benachbarten Gelenken Bewegungsausschläge stattfinden, die der Verwirklichung dieser gerichteten Bewegung dienen, entsteht eine weiterlaufende Bewegung (WB).

Um eine weiterlaufende Bewegung veranlassen, beobachten und/oder beschreiben zu können, bestimmt der Therapeut den *kritischen Distanzpunkt* (s. S. 62). Er instruiert den Patienten, in welcher Richtung, bis wohin und wie schnell dieser Punkt bewegt werden soll.

Beispiel

„Der klassische Frosch"
Am Körperabschnitt Arm sind die „kritischen Distanzpunkte" das rechte und linke Olekranon. Sie bewegen sich nach ventral/medial/kaudal und am Körperabschnitt Beine sind die vereinigten Fersen der kritische Distanzpunkt, der sich nach ventral/kranial bewegt (**Abb. 3.5**).

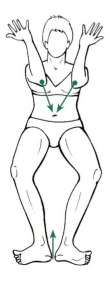

Abb. 3.5. „Der klassische Frosch": Weg der kritischen Distanzpunkte am Körperabschnitt Arme (rechtes und linkes Olekranon bewegen sich nach ventral/kaudal/medial) und des kritischen Distanzpunkts am Körperabschnitt Beine (vereinigte Fersen bewegen sich nach ventral und kranial)

Gleichsinnig, gegensinnig und gemischt weiterlaufende Bewegungen

Im normalen Bewegungsverhalten treten verschiedene Typen der weiterlaufenden Bewegung auf. Je nach Richtung, in der die Distanzpunkte der beteiligten Gelenke bewegt werden, unterscheidet man zwischen den folgenden Varianten der weiterlaufenden Bewegung:
- gleichsinnig weiterlaufende Bewegung,
- gegensinnig weiterlaufende Bewegung.

Gleichsinnig weiterlaufende Bewegung

Alle Distanzpunkte der beteiligten Gelenkpartner bewegen sich in die gleiche Richtung. Gleichsinnig weiterlaufende Bewegungen sind an der Wirbelsäule sehr häufig zu beobachten.

Beispiel

Abduktion im Humeroskapulargelenk
Ausgangsstellung: Sitz. Becken, Brustkorb und Kopf sind in die Körperlängsachse eingeordnet. Die Arme sind in Nullstellung.
Primärbewegung: Der kritische Distanzpunkt Olekranon bewegt sich nach lateral/kranial, dann nach medial/kranial. Weiterlaufend bewegt sich der Distanzpunkt Akromion nach kranial/medial und der Distanzpunkt C7 nach lateral/kaudal. Alle involvierten Distanzpunkte bewegen auf einer Kreisbahn in die gleiche Richtung (**Abb. 3.6**).
Bedingung: Das Gesäß behält den Kontakt zur Unterlage.
Reaktion: Die weiterlaufende Bewegung wird im rechten Hüftgelenk durch Gegenaktivität gestoppt.

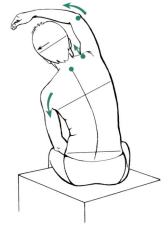

Abb. 3.6. Gleichsinnig weiterlaufende Bewegung: Abduktion im Humeroskapulargelenk, weiterlaufend Elevation im Sternoklavikulargelenk und Lateralflexion links konkav

Gegensinnig weiterlaufenden Bewegung

Die Distanzpunkte der beteiligten Gelenkpartner bewegen sich alternierend in die entgegengesetzte Richtung.

Beispiel

Heben einer Tasche von einem Hocker
Ausgangsstellung: Stand.
Primärbewegung: Während der Unterarm im Ellbogen eine Flexion ausführt, macht der Oberarm eine Extension im Humeroskapulargelenk. Die Distanzpunkte der involvierten Gelenke bewegen sich in die entgegengesetzte Richtung. Der Distanzpunkt Processus styloideus radius (A) bewegt sich nach ventral/kranial, der Distanzpunkt Olekranon (B) nach dorsal/kranial (**Abb. 3.7**).

Bei Alltagsbewegungen beobachtet man an der Wirbelsäule eher gleichsinnig weiterlaufende Bewegungen, während es an den Extremitäten häufig eine Mischung der beiden Typen der weiterlaufenden Bewegungen gibt. Sie enthalten sowohl gegensinnige als auch gleichsinnige Elemente.

Diese „gemischt weiterlaufenden Bewegungen" sind typisch für die Extremitäten. Die ökonomische Arbeitsweise der Muskulatur setzt ja das Verkürzen über einem Gelenk bei gleichzeitiger Dehnung über einem anderen Gelenk voraus (s. S. 51).

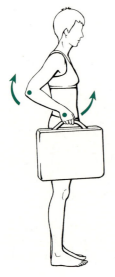

Abb. 3.7. Gegensinnig weiterlaufende Bewegung: Flexion im Ellbogen, Extension im Humeroskapulargelenk (Heben eines Koffers)

Ausweichbewegungen/Ausweichmechanismen

Bei Störungen bzw. Schmerzen im Bewegungsverhalten beobachtet man in den benachbarten Gelenken häufig unerwünscht weiterlaufende Bewegungen. Dabei stimmt entweder der zeitliche Ablauf der Übertragung von einem auf das nächste Gelenk nicht, oder der Bewegungsimpuls wird in eine andere Richtung geleitet. In der Folge wird die Bewegung weniger differenziert. Es kommt zu Ausweichbewegungen (**Abb. 3.8**).

Sie können im Alltag hilfreich sein, um ein gewünschtes Bewegungsziel noch erreichen zu können, der Patient empfindet sie meistens nicht als störend. Oft werden die Ausweichbewegungen nach einer gewissen Zeit als normale Bewegung empfunden, sie sind zum Ausweichmechanismus geworden.

❑ **Definition.** Unerwünschte, aus der Bewegungsrichtung abweichende Bewegungen und/oder Veränderungen der Unterstützungsfläche heißen *Ausweichmechanismen*. Sie setzen automatisch ein, sind nicht ökonomisch und verhindern das *direkte* Erreichen des angestrebten Ziels.

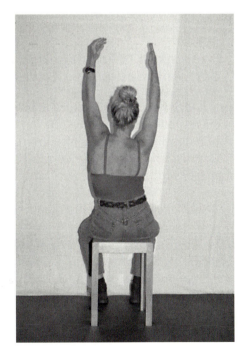

Abb. 3.8. Ausweichmechanismus bei der Abduktion im Humeroskapulargelenk

Es ist Aufgabe des Therapeuten, die Ausweichmechanismen zu erkennen und beschreiben zu können. Er muß entscheiden, wie die Ausweichmechanismen verhindert werden sollen. Dazu bestimmt er den Drehpunkt, der als letztes von der Primärbewegung erfaßt werden soll.

❑ **Definition.** Der letzte Drehpunkt, der an der weiterlaufenden Bewegung teilnimmt, wird *kritischer Drehpunkt* genannt.

3.3
Begrenzen (Widerlagern) der weiterlaufenden Bewegung

Um eine weiterlaufende Bewegung in einem bestimmten Drehpunkt zu stoppen, stehen dem Körper verschiedene Möglichkeiten zur Verfügung:
- Begrenzen der weiterlaufenden Bewegung durch Gegenaktivität *(aktive Widerlagerung),*
- Begrenzen der weiterlaufenden Bewegung durch Gegenbewegung *(widerlagernde Bewegung).*

3.3.1
Begrenzen (Widerlagern) der weiterlaufenden Bewegung durch Gegenaktivität

Das Begrenzen einer weiterlaufenden Bewegung durch Gegenaktivität bedeutet das Stoppen des Bewegungsimpulses der Primärbewegung durch stabilisierende Muskelaktivitäten.

Damit die Gegenaktivität rechtzeitig einsetzt, muß der Patient instruiert werden, welcher Abstand zwischen 2 wahrnehmbaren Punkten am Körper oder an welchen Kontaktstellen von Körper und Umwelt der Druck gleichbleiben soll.

> **Das Begrenzen der weiterlaufenden Bewegung mit Gegenaktivität ist eine Möglichkeit, um vorhandene Bewegungstoleranzen in einem Gelenk endgradig auszuschöpfen.**

3.3 Begrenzen (Widerlagern) der weiterlaufenden Bewegung

Beispiel

Abduktion des rechten Arms
Ausgangsstellung: Sitz. Becken, Brustkorb und Kopf sind in die Körperlängsachse eingeordnet.
Primärbewegung: Abduktion des rechten Arms im Humeroskapulargelenk; weiterlaufend kommt es zu einer Elevation des Schultergürtels auf dem Brustkorb.
Kritischer Drehpunkt: Sternoklavikulargelenk.
Bedingung: Der Abstand zwischen dem rechten unteren Rippenbogen und rechten Beckenkamm bleibt gleich.
Reaktion: Durch die Aktivität der seitlichen Rumpfmuskulatur rechts kann die weiterlaufende Bewegung auf die Wirbelsäule (Lateralflexion links konkav) gestoppt werden. Dazu tastet der Patient den Abstand unterer Rippenbogen – Beckenkamm rechts und kontrolliert, daß sich dieser nicht verändert (**Abb. 3.9 a**).

> Auf dem Prinzip der Gegenaktivität aufbauend kann in allen Gelenken des Körpers ein Muskeltraining im Sinne der dynamischen Stabilisierung durchgeführt werden. Die Intensität kann dabei sehr gut an die Kondition des einzelnen Patienten angepaßt werden. Damit die dynamische Stabilisierung funktioniert, muß das betreffende Gelenk Bewegungstoleranzen in alle Richtungen haben.

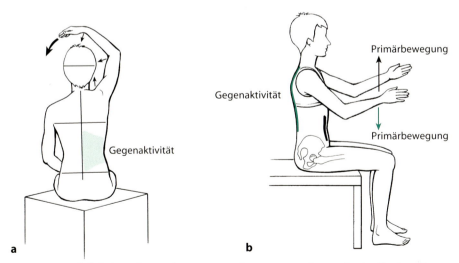

Abb. 3.9. a Abduktion des rechten Arms: Begrenzung der weiterlaufenden Bewegung durch Gegenaktivität. **b** „Kurz und bündig". Begrenzung der weiterlaufenden Bewegungen der Arme durch Stabilisierung der Brustwirbelsäule

„Kurz und bündig"
Ausgangsstellung: Sitz. Becken, Brustkorb und Kopf sind in die Körperlängsachse eingeordnet. Die Arme sind in den Schultergelenken in leichter Flexion, die Unterarme annähernd in 90° Flexion in den Ellbogen und in Supination, die Daumen schauen nach oben (**Abb. 3.9b**; Klein-Vogelbach 1992).
- *Variante 1*:
  Primärbewegung: Die beiden Hände machen simultan eine beschleunigte Bewegung nach unten, die nach ca. 15 cm abrupt gestoppt wird.
  Bedingung: Der Abstand Bauchnabel – Processus xiphoideus bleibt gleich. Dies bedingt eine extensorische Stabilisierung der Brustwirbelsäule, damit eine weiterlaufende flexorische Bewegung auf die Brustwirbelsäule verhindert werden kann. Kritischer Drehpunkt ist das rechte bzw. linke Sternoklavikulargelenk.
- *Variante 2*:
  Primärbewegung: Die beiden Hände machen simultan eine beschleunigte Bewegung nach oben, die nach ca. 15 cm abrupt gestoppt wird.
  Bedingung: Der Abstand Bauchnabel – Processus xiphoideus bleibt gleich. Dies bedingt eine flexorische Stabilisierung der Brustwirbelsäule (Bauchmuskulatur), damit eine weiterlaufende extensorische Bewegung auf die Brustwirbelsäule verhindert werden kann. Kritische Drehpunkte sind das rechte und linke Sternoklavikulargelenk.

3.3.2
Begrenzen der weiterlaufenden Bewegung durch Gegenbewegung (widerlagernde Bewegung)

Gegenbewegungen sind eine weitere Möglichkeit, weiterlaufende Bewegungen zu begrenzen. Die Richtung der Gegenbewegung ist derjenigen der Primärbewegung entgegengesetzt. Gegenbewegungen können in einem beliebigen Gelenk gestartet werden.

> Durch 2 in entgegengesetzter Richtung verlaufende Bewegungsimpulse können Bewegungstoleranzen dazwischenliegender Gelenke ausgeschöpft werden.

3.3 Begrenzen (Widerlagern) der weiterlaufenden Bewegung

Beispiel

Abduktion des rechten Arms
Ausgangsstellung: Sitz. Becken, Brustkorb und Kopf sind in die Körperlängsachse eingeordnet.
Primärbewegung: Abduktion des rechten Arms im Humeroskapulargelenk, weiterlaufend kommt es zu einer Elevation des Schultergürtels auf dem Brustkorb.
Kritischer Drehpunkt: Sternoklavikulargelenk rechts.
Bedingung: Der Abstand zwischen dem rechten unteren Rippenbogen und rechten Beckenkamm bleibt gleich.
Reaktion: Wird gleichzeitig der linke Arm abduziert, kann die weiterlaufende Bewegung auf die Wirbelsäule (linkskonkave Lateralflexion) verhindert werden. Die beiden Bewegungsimpulse begrenzen sich gegenseitig **(Abb. 3.10 a)**.

Beispiel

„Vierfüßler zur Mobilisation der Wirbelsäule in Extension"
Der Spielarm und der Kopf bewegen sich in dieselbe Richtung. Wird simultan das Bein in die entgegengesetzte Richtung bewegt, begrenzen sich die von kranial und kaudal herkommenden Bewegungsimpulse in der unteren Brustwirbelsäule **(Abb. 3.10 b)**.

Eine sehr wirksame Form der Gegenbewegungen ist die *gegenläufige Bewegung von Zeigern oder Verschiebekörpern in einem oder mehreren Drehpunkten* (s. S. 35).

Beispiel

Abduktion des rechten Arms
Ausgangsstellung: Sitz. Becken, Brustkorb und Kopf sind in die Körperlängsachse eingeordnet.
Primärbewegung: Abduktion des rechten Arms im Humeroskapulargelenk.
Kritischer Drehpunkt: Humeroskapulargelenk rechts.
Bedingung: Das rechte Akromion darf sich nicht nach kranial bewegen.
Reaktion: Die weiterlaufende Bewegung auf das Sternoklavikulargelenk kann verhindert werden, wenn während der Abduktion gleichzeitig eine Depression ausgeführt wird **(Abb. 3.10 c)**.

Beide Formen der Begrenzung der weiterlaufenden Bewegung (Gegenaktivität und Gegenbewegung) können einzeln oder kombiniert auftreten.

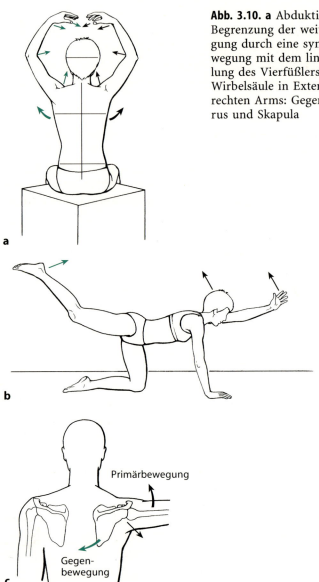

Abb. 3.10. a Abduktion des rechten Arms: Begrenzung der weiterlaufenden Bewegung durch eine symmetrische Gegenbewegung mit dem linken Arm. **b** Endstellung des Vierfüßlers zur Mobilisation der Wirbelsäule in Extension. **c** Abduktion des rechten Arms: Gegenbewegung von Humerus und Skapula

3.3 Begrenzen (Widerlagern) der weiterlaufenden Bewegung

Beispiel

Flexion und Extension
Die mögliche Flexion bzw. Extension und Pronation bzw. Supination des rechten Ellbogens durch Gegenbewegung und Gegenaktivität werden maximal ausgeschöpft (**Abb. 3.11 a, b**).
Ausgangsstellung: Sitz auf einem Hocker.

- *Flexion:*
Primärbewegung: Die kritischen Distanzpunkte der Primärbewegung Oberarmkopf und Processus styloideus radius nähern sich. Dabei macht der Unterarm eine flexorische/supinatorische Bewegung im Ellbogengelenk, der Oberarm eine transversalextensorische/innenrotatorische Bewegung im Humeroskapulargelenk. Der Drehpunkt Ellbogen verschiebt sich nach lateral/dorsal. Das Akromion bewegt sich nach ventral/medial, das Schulterblatt entfernt sich von der Wirbelsäule (Protraktion).
Bedingung: Der frontotransversale Brustkorbdurchmesser bleibt immer parallel zu der Verbindungslinie der Spinae. Eine weiterlaufende Bewegung in die Brustwirbelsäule wird durch Gegenaktivität begrenzt (s. Abb. 3.11 a).

- *Extension:*
Primärbewegung: Die kritischen Distanzpunkte der Primärbewegung Oberarmkopf und Processus styloideus radius entfernen sich voneinander. Der Unterarm bewegt sich extensorisch/pronatorisch im Ellbogengelenk, der Oberarm bewegt sich transversalflexorisch/außenrotatorisch im Humeroskapulargelenk, der Drehpunkt Ellbogen verschiebt sich nach ventral/medial. Das Akromion bewegt sich nach lateral/dorsal, das Schulterblatt nähert sich der Wirbelsäule (Retraktion).
Bedingung: Der frontoransversale Brustkorbdurchmesser bleibt immer parallel zu der Verbindungslinie der Spinae. Eine weiterlaufende Bewegung in die Brustwirbelsäule wird durch Gegenaktivität begrenzt (s. Abb. 3.11 b).

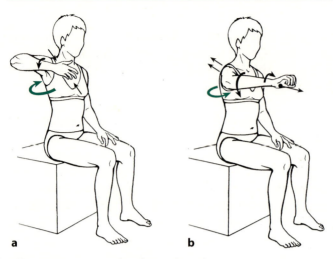

Abb. 3.11 a, b. Ausschöpfung der Flexion bzw. Extension im rechten Ellbogen durch Gegenbewegung und Gegenaktivität

3.4
Muskuläre Aktivitäten abhängig von der Position des Körpers im Raum und vom Kontakt des Körpers mit der Umwelt

Bei der Beobachtung von Haltungen bzw. Stellungen des Körpers im Raum benötigt der Therapeut Fachwissen über die Aktivitäten, die sich aus dem Kontakt des Körpers mit der Umwelt ergeben. Die Funktionelle Bewegungslehre beschreibt typisch auftretende Aktivitäten mit bildhaften Begriffen. Sie sollen dem Therapeuten die Beobachtung und Analyse der Lokalisation der Muskelaktivitäten erleichtern.

Gegen die Schwerkraft gerichtete Muskelaktivität herrscht immer dort, wo Gelenke Bewegungstoleranzen nach unten aufweisen und/oder wenn an den Kontaktstellen Rutschtendenzen bestehen.

Hat ein Körperabschnitt keinen Kontakt zur Umwelt und hängt bzw. ragt frei in den Raum, befindet er sich in *Spielfunktion*. Dazu sind vor allem die Extremitäten prädestiniert.

3.4.1
Kontakt des Körpers mit einer Unterlage

Im folgenden Abschnitt wird beschrieben, welchen Einfluß das Ausmaß der Kontaktfläche und die Anzahl der Kontaktstellen mit der Unterlage auf die Muskelaktivitäten haben.

Je größer die Kontaktfläche des Körpers mit der Unterlage ist, desto weniger stabilisierende Muskelaktivitäten sind nötig.

Entlastungsstellungen

Wenn ein Körperteil bzw. ein Körperabschnitt gut unterlagert ist, ist am wenigsten Muskelaktivität zwischen einzelnen Körperteilen oder Körperabschnitten erforderlich. Der Körper hat dann eine große Kontaktfläche, und jeder Abschnitt drückt nur mit seinem Eigengewicht auf die Unterlage. Die Körperteile sind auf der Unterlage „geparkt", d.h. in *Parkierfunktion*.

> **Wenn ein Körperabschnitt oder ein Teil davon mit einer Unterlage Kontakt hat und auf diese nur mit seinem Eigengewicht Druck ausübt, so befindet er sich in Parkierfunktion.**

Diese Erkenntnis ist für den Therapeuten der Schlüssel für das Finden optimaler Entlastungsstellungen.

Sobald die Körperabschnitte mit ihrem Eigengewicht auf einer Unterlage ruhen, sind keine erhöhten muskulären Aktivitäten nötig, um die Körperabschnitte miteinander zu verbinden. Der Therapeut kann durch Lagern die Intensität der muskulären Aktivitäten zwischen einzelnen Körperabschnitten oder Teilen davon gezielt reduzieren.

Beispiel

Rückenlage
Becken, Brustkorb und Kopf sind in die Körperlängsachse eingeordnet, die Beine sind unterlagert, damit das Becken in Hüft- und Lendenwirbelsäulengelenken genügend Bewegungstoleranzen hat. Die Oberarme sind so unterlagert, daß die Oberarmlängsachse horizontal eingestellt ist. Das Gewicht der Unterarme ruht auf dem Bauch (**Abb. 3.12a**).

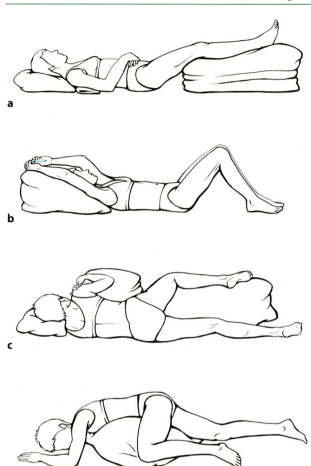

Abb. 3.12. a Entlastungsstellung für Lenden-, Brust- und Halswirbelsäule in Rükkenlage. **b** „Hirtenbüeblistellung" zur Entlastung der Halswirbelsäule. **c** Entlastungsstellung für Lenden-, Brust- und Halswirbelsäule in Seitlage. **d** Entlastungsstellung für die Lenden- und Brustwirbelsäule in Halbseitenlage. **e** „Pascha Stellung": optimale Lagerung im Sitzen mit modellierter Abo-back-Lehne und Lagerung der Arme

Beispiel

„Hirtenbüeblistellung"
Lagerung wie in Abb. 3.12a mit Variante für die Arme: Die Arme werden so auf Kissen gelagert, daß die Unterarme höher als die Schultergelenke liegen **(Abb. 3.12b)**.

3.4 Muskuläre Aktivitäten abhängig von der Position des Körpers

Abb. 3.12 e

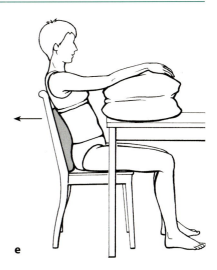

e

Seitlage
Becken, Brustkorb und Kopf sind in die Körperlängsachse eingeordnet, bei Bedarf müssen die Lendenwirbelsäule und der Brustkorb unterlagert werden, damit es zu keinen seitlichen Verformungen der Wirbelsäule kommt. Wichtig ist, daß das oben liegende Bein genügend hoch unterlagert wird, damit sich das Beingewicht nicht transversalabduktorisch an das Becken hängt. Auch der oben liegende Arm muß genügend hoch unterlagert werden, damit er den Brustkorb nicht nach vorn oder nach hinten zieht (**Abb. 3.12 c**).

Unterpolsterte Halbseitenlage
Die Körperabschnitte Becken und Brustkorb, deren mittlere Frontalebene einen Winkel von ca. 45° zur horizontalen Unterlage bildet, sind mit Kissen gut unterpolstert. Wenn nötig, wird auch die Halswirbelsäule unterpolstert, ein Abweichen des Kopfs nach ventral kann toleriert werden. Der rechte Arm liegt bequem hinter dem Rücken auf der Unterlage. Der linke Arm wird unter dem Oberarm und Schultergelenk unterpolstert.

Das rechte Bein liegt mit seiner ventrolateralen Seite auf der Unterlage und ist in den Hüft- und Kniegelenken bequem flektiert. Das linke Bein ist medial am Oberschenkel ebenfalls unterpolstert. Hüft- und Kniegelenke sind in bequemer Flexion (**Abb. 3.12 d**).

Beispiel

„Pascha-Stellung"
Die Stuhllehne soll, wenn möglich, die physiologische Krümmung der Lendenwirbelsäule und der unteren/mittleren Brustwirbelsäule unterstützen, die Arme werden durch ein Kissen unterpolstert, die Beine stehen mit ihrem Eigengewicht auf dem Boden (**Abb. 3.12e**).

Druckveränderungen an den Kontaktstellen

Der Druck, den der Körper auf seine Unterlage ausübt, kann an jeder beliebigen Stelle gesteigert bzw. gemindert werden.
Eine Zunahme des Drucks kann erfolgen,
- wenn Gewichte über die Kontaktstelle, an der der Druck zunehmen soll, verschoben werden,
- wenn Teilgewichte des Körpers miteinander verbunden werden und dadurch an einer Stelle Druck ausüben.

Beispiel

Belastungswechsel im Zweibeinstand (Schrittstellung)
- *Variante 1:* Gewichtsverschiebung.
  Der Brustkorb mit dem Kopf wird nach rechts über das zukünftige Standbein verschoben (**Abb. 3.13a**).
- *Variante 2:* Verankerung des Beckens am zukünftigen Standbein.
  Durch die Instruktion „Der Druck unter dem rechten Fuß nimmt langsam zu" können größere Gewichtsverschiebungen verhindert werden, das Becken wird abduktorisch am Oberschenkel und lateralflexorisch am Brustkorb verankert. Der Patient kann so die Belastung auf das zukünftige Standbein bringen, ohne daß die Körperlängsachse ihre vertikale Einstellung aufgeben muß. Es findet eine kleine Gewichtsverschiebung nach rechts statt (**Abb. 3.13b**).

Beispiel

„Vierfüßler, Trippelphase"
Rechtes Knie und linke Handfläche bzw. linkes Knie und rechte Handfläche üben alternierend Druck auf die Unterlage aus. Infolge der Druckerhöhung werden das Becken transversalabduktorisch am Standbein und der Brustkorb transversalextensorisch am Standarm verankert. Das Becken dreht dabei im Rotationsniveau untere Brustwirbelsäule.

Soll ein Abdruck erfolgen, muß zuerst eine kleine Ausholbewegung in Richtung der Fläche ausgeführt werden, von der man sich abdrücken will. Der Abdruck erfolgt in der Regel durch die Extremitäten, sie geraten dabei in Spielfunktion.

3.4 Muskuläre Aktivitäten abhängig von der Position des Körpers

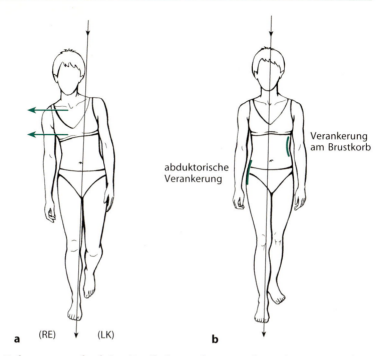

Abb. 3.13 a, b. Belastungswechsel im Zweibeinstand: **a** Druckzunahme unter dem rechten Bein durch Gewichtsverschiebung, Translation des Brustkorbs und Kopfs nach rechts und Lateralflexion in der Wirbelsäule, BWS rechts-/HWS linkskonkav; **b** Verankerung des Beckens abduktorisch am Standbein und lateralflexorisch am Brustkorb

> Die Fähigkeit des Patienten, Druckveränderungen wahrzunehmen, ist für den Therapeuten ein wertvolles Instrumentarium in der Instruktion von Haltung und Bewegungsabläufen. Er kann damit sehr differenzierte Bewegungen und Gewichtsverlagerungen veranlassen.

Mehrere Kontaktstellen des Körpers mit einer Unterlage

Hat der Körper an mehreren Stellen Kontakt mit einer Unterlage, kommt es zur *Bildung von Brücken* zwischen den einzelnen Kontaktstellen. Weisen die Gelenke in diesen Brücken Bewegungstoleranzen nach unten auf, muß gegen die Falltendenzen stabilisiert werden. Die Muskelaktivität liegt dabei auf der unteren Seite des Brückenbogens; er muß verspannt werden. Diese Art der Muskelaktivität wird in der Funktionellen Bewegungslehre „*Brückenaktivität*" genannt.

Beispiel

„Brückenbauch"
In der Endstellung werden die Pfeiler der Brücke durch die Oberarme und die Füße gebildet. Die dazwischenliegenden Gelenke (Knie- und Hüftgelenke und die Gelenke der Lenden- und Brustwirbelsäule) müssen durch stabilisierende Muskelaktivitäten ventral stabilisiert werden (**Abb. 3.14a**).

Beispiel

„Bridging"
Rückenlage, die Beine sind angestellt.
Die Unterschenkel bilden den kaudalen Pfeiler der Brücke. Kranial liegt der Kopf, die Schulterblätter und die obere Brustwirbelsäule liegen auf der Unterlage. Die dazwischenliegenden Gelenke (Hüftgelenke, Lendenwirbelsäule, untere und mittlere Brustwirbelsäule) müssen extensorisch stabilisiert werden (**Abb. 3.14b**).

Beispiel

„Bett des Fakirs"
In der Endstellung bilden die Unterschenkel den kaudalen Pfeiler, der Ball bildet den kranialen Pfeiler. Die dazwischenliegenden Gelenke (Hüftgelenke, Lendenwirbelsäule, untere und mittlere Brustwirbelsäule) müssen extensorisch stabilisiert werden (**Abb. 3.14c**).

Durch die Anpassung der Größe des Brückenbogens und die Anzahl Gelenke, die im Bogen stabilisiert werden müssen, kann der Therapeut die gewünschte Intensität dosieren.

> **Für das Training der Bauch- und Rückenmuskulatur ist die Brückenaktivität eine sehr schonende Übungsform. Es werden keine Hebel eingesetzt, die an der Wirbelsäule wuchten und Abscherbelastungen provozieren können, und die Muskulatur kann in unterschiedlicher Intensität trainiert werden (s. selektives Muskeltraining).**

Rutschtendenz

Entstehen an den Kontaktstellen des Körpers mit der Unterlage Rutschtendenzen, weil ein Stützpfeiler nicht senkrecht zur Unterlage steht und/oder die Unterlage nicht horizontal ist, kommt es zu zusätzlichen stabilisierenden Aktivitäten, die der Rutschtendenz entgegenwirken.

3.4 Muskuläre Aktivitäten abhängig von der Position des Körpers

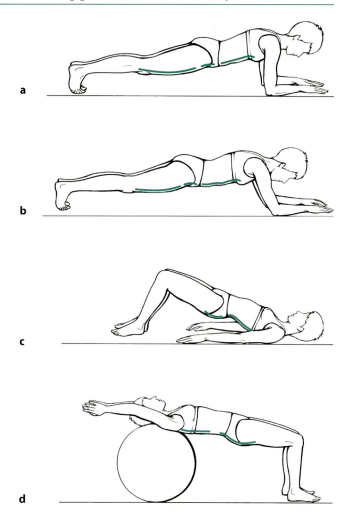

Abb. 3.14. a Endstellung des „Brückenbauch": stabilisierende Aktivitäten ventral. **b** „Brückenbauch" mit erhöhter Rutschtendenz unter den Armen. **c** „Bridging": stabilisierende Aktivitäten dorsal. **d** Endstellung des „Bett des Fakirs": stabilisierende Aktivitäten dorsal

Beispiel

„Brückenbauch"
Die Oberarme stehen schräg. Die Intensität der ventralen Muskelaktivität wird durch die Rutschtendenz des Pfeilers Arm erhöht. Dieser wird quasi in den Brückenbogen miteinbezogen (**Abb. 3.14 d**).

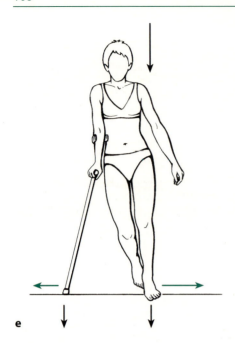

Abb. 3.14. e Gehen an einer Unterarmstütze: schlechte Belastung der Längsachse des Stocks und des zu entlastenden Beins

Beispiel

Gehen an einer Unterarmstütze
Bei Schräglage des Stocks ist ein sicheres Stützen und Entlasten nicht mehr möglich, da es zur Rutschtendenz unter dem Stock und Fuß kommt (**Abb. 3.14 e**).

Stützfunktion

Drückt eine Extremität mit mehr als ihrem Eigengewicht vertikal auf die Unterlage und sind die dazwischenliegenden Gelenke stabilisiert, so befindet sich dieser Körperabschnitt in *Stützfunktion*. Sobald angrenzende Körperabschnitte muskulär mit ihnen verbunden sind, z. B. das Becken mit dem Bein oder der Brustkorb mit den Armen, drücken die Extremitäten mit mehr als ihrem Eigengewicht auf eine Unterlage.

Bei einem Körperabschnitt in Stützfunktion müssen die Gelenke stabilisiert werden. Die Mittelgelenke werden dabei zusätzlich auch rotatorisch gegenläufig stabilisiert.

Im Vierfüßler werden der Unterarm pronatorisch und der Oberarm außenrotatorisch im Humeroskapulargelenk stabilisiert.

3.4.2
Kontakt des Körpers mit einer Abstützvorrichtung

Hat der Körper Kontakt mit einer Unterlage und einer Abstützvorrichtung z. B. einer Wand, kommt es an den Kontaktstellen zu Rutschtendenzen. Die Muskulatur muß dann einerseits gegen die Falltendenzen nach unten wie auch gegen die Rutschtendenz arbeiten.

Beispiel

Abstützen an einer Wand
An der Kontaktstelle Fuß–Boden kommt es zu Rutschtendenzen nach vorn. Die Plantarflexoren müssen stabilisierend arbeiten.
  Gleichzeitig müssen die Hüftgelenke und die Lenden- und Brustwirbelsäule extensorisch stabilisiert werden (**Abb. 3.15 a**).

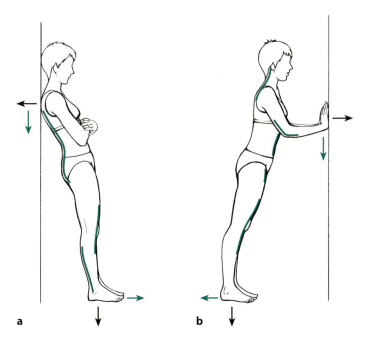

Abb. 3.15. a Abstützen an einer Wand: Lehnen an eine Wand, Rutschtendenz an den Kontaktstellen, Aktivitäten vorwiegend dorsal über Hüftgelenken sowie Lenden- und Brustwirbelsäule. **b** Abstützen mit Hilfe der Hände an der Wand, Aktivität vorwiegend ventral an Knie- und Hüftgelenken sowie Bauch, dorsal reaktiv auf das Kopfgewicht

> **Beispiel**
>
> Abstützen mit Hilfe der Hände an der Wand
> Beim Abstützen mit den Händen an der Wand müssen die Knie- und Hüftgelenke sowie die Lenden- und Brustwirbelsäulengelenke ventral stabilisiert werden. Dadurch wird die dorsale Muskulatur entlastet (**Abb. 3.15 b**).

3.4.3
Kontakt des Körpers mit einer Hängevorrichtung

Wenn der Körper oder einzelne Körperabschnitte an einer Hängevorrichtung der Umwelt oder des eigenen Körpers hängen, entsteht eine Traktion auf die Gelenke. Die Muskulatur reagiert mit einem klimmzugartigen Bewegungsmuster, um den Zug auf die Gelenke zu verhindern.

> **Beispiel**
>
> Hängen an einer Tür
> *Ausgangsstellung:* Stand an einer Tür.
> Becken, Brustkorb und Kopf haben ventral Kontakt zur Tür, die Beine sind in den Knie- und Hüftgelenken leicht flektiert. Zur Entlastung der Lendenwirbelsäule wird das Gewicht des Brustkorbs und Kopfs über die Arme an die Tür gehängt. Die Muskulatur zwischen Brustkorb und Schultergürtel und die des Körperabschnitt Arms ist klimmzugartig aktiviert (**Abb. 3.16 a**).

> **Beispiel**
>
> Hängen an einer Stange
> *Ausgangsstellung:* Sitz.
> Die Hände umfassen eine Stange, der Brustkorb wird an die Arme gehängt. Die Muskulatur zwischen Brustkorb und Schultergürtel und die des Körperabschnitt Arms ist klimmzugartig aktiviert. Bleibt das Gewicht des Beckens auf der Sitzgelegenheit parkiert, kommt es in der Lendenwirbelsäule zu einer leichten Traktion. Dies wird zur Entlastung der Lendenwirbelsäule genutzt (**Abb. 3.16 b**).

> **Beispiel**
>
> Hängen des Brustkorbs im Schultergürtel (**Abb. 3.16 c**)
> *Ausgangsstellung:* Sitz auf einer Kiste, seitliches Stützen mit den Händen neben dem Trochanter rechts bzw. links.
>
> Durch Druckzunahme unter den Händen wird der Brustkorb an den Schultergürtel gehängt. Dabei werden die Muskeln des Schultergürtels aktiviert, die die Depression ausführen. Es kommt zu einer reflektorischen Entspannung der Muskulatur, die die Elevation ausführt. Gleichzeitig kann die Lendenwirbelsäule entlastet werden.

Abb. 3.16. a Hängen an einer Tür zur Entlastung der Lendenwirbelsäule, Aktivität im Körperabschnitt Arme und zwischen Brustkorb und Schultergürtel. **b** Hängen an einer Stange, Aktivität im Körperabschnitt Arme und zwischen Brustkorb und Schultergürtel. **c** Hängen des Brustkorbs im Schultergürtel, Aktivität im Körperabschnitt Arme (in Stützfunktion) und zwischen Brustkorb und Schultergürtel

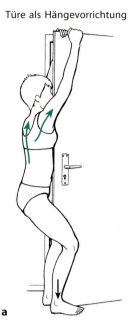
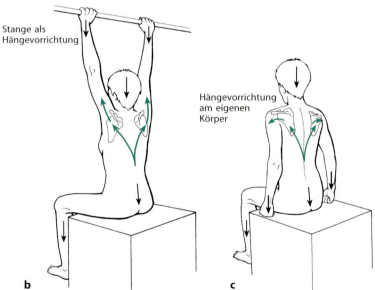

> **ZUSAMMENFASSUNG**
>
> Der geschulte Therapeut kann in der Beobachtung von Bewegungen sowohl die Veränderung der *Gelenkstellungen* als auch die Veränderung des *Körpers im Raum* beobachten.
>
> In der Therapie kann er gezielt automatisch einsetzende *Gleichgewichtsreaktionen* hervorrufen. Er entscheidet, wann die Unterstützungsfläche verändert werden darf oder wann der Einsatz von Gegengewichten benötigt wird.
>
> Mit Hilfe der *Bedingungen* kann er die Gleichgewichtsreaktionen genau dosieren und sehr differenzierte Muskelaktivitäten stimulieren (s. Kap. 2).
>
> Beobachtet er die Position des Körpers im Raum und dessen Kontakt zur Umwelt, kann er die *muskulären Aktivitäten* innerhalb und zwischen den Körperabschnitten analysieren.

3.5 Fragen

1. Beschreiben Sie die Aufgaben der 5 funktionellen Körperabschnitte im Stand.

2. Nennen Sie mindestens 3 Merkmale der potentiellen Beweglichkeit.

3. Ergänzen Sie die folgenden Sätze.
   Die Trennebene steht .... im Raum, ... zur horizontalen Richtungskomponente der Primärbewegung. Sie verläuft durch den .... und dient zur Unterscheidung von .... und ....

4. Beschreiben Sie einen Bewegungsablauf, in dem eine Gleichgewichtsreaktion sowohl in Form von Veränderung der Unterstützungsfläche als auch in Form von Gegengewichten eintritt.

5. Definieren Sie den Begriff „weiterlaufende Bewegung".

6. Beschreiben Sie typisch auftretende Mechanismen bei Ausweichbewegungen.

7. Definieren Sie den Begriff „kritischer Drehpunkt".

3.5 Fragen

8. Nennen Sie verschiedene Möglichkeiten, wie eine weiterlaufende Bewegung begrenzt werden kann.

9. Beschreiben Sie anhand eines Beispiels, wie eine weiterlaufende Bewegung entweder durch Gegenaktivität oder durch Gegenbewegung begrenzt werden kann.

10. Nennen Sie die wichtigsten Kriterien für das Finden von Entlastungsstellungen.

11. Wo sind muskuläre Aktivitäten zu erwarten, unabhängig von der Ausgangsstellung des Körpers im Raum?

4 Funktioneller Status

Die ärztliche Diagnose ist eine wichtige Information über den Patienten. Sie kann jedoch nicht allein die Basis einer individuell ausgewählten und angemessen dosierten Physiotherapie sein. Grundlage ist auch die sorgfältige Untersuchung durch Physiotherapeuten, die den Menschen in seiner Gesamtheit erfassen und seine aktuelle Lebenssituation berücksichtigen muß. Ohne Dokumentation der Untersuchungs- und Behandlungsergebnisse wird es für Physiotherapeuten zukünftig schwieriger, Qualität, Wirksamkeit und Wirtschaftlichkeit ihrer Behandlungen zu belegen.

Das Sammeln von Einzelergebnissen ist sinnvoll, wenn aus ihnen das *funktionelle Problem* des Patienten abgeleitet wird. Dies ist ein anspruchsvoller Prozeß, der sehr viel Verständnis für Funktionszusammenhänge erfordert.

Sobald er das funktionelle Problem beschrieben hat, kann der Therapeut Ziele formulieren und aus einem Repertoire an Behandlungsmöglichkeiten die Techniken mit der besten Wirkungsweise auswählen.

Im *funktionellen Status* (allgemeiner Gesundheits- oder Krankheitszustand) werden Informationen über
- die Konstitution,
- die Beweglichkeit,
- das Bewegungsverhalten beim Gehen und
- die Statik

  gesammelt. Diese Daten werden immer im Hinblick auf die *Kondition* des Patienten beurteilt.

Die für die Erhebung des funktionellen Status notwendigen Beobachtungskriterien orientieren sich an einer *hypothetischen Norm*. Wenn *Abweichungen* wahrgenommen werden sollen, setzt das voraus, daß man ein *Leitbild* in sich trägt, auf das man die Abweichungen beziehen kann. Dieses Leitbild, nämlich die hypothetische Norm, ist abhängig von allgemeinen Standards und von der klinischen Erfahrung der Therapeuten.

Abweichungen von der hypothetischen Norm

Abweichungen sind nicht in jedem Fall pathologisch, da der Körper über vielfältige Kompensationsmechanismen verfügt. Abweichungen sind *pathologisch*, wenn
- das Bewegungsverhalten beeinträchtigt wird,
- die sensomotorische Entwicklung gestört wird,
- strukturelle Veränderungen entstehen,
- das Zustandekommen von Schmerzen erklärbar wird,
- innere Organe geschädigt werden oder
- psychosoziale Konsequenzen daraus folgen.

Das ökonomische Bewegungsverhalten wird beeinträchtigt

Eine Beeinträchtigung kann z. B. durch Fehlbelastung der passiven Strukturen und/oder durch Störungen der Muskeltonusverhältnisse entstehen.

Beispiel

Normalerweise muß die Muskulatur der lordotischen Wirbelsäulenabschnitte keine überwiegend stabilisierende Arbeit leisten, da die Gewichte vor und hinter den Beuge-Streck-Achsen annähernd im Gleichgewicht sind. Wenn z. B. der Kopf in bezug zum Brustkorb vorn steht, reagiert die Schulter-Nacken-Muskulatur mit einer erhöhten Bereitschaft zur Muskelaktivität. Damit verliert der Kopf seine Bewegungsbereitschaft und kann die Feineinstellung der Wirbelsäulenhaltung nicht mehr regulieren (s. Kap. 3.1).

Die sensomotorische Entwicklung wird gestört

Die Motorik ist das Wesentliche bei der Kontaktaufnahme mit der Umwelt. Durch sie erlebt, erfährt und erfaßt das Kind zunächst seine Welt. Neue Bewegungen erschließen ihm einen neuen größeren Bewegungs- und Erfahrungsraum. Vor allem zwischen dem motorischen Handeln des Kindes und seiner kognitiven Entwicklung besteht ein enger Zusammenhang. Nur im sensomotorischen Umgang mit den Dingen kann das Kind seine Wahrnehmung entwickeln.

4 Funktioneller Status

Strukturelle Veränderungen entstehen

Es kommt zu einer gestörten Funktion der trophischen Faktoren der Gewebe. Alle Gewebe bedürfen der ständigen Einwirkung von Reizen, damit ihre Masse, Gestalt und innere Strukturausdifferenzierung erhalten bleiben.

Beispiel
- Die Skelettmuskulatur bedarf der intakten Innervation, normaler neuronaler Information aus den zugehörigen Gelenken, einer normalen Sensomotorik, der regelmäßigen Dehnung und einer fortgesetzten Kontraktionsauslösung.
- Die Knochendichte und die Architektur des Bälkchenfachwerks entwickeln sich entgegen der Richtung der Schwerkraft und brauchen Belastungsreize. So führt z. B. Schwerelosigkeit/Entlastung innerhalb weniger Tage oder Wochen zu einer klinisch erkennbaren Verminderung von Knochensubstanz.

Das Zustandekommen von Schmerzen kann erklärt werden

Schmerzen werden individuell und subjektiv empfunden. Wer sie verharmlost, mißachtet die Warnsignale des Körpers (s. Abschn. 4.1.3, „Schmerzanamnese").

Beispiel
- Reflektorische Schmerzen haben den Effekt, betroffene Strukturen vor weiterer Belastung zu schützen. Um eine bestimmte, strukturschädigende Bewegung zu vermeiden, schmerzt z. B. die Muskelgruppe, die die Bewegung veranlassen würde.
- Wiederholte Dauerbeanspruchung führt nach einer gewissen Zeit zur strukturellen Schwächung oder zum Brechen der kollagenen Querverbindungen des Bindegewebes und nachfolgender Entzündung (z. B. Epicondylitis lateralis humeri durch Tennisspielen).

Es kommt zur Schädigung oder zu Funktionsstörungen innerer Organe

Beispiel

Verletzungen oder Unbeweglichkeit des Brustkorbs, Haltungsschwächen usw. können u. a. für vermindertes Atemzugvolumen und/oder eine eingeschränkte Lungenkapazität verantwortlich sein. Bei einer restriktiven Lungenerkrankung ist es für die Patienten extrem schwierig, tief einzuatmen, und die Atemfrequenz ist in der Regel erhöht.

Es folgen psychosoziale Konsequenzen

Diese sog. „Handikaps" bringen eine Benachteiligung des Menschen mit sich, die ihn daran hindert, seine normale Rolle in der Gesellschaft zu erfüllen (Participation).

Beispiel

Aufgrund seiner Behinderung ist der Betreffende auf dem Arbeitsmarkt schwer vermittelbar, oder er benötigt Hilfe bei der Verrichtung von Alltagsbewegungen usw.

4.1 Kondition

❑ **Definition.** Unter dem Gesichtspunkt *Kondition* wird beurteilt, welchen Einfluß die soziale Stellung, die psychische Situation und der somatische Zustand des Patienten auf sein Bewegungsverhalten ausüben.

Nach heutigen Vorstellungen haben vor allem chronische Erkrankungen viele Ursachen. Sie zeigen sich in häufig wechselnden, z. T. auch schwer wahrnehmbaren Symptomen. Eine Betrachtungsweise, die viele Faktoren berücksichtigt, erfordert demnach einen *integrativen Ansatz* in der Rehabilitation.

Wenn es sich um *subjektive* Einschätzungen der Kondition handelt, muß dies dem Untersucher zumindest bewußt sein, damit er seine Aussagen mit der gebotenen Zurückhaltung formuliert. Die Rolle und Bedeutung sozialer, psychischer, physiologischer und genetischer Faktoren ist bei der Wiederherstellung der Gesundheit zu berücksichtigen.

4.1.1
Soziale Stellung

Unter dem Stichwort *soziale Stellung* werden folgende Daten des Patienten erfaßt:
- Personalien,
- erlernter und ausgeübter Beruf sowie die körperliche und geistige Beanspruchung bei dessen Ausübung,
- Hobby, Sport, künstlerische Betätigung.

4.1.2
Psychische Situation

Von psychischen Krankheiten, die ärztlich behandelt werden, erfährt der Therapeut mit der Verordnung. Mit ihnen umzugehen, verlangt Spezialkenntnisse, von denen hier nicht die Rede sein wird. Jeder kann bei einer Untersuchung allerdings erkennen, ob der Patient beispielsweise in einer Lebenskrise steht, weil er seinen Arbeitsplatz verloren hat. Es sollte aber auf jeden Fall dem Patienten überlassen werden, was er davon – vielleicht erst im Verlauf einiger Behandlungen – preisgeben will. Die psychische Beurteilung des Patienten sollte nicht das Ergebnis einer Befragung, sondern eines Gesprächs und der Erfahrung des Therapeuten sein.

Die familiären Lebensumstände und die Probleme des Privatlebens spielen eine wichtige Rolle bei der *Motivation* des Patienten, gesund zu werden oder krank zu sein. Die Bedeutung und Bewertung der

Tabelle 4.1. Bedeutung von Erkrankungen und mögliche Bewältigungsstile. (Nach Lipowski 1970, S. 91–102)

Erkrankungskonzept	Emotionale Antwort	Bewältigung
Krankheit als Herausforderung.	Adäquate Trauerreaktion.	Adäquate, flexible Bewältigung.
Krankheit als Bedrohung.	Wut, Angst.	Kampf, Kapitulation, Abwehr gegen Angst.
Krankheit als Verlust.	Depression.	Rückzug.
Krankheit als Schwäche.	Scham.	Verleugnung, Überanpassung.
Krankheit als Gewinn.	Anklammern, neurotische Symptome.	Klagen, in der Krankheit verharren.
Krankheit als Strafe.	Scham, Schuldgefühle, Angst, Depression, Wut.	Passive Hinnahme.

Krankheit beeinflußt den Bewältigungsprozeß maßgeblich. Es sind die verschiedensten Einstellungen zur Krankheit zu finden (Tabelle 4.1), die bei der Planung der Therapie zu beachten sind. Deshalb ist es wichtig zu registrieren, wie der Patient über seine Krankheit spricht.

Aus psychosomatischer Sicht ist nicht nur der kranke Patient mit seinen kranken Organen und Funktionsstörungen zu beurteilen, vielmehr sind auch die Wirkung von Erkrankung und Leiden auf den Patienten, sein familiäres und soziales Umfeld und evtl. auf seine berufliche Existenz in Betracht zu ziehen (Schüßler 1993). Es gibt immer eine Wechselwirkung von körperlichen und seelischen Symptomen. Körperliche Reaktionen können demnach auch individuelle Bedürfnisse ausdrücken, z.B. den Wunsch nach sozialer Integrität, Aufmerksamkeit und Hilfe.

4.1.3
Somatischer Zustand

Unter dem *somatischen Zustand* wird die ärztliche Diagnose erfaßt, die Belastbarkeit und der Trainingszustand beurteilt und die Anamnese, besonders die Schmerzanamnese, erhoben.

Ärztliche Diagnose, die zur Verordnung der Physiotherapie geführt hat

Die Diagnose gibt die Kriterien für die Auswahl der physiotherapeutischen Behandlungsverfahren vor und bedingt die Kontraindikationen. So müssen z.B. Nebendiagnosen berücksichtigt werden, wie koronare Herzkrankheit (KHK), arterielle Hypertonie, Herzinfarkt, Diabetes, akut entzündliche Prozesse, Tumor, Metastasen usw.

Beurteilung der Kondition in bezug auf das reale Lebensalter

Dieser Untersuchungsabschnitt schützt den Therapeuten vor unbewußten stereotypen Verhaltensweisen („In Ihrem Alter muß man damit rechnen" oder „Das kann man nur mit jüngeren Patienten machen/üben"). Die Beurteilung beruht auf dem subjektivem Eindruck des Therapeuten und seiner subjektiven Einschätzung des Patienten.

Der aktuelle Leistungszustand wird erfaßt, indem man die Belastbarkeit verletzter, degenerierter und operierter Strukturen berücksichtigt. Die Leistungsfähigkeit wird durch den Funktionszustand des neuromuskulären und des energetischen Systems bestimmt.

Beurteilung der Muskulatur in bezug auf ihren Trainingszustand

Aus den motorischen Grundeigenschaften Beweglichkeit, Kraft, Ausdauer, Schnelligkeit und Koordination setzen sich psychomotorische, sensomotorische, fein- und grobmotorische Fähigkeiten zusammen. Eine Überprüfung der Kraft gibt dem Therapeuten die Information, ob der Patient die geforderte Kraft für einen bestimmten Bewegungsablauf aufbringen kann.

Anamnese

Bei der Erhebung der Anamnese erfragt man folgende Punkte:
1. Wie ist der bisherige Krankheitsverlauf?
2. Welche Probleme stehen für den Patienten im Vordergrund? Aus diesen Angaben lassen sich gemeinsame Ziele für die Therapie vereinbaren.
3. Angaben über bisherige Therapien können den Therapeuten bei der Wahl seiner Strategie leiten. Waren sie erfolgreich, entsteht dort ein Anknüpfungspunkt.
4. Auch Symptome wie Schwäche, Steifigkeiten, Instabilitäts- bzw. Unsicherheitsgefühl und Mißempfindungen geben dem Therapeuten Informationen, die ihn in der weiteren Untersuchung leiten.

Ursachen für Symptome, die erst nach längerer Zeit auftreten, sind operative Eingriffe, Unfälle, Krankheiten etc. Auf diese Weise entstehen Pathomechanismen, wie z. B. Halswirbelsäulenprobleme nach Sprunggelenkverletzungen, Störungen viszeraler Art, z. B. gynäkologische Probleme mit gleichzeitigen Lendenwirbelsäulen- oder Iliosakralgelenksproblemen, oder psychosomatische Störungen.

Schmerzanamnese

Die International Association for Study of Pain (1979) formuliert eine Definition, die die verschiedenen Aspekte des akuten und chronischen Schmerzes umfaßt:

❑ **Definition.** „Schmerz ist ein unangenehmes Sinnes- und Gefühlserlebnis, das mit aktueller oder potentieller Gewebsschädigung verknüpft ist oder mit Begriffen einer solchen Schädigung beschrieben wird." (IASP 1979)

> **Der Schmerz ist als Frühwarnsystem des Körpers zu verstehen.**

Das subjektive Erleben „Schmerz" muß so weit wie möglich meßbar gemacht werden, damit eine Therapie beurteilt werden kann. Für den Patienten ist entscheidend, daß sich sowohl die Intensität des Schmerzes als auch sein Charakter verändert. Daran wird letztendlich das Ergebnis jeder Therapie gemessen.

Bei der Schmerzanamnese müssen folgende Punkte berücksichtigt werden:
- Schmerz kann von allen Nozizeptoren des Körpers ausgehen.
- Die Stärke des Schmerzes steht nicht in Wechselbeziehung zum Grad der Gewebereizung oder -schädigung.
- Der Ort der Schmerzempfindung entspricht nicht in jedem Fall dem Ort der Schmerzentstehung („referred pain").
- Ein gleichbleibender, permanenter Schmerz ist nicht notwendigerweise mechanisch bedingt, sondern kann auch entzündlich sein.
- Ziel der Schmerzbefragung ist es herauszufinden, ob eine Struktur oder nichtstrukturelle Ursachen (z. B. gelernter Schmerz) verantwortlich sind. Dies ist bei funktionellen Störungen oft schwierig, da wir sehr häufig wechselnde Schmerzlokalisationen finden (heute Nacken, morgen Knie, übermorgen ...). Bei spezifischen Traumen hingegen zeigen sich die Probleme an der geschädigten Stelle. Morphologische Veränderungen, wie z. B. degenerative Veränderungen, müssen nicht zwangsläufig die Ursache bestehender Beschwerden sein.

> **Die Anerkennung des Schmerzes als lebenserhaltendes Prinzip und das Erfassen der Gründe für sein Zustandekommen wird zum Wegweiser für die Therapie.**

Schmerzverstärkende Faktoren sind: Sorgen, Unruhe, Angst, Depression, Einsamkeit, Inaktivität, Schlaflosigkeit, Erinnerung an Schmerzen, Belastungen, Streß.

Schmerzverringernde Faktoren sind: Medikamente, Ablenkung, Entspannung, Aktivität, Hypnose, Schlaf, Zuwendung, Freude, Ausgeglichenheit, Hoffnung (Rehfisch et al. 1989).

Gifford (1998) spricht von „pain management" und meint damit, daß Patienten, die lernen, sich nicht durch den Schmerz beherrschen zu lassen, sondern vielmehr selbst den Schmerz beherrschen, Besserung erreichen.

Fragen zur Schmerzanamnese

Der Therapeut muß herausfinden, ob körpereigene oder körperfremde Gewichte für den Schmerz verantwortlich zu machen sind und ob eine Muskelgruppe vermehrt fallverhindernd arbeiten muß. Eventuell bedeutet eine bestimmte Position Entlastung oder Belastung für bestimmte Strukturen. Durch Schmerzprovokationstests kann der Schmerz reproduziert werden.

→ *Wo ist der Schmerz?*
Die Lokalisation des Schmerzes gibt uns einen Hinweis auf die betroffene Struktur:
- Lokal: scharf begrenzt oder diffus (z.B. ein bestimmter Punkt oder die ganze Schulter, Lendenwirbelsäule mit Gesäß). Welche Strukturen liegen unter der gezeigten Stelle?
- Ausstrahlend:
  ❏ unspezifisch (ganzer Arm),
  ❏ Dermatom (Nervenwurzel),
  ❏ im Versorgungsgebiet eines Nerven (peripherer Nerv),
  ❏ reflektorisch (Brügger, 1986).
- Gibt es noch an anderen Orten Schmerzen?
- Besteht ein Zusammenhang zwischen den einzelnen Schmerzgebieten?

→ *Wann treten die Schmerzen auf?*
- Gibt es schmerzfreie/-arme Zeiten?
- Treten die Schmerzen zu einer bestimmten Zeit auf? Tages- oder Nachtschmerz, an Arbeitstagen oder am Wochenende, saisonbedingt, wetterabhängig?
- Folgende Fragen lenken den Therapeuten in eine bestimmte Richtung:

- ❏ Welche Positionen, Bewegungsabläufe und Aktivitäten des täglichen Lebens stehen mit dem Schmerz im Zusammenhang?
- ❏ Treten die Schmerzen in Ruhe oder unter Belastung auf?
- ❏ Besteht ein Anlaufschmerz, der sich bei zunehmender Bewegung vermindert?

→ *Seit wann bestehen die Schmerzen?*
- Seit Tagen, Wochen, Jahren? Schmerzen, die länger als ein halbes Jahr andauern und deshalb als chronisch bezeichnet werden, entwickeln im Laufe der Zeit einen eigenen Krankheitswert.
- Gab es eine direkte Ursache?
- Entstanden die Schmerzen plötzlich oder schleichend?

→ *Wie ist der Schmerz?*
Hier wird die Qualität und die Intensität der Schmerzen erfragt. Die nachfolgenden Beispiele sind Interpretationen. Erst die gesamte Schmerzanamnese gibt endgültigen Aufschluß.

Qualität und Intensität	Interpretation
Spitz, ziehend, blitzartig einschießend, ausstrahlend, kribbelnd	⇒ Nerven
Bohrend, dumpf, reißend, brennend	⇒ Eher Muskulatur/Gelenk/Bandstrukturen
Heftiger Dauerschmerz, bohrend, pulsierend	⇒ Eher entzündlicher Prozeß
Punktuell, scharf begrenzt	⇒ Frakturen
Tiefliegend	⇒ Thrombose
Oberflächlich	⇒ Parästhesien
Stechend, meist kurzzeitig, intermittierend, hell und klar, akuter Zustand, der mit einer bestimmten Gelenkstellung zusammenhängt	⇒ Gelenk

Eine Skala von 1–10 („visual analogue scale" = VAS) bietet die Möglichkeit, den Behandlungserfolg zu beurteilen und für den Patienten zu visualisieren. (War der bisherige Verlauf konstant, intermittierend, mit steigender oder fallender Tendenz?

4.2 Konstitution

❑ **Definition.** Unter *Konstitution* wird der Einfluß beurteilt, den Längen, Breiten, Tiefen und Gewichtsverteilung auf das Bewegungsverhalten des Patienten ausüben.

Auf eine Unterscheidung der Geschlechter kann wegen der hypothetischen Normproportionen verzichtet werden (Klein-Vogelbach 1990; Kollmann 1901). Diese Proportionen gelten generell für erwachsene Mitteleuropäer. *Der Therapeut soll möglichst ohne weitere Hilfsmittel, d.h. allein durch Beobachten und Palpieren, die Abweichungen erkennen und notieren.*

> Abweichungen von der hypothetischen Norm der Konstitution verändern das Bewegungsverhalten des Menschen in *voraussagbarer Weise.*

Das Ausmaß der Abweichungen wird folgendermaßen angegeben:
- +/−   ⇒ etwas abweichend,
- ++/−−   ⇒ deutlich abweichend,
- +++/−−− ⇒ übermäßig abweichend.

4.2.1 Längen

Die Beurteilung der Längen (Abb. 4.1) gibt dem Therapeuten Informationen darüber, wie groß die Hebelarme sind, die der Patient nutzen kann.
  Man beurteilt das Verhältnis der
- Ober- und Unterlänge,
- Ober- und Unterschenkellänge,
- Länge der Körperabschnitte Becken, Brustkorb und Kopf,
- Armlänge und Oberlänge.

Abweichungen in den Längenverhältnissen wirken sich erst aus, wenn die Körperabschnitte nicht mehr im Lot sind. So kann es zu Überlastungen in den angrenzenden Körperabschnitten kommen, wenn z.B. lange, schwere Arme weit entfernt vom Körper arbeiten müssen (z.B. Verkäuferinnen am Scanner, Arbeiten mit der Computer-Maus usw.).

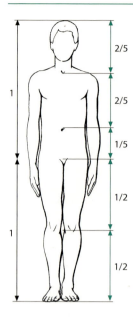

Abb. 4.1. Konstitution: Längen

Beim Bücken spielen die Längenabweichungen eine wesentliche Rolle, da die Gewichtsverteilung den Menschen oft zu einem bestimmten Bewegungsverhalten zwingt, das nicht immer schonenden Bückvarianten entspricht.

Unterlänge und Oberlänge

Die Körpergröße verlangt oft Anpassungen von Sitzgelegenheiten, Arbeitsflächen usw., da sonst der Körper selbst Anpassungen in Form schlechter Sitzhaltung vornimmt.

Norm
- Der Körper wird durch den Trochanterpunkt (TP) in Unterlänge (UL) und Oberlänge (OL) unterteilt. Der Trochanterpunkt ist der lateralste palpierbare Punkt am Trochantermassiv und entspricht etwa der Höhe der Symphyse. Das Verhältnis zueinander beträgt 1:1.
- Die *Oberlänge* entspricht der Gesamtlänge der Körperabschnitte Becken, Brustkorb und Kopf und ist in Fünftel unterteilt.
- Die *Unterlänge* entspricht der Länge des Körperabschnitts Beine und wird in Ober- und Unterschenkellänge unterteilt.

Der Therapeut muß beurteilen, ob sich aus der unterschiedlichen Verteilung innerhalb der Ober- oder Unterlänge eine + oder eine − Länge ergibt.

Abweichungen
- +/− Unterlänge
- +/− Oberlänge

Konsequenzen
- *Bei − Oberlänge/+ Unterlänge:*
  Eine − Oberlänge ist für die Wirbelsäule funktionell günstig, da bei Vorneigung der zu stabilisierende Lastarm kurz ist. Damit reduziert sich die Belastung des lumbosakralen Übergangs.
- *Bei + Oberlänge/− Unterlänge:*
  Eine + Oberlänge ist für die Wirbelsäule funktionell ungünstiger. Bei Vorneigung der Körperlängsachse in den Hüftgelenken muß ein langer Lastarm stabilisiert werden. Wenn er zu schwer ist, gibt die Wirbelsäule ihre Stabilisation auf und verkürzt den Lastarm durch die Flexion der Lendenwirbelsäule. Die Belastung des lumbosakralen Übergangs nimmt zu, z. B. in Form von Überlastung der Muskulatur oder der passiven Strukturen (s. Abschn. 4.6.6.2 und 4.6.6.3, „Schubbelastung", „Reaktive Hyperaktivität").

Oberschenkellänge und Unterschenkellänge

Norm
Der laterale Kniegelenkspalt halbiert die Unterlänge, d. h., Oberschenkel und Unterschenkel stehen im Verhältnis 1:1. Da der Fuß in die Gesamtbetrachtung mit einbezogen wird, ist die Unterschenkellänge etwas größer.

Abweichung
- +/− OS-Länge
- +/− US-Länge

Konsequenzen
- *Bei + OS-Länge:*
  Ein langer Oberschenkel ist für die Belastung des Kniegelenks beim Bücken ungünstig. Der lange Gelenkpartner erfordert vermehrte Aktivität des M. quadrizeps und bedeutet daher eine vermehrte Belastung (s. Abschn. 4.4, „Bückverhalten").

Körperabschnitte Becken, Brustkorb und Kopf

Die Gesamtlänge der Körperabschnitte (KA) Becken, Brustkorb und Kopf ist in Fünftel unterteilt und entspricht der Oberlänge.

Körperabschnitt Becken

Norm
Die Länge des Körperabschnitts Becken (von der Symphyse bis zum Bauchnabel) beträgt *1/5* der Oberlänge.

Abweichung
- +/– Körperabschnitt Becken

Konsequenzen
- *Bei + Körperabschnitt Becken:*
Bei einem übermäßig langen Becken steht der lumbosakrale Übergang weiter kranial. Eine schlechte Sitzhaltung bringt den lumbosakralen Übergang weiter nach hinten und belastet diesen Bereich vermehrt.

Körperabschnitt Brustkorb

Norm
Die Länge des Körperabschnitts Brustkorb (vom Bauchnabel bis zur Incisura jugularis) entspricht *2/5* der Oberlänge.

Abweichung
- +/– Körperabschnitt Brustkorb

Konsequenzen
- *Bei + Körperabschnitt Brustkorb:*
Bei einem + Körperabschnitt Brustkorb wirken sich die kranialen Gewichte der Körperabschnitte Kopf und Arme beim Vorneigen besonders belastend für die Lendenwirbelsäule aus.

Körperabschnitt Kopf

Norm
Die Länge des Körperabschnitts Kopf (von der Incisura jugularis bis zum Scheitelpunkt) entspricht *2/5* der Oberlänge.

Abweichung
- +/– Körperabschnitt Kopf

4.2 Konstitution

Konsequenzen
- *Bei + Körperabschnitt Kopf:*
Durch einen + Körperabschnitt Kopf wird beim Vorneigen der Schulter-Nacken-Bereich besonders belastet.

Armlänge

Norm
Wir betrachten die Armlänge in bezug zur Oberlänge. Sie entspricht dann der hypothetischen Norm, wenn das Handgelenk etwas unterhalb des Trochanterpunkts liegt.

Abweichung
- +/– Armlänge

Konsequenzen
- *Bei –– Armlänge:*
Bei einer – Armlänge gelingt es dem Patienten nicht, sich im aufrechten Sitz mit den Handflächen neben dem Körper zu stützen, um die Wirbelsäule zu entlasten.
- *Bei + Armlänge:*
Bei einer + Armlänge kann es beim Arbeiten mit den Händen weit weg vom Körper zu einer vermehrten Belastung des Schulter-Nacken-Bereichs kommen.

Notationsbeispiele und Interpretation

Beispiel
„+ OL (++ Körperabschnitt Brustkorb)"
Die Oberlänge ist größer als die Unterlänge. Innerhalb der Oberlänge beträgt die Länge des Körperabschnitts Brustkorb mehr als 2/5. Durch die Gewichte am Ende eines langen Hebels erhöht sich beim Bücken die Belastung des lumbosakralen Übergangs.

Beispiel
„+ UL (+ Oberschenkel), + Gewicht am Becken"
Die Oberschenkellänge überwiegt innerhalb der Unterlänge, und der Körperabschnitt Becken ist schwerer als normal. Beim Bücken wird demnach viel Gewicht nach hinten gebracht:
- durch den langen Oberschenkel und
- durch das + Gewicht, das sich an diesem langen Hebel befindet.

4.2.2
Breiten (Abb. 4.2)

Man beurteilt
- den Abstand der Trochanterpunkte,
- den frontotransversalen Brustkorbdurchmesser,
- den Hüft- und Schultergelenkabstand.

Trochanterpunktabstand und frontotransversaler Brustkorbdurchmesser

Norm
- Der Abstand rechter/linker Trochanterpunkt (TP) entspricht annähernd dem frontotransversalen Brustkorbdurchmesser.
- Der frontotransversale Brustkorbdurchmesser ist kleiner als der Schultergelenkabstand und ermöglicht dadurch dem Schultergürtel, auf dem Brustkorb zu liegen, und den Armen, frei neben dem Körper zu hängen.

Abweichung
- +/– TP-Abstand
- +/– frontotransversaler Brustkorbdurchmesser

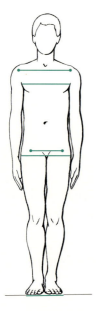

Abb. 4.2. Konstitution: Breiten

4.2 Konstitution

Konsequenzen

- *Bei + TP-Abstand:* (**Abb. 4.3**)
  - ❑ Ein großer Abstand der Trochanterpunkte deutet auf einen varischen Schenkelhalswinkel hin.
  - ❑ Die muskuläre Beanspruchung der Abduktoren des Hüftgelenks wird bei Einbeinbelastung durch die Verlängerung des Kraftarms günstiger – man braucht weniger Kraft, um das Becken im Einbeinstand zu halten.
  - ❑ Das Stützen mit den Armen neben dem Körper wird problematisch.
  - ❑ Die Arme können nicht frei neben dem Körper hängen, und es entsteht ein *funktionelles Abduktionssyndrom* (Klein-Vogelbach 1990). Dadurch haben folgende Muskeln eine permanente Hyperaktivität, reaktiv auf das Armgewicht: M. levator scapulae, M. trapezius, pars descendens, M. deltoideus, Mm. rhomboidei, M. supraspinatus (s. S. 132 und 134, „+ frontotransversaler Brustkorbdurchmesser" und „– Schultergelenkabstand").
- *Bei – TP-Abstand:*
  - ❑ Ein geringer TP-Abstand deutet auf einen valgischen Schenkelhalswinkel hin.
  - ❑ Die muskuläre Belastung der Abduktoren des Hüftgelenks nimmt zu – man braucht mehr Kraft, um im Einbeinstand das Becken zu halten (**Abb. 4.4**).

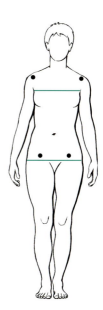

Abb. 4.3. Funktionelles Abduktionssyndrom bei + Trochanterpunktabstand

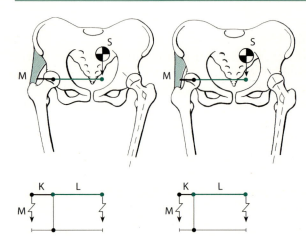

Abb. 4.4. Kraft- und Lastarm der Hüftabduktoren bei normalem CCD-Winkel und bei Coxa valga (aus: Dölken, 1998: Orthopädie. Lehrbuchreihe Physiotherapie, Bd. 7. Thieme, Stuttgart)

- *Bei + frontotransversalem Brustkorbdurchmesser:*
  Ein großer frontotransversaler Brustkorbdurchmesser verhindert ein freies Hängen der Arme neben dem Körper und kann zu einem *funktionellen Abduktionssyndrom* führen (Klein-Vogelbach 1990).
- *Bei – frontotransversalem Brustkorbdurchmesser:*
  Ein kleiner frontotransversaler Brustkorbdurchmesser kann sog. *Engpaßsyndrome* zur Folge haben (s. S. 133, „+ Schultergelenkabstand").

Hüftgelenkabstand

Norm
Der Hüftgelenkabstand entspricht der Länge des Körperabschnitts Beckens, d.h. 1/5 der Oberlänge sowie dem halben Schultergelenkabstand.

Abweichung
- +/– Hüftgelenkabstand

Konsequenz
- *Bei + Hüftgelenkabstand:*
  Ein + Hüftgelenkabstand verlangt mehr seitliche Gewichtsverschiebung beim Wechsel vom Zwei- in den Einbeinstand.

Schultergelenkabstand

Norm
Der Schultergelenkabstand entspricht der Länge des Körperabschnitts Brustkorbs, d. h. 2/5 der Oberlänge und dem doppelten Hüftgelenkabstand, und ist immer in bezug zum frontotransversalen Brustkorbdurchmesser zu sehen.

Abweichung
- +/– Schultergelenkabstand

Konsequenzen
- *Bei + Schultergelenkabstand:*
  - Die Auflagefläche des Schultergürtels auf dem Brustkorb verschlechtert sich. Dies ist sichtbar an den horizontaler stehenden Schlüsselbeinlängsachsen.
  - Die Muskulatur, die Schulterblatt und Brustkorb miteinander verbindet, benötigt mehr Kraft durch die ungenügende Führung.
  - Bei schnellen und differenzierten Bewegungen der Hände ist die dynamische Stabilisierung des Schultergürtels auf dem Brustkorb sehr schwierig.
  - Es kann zu neurovaskulären Kompressionssyndromen (z. B. Thoracic outlet syndrome) kommen. Je nach Ausmaß der Kompression kommt es zu sensiblen und motorischen Ausfällen durch Kompression des Plexus brachialis in der sog. hinteren Skalenuslücke, die sich zunächst im ulnaren Bereich bemerkbar machen. Dazu kommen Zirkulationsstörungen mit Pulsabschwächungen bei bestimmten Bewegungen sowie Zyanose oder Blaßwerden der Finger. Die Beschwerden verstärken sich besonders beim Tagen von Lasten (Rucksack oder Kleinkind auf den Schultern).

Prädisponierende Faktoren für *neurologische Kompressionssyndrome* sind z. B.:
- eine hängende Schulter (Todd 1911 in Machleder 1994; Swift u. Nichols 1984; Nichols 1986; Pratt 1986; Kreig 1993), z. B. durch Atrophie bzw. Haltungsschwäche oder Körperbau (Cailliet 1982);
- eine chronisch elevierte erste Rippe. Sie kann krankheitsbedingt bei Emphysempatienten oder Asthmatikern auftreten (Pratt 1986). Auch eine hochthorakale Lordose bzw. eine flache obere Brustwirbelsäule kann zu einer Elevation der oberen Rippen führen (Celegin 1982);

- Hypertrophie der Mm. scaleni durch eine schlechte Haltung bzw. ein diskogenes Halswirbelsäulensyndrom (Nichols 1986).
- Bei -- *Schultergelenkabstand*:
  - Ein – Abstand der Schultergelenke verhindert das freie Hängen der Arme, und es entsteht ein *funktionelles Abduktionssyndrom* (s. S. 131 und 132, „+ TP-Abstand" und „+ frontotransversaler Brustkorbdurchmesser").

Notationsbeispiel und Interpretation

Beispiel

„+ *Trochanterpunktabstand*
+ *frontotransversaler Brustkorbdurchmesser*
– – *Schultergelenkabstand*"
Durch alle 3 Abweichungen ist ein funktionelles Abduktionssyndrom entstanden. Die Schulter-Nacken-Muskulatur hat eine hohe Aktivität und das Stützen der Arme neben dem Körper ist erschwert.

4.2.3
Tiefen (Abb. 4.5)

Man beurteilt
- die Fußlänge,
- den sagittotransversalen Brustkorbdurchmesser und
- den sagittotransversalen Kopfdurchmesser.

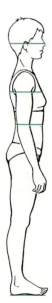

Abb. 4.5. Konstitution: Tiefen

4.2 Konstitution

Abb. 4.6. a Abstand des Tuber calcanei zum Malleolus medialis; **b** Abstand des Tuber calcanei zum Malleolus lateralis

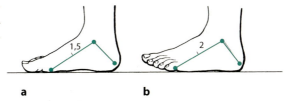

Fußlänge

Die Fußlänge sollte in der hypothetischen Norm so groß sein wie der sagittotransversale Brustkorbdurchmesser. Ein langer Fuß ermöglicht beim Gehen viel Weggewinn und im aufrechten Stand eine große Unterstützungsfläche. Innerhalb der Fußlänge können die im folgenden genannten Proportionen unterschieden werden.

Norm (**Abb. 4.6 a, b**)
- medial:
  - ❏ Abstand Tuber calcanei/Malleolus medialis zum
  - ❏ Abstand Malleolus medialis zum Großzehengrundgelenk.

  Das Verhältnis beträgt 1:1,5.
- lateral:
  - ❏ Abstand Tuber calcanei/Malleolus lateralis zum
  - ❏ Abstand Malleolus lateralis zum Kleinzehengrundgelenk.

  Das Verhältnis beträgt 1:2.

Das unterschiedliche Verhältnis erklärt sich aus der Tibiatorsion, durch die der Malleolus lateralis weiter dorsal steht.

Abweichung
- – Ferse

Konsequenzen
- *Bei – Ferse:*
  Wird das Verhältnis größer, weil die Ferse sehr klein ist, ergibt sich ein statisches Problem. Die kleine Ferse bringt Gewicht nach hinten und den Schwerpunkt nahe an den hinteren Rand der Unterstützungsfläche. Dies bedeutet eine ständige Gefährdung der Balance. Um die Standfestigkeit wieder herzustellen, d. h., den Schwerpunkt möglichst in der Mitte der Unterstützungsfläche zu halten, reagiert der Körper mit Gegengewichten nach vorn. Die Statik kann leicht durch eine Absatzerhöhung korrigiert werden (**Abb. 4.7a,b**). Um

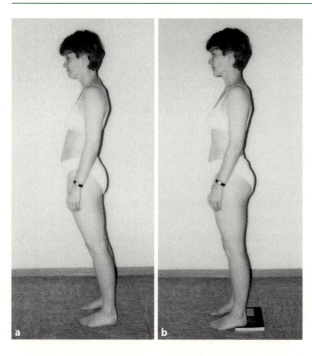

Abb. 4.7. a Gewichtsverlagerung bei kleiner Ferse; **b** Gleichgewichtsreaktionen bei Absatzerhöhung

beim normalen Gang einen reaktiven Schritt auszulösen, bedarf es einer ausgiebigen Gewichtsverlagerung nach vorn.

Ein bestehender Hohlfuß, Senk- oder Plattfuß verändert das Verhältnis ebenfalls. Um unterscheiden zu können, ob statische oder konstitutionelle Probleme bestehen, muß die Untersuchung auch unbelastet erfolgen.

Sagittotransversaler Brustkorbdurchmesser

Norm
Der sagittotransversale Brustkorbdurchmesser in Höhe Th7 entspricht der Fußlänge.

Abweichung
- +/- sagittotransversaler Brustkorbdurchmesser

Konsequenzen
- *Bei + sagittotransversalem Brustkorbdurchmesser:*
Ein + sagittotransversaler Brustkorbdurchmesser kann durch einen thorakalen Rundrücken oder durch einen in Inspirationsstellung fixierten Brustkorb verursacht werden.

- *Bei – sagittotransversalem Brustkorbdurchmesser:*
  Ein – sagittotransversaler Brustkorbdurchmesser könnte auf eine Trichterbrust oder auf einen thorakalen Flachrücken hinweisen. Für den Schultergürtel bedeutet dies eine schlechte, inkongruente Auflagefläche und für die Skapula ein schlechtes Gleitlager auf dem Brustkorb.

Notationsbeispiel und Interpretation

„++ *sagittotransversaler Durchmesser auf Nabelhöhe*
– *sagittotransversaler Brustkorbdurchmesser*"
Der Bauchumfang ist deutlich vermehrt, während der Brustkorbdurchmesser verringert ist. Der Körper muß auf dieses vermehrte ventrale Gewicht mit einem Gegengewicht reagieren. Entweder neigt er seinen Brustkorb nach hinten, verkürzt den Lastarm durch eine Verminderung der Lordose der Lendenwirbelsäule oder kombiniert beides.

Sagittotransversaler Kopfdurchmesser

Der sagittotransversale Kopfdurchmesser wird beurteilt, indem man eine horizontale Verbindungslinie von der Nasenspitze zum Hinterkopf zieht.

Norm
Der Gehörgang teilt den Kopf in Gesichtsschädel und Hinterkopf.

Abweichung
- + Gesichtsschädel/– Hinterkopf

Konsequenzen
- Ein + Gesichtsschädel bei – Hinterkopf ist eine häufige konstitutionelle Abweichung, die man im Zusammenhang mit Kopf- und Nackenschmerzen beobachten kann. Die vermehrten ventralen Gewichte verursachen eine reaktive Hyperaktivität der Nackenmuskulatur, die damit ihren eigentlichen Aufgaben (Regulation der Feineinstellung der Wirbelsäule; visuelle, olfaktorische und akustische Orientierung im Raum; s. Kap. 3.1) nicht mehr nachkommen kann.

> Die Ausgewogenheit der Gewichte über der Halswirbelsäule und den oberen Kopfgelenken spielt für die potentielle Beweglichkeit dieses Körperabschnitts eine entscheidende Rolle.

Notationsbeispiel und Interpretation

Beispiel

„+ Gesichtsschädel
– sagittotransversaler Brustkorbdurchmesser"
Der Brustkorbdurchmesser ist verringert, und die Gewichte über den Kopfgelenken sind zugunsten des Gesichtsschädels verteilt. Dieses vermehrte ventrale Kopfgewicht muß von der Schulter-Nacken-Muskulatur gehalten werden. Damit ist die potentielle Beweglichkeit des Kopfes nicht mehr gewährleistet. Der Schultergürtel hat zudem eine ungünstige Auflagefläche auf dem Brustkorb.

4.2.4 Körpergewicht und Proportionen

Man beurteilt das Körpergewicht und die Gewichtsproportionen innerhalb des Körpers.

Körpergewicht

Ein + *Körpergewicht* wirkt z. B. belastend auf die untere Extremität und hat Auswirkungen auf die Statik. Je nachdem, wo sich das zusätzliche Gewebe angelagert hat (meist an Bauch, Gesäß und an den Oberschenkeln) stört es das Gleichgewicht im Stand in bezug auf vorn und hinten.

Gewichtsproportionen innerhalb des Körpers

Unterschiedliche Proportionen der verschiedenen Körperabschnitte führen zur Veränderung der Gewichtsverteilung innerhalb des Körpers. Wenn z. B. die Konfektionsgröße oberhalb des Nabels etwa um 2 Nummern größer ist, ist dies für kaudale Körperabschnitte im Hinblick auf die Belastung ungünstig.

4.2 Konstitution

Aus dem Verhältnis der 3 Maße *Körpergröße, Gewicht* und *Proportionen* läßt sich beurteilen, ob der Patient über- oder untergewichtig ist. Bei Untergewicht muß man manchmal auf den schlechten Allgemeinzustand oder den schlechten Trainingszustand der Muskulatur hinweisen. Ein Übergewicht bedarf der Erklärung, ob es „angegessen" oder „antrainiert" ist. Das „angegessene" Gewicht ist meistens ventral, das „antrainierte" an Schultergürtel, Armen und Beinen lokalisiert.

Notationsbeispiel und Interpretation

Beispiel

„*Körpergröße 168 cm/80 kg/Körperabschnitt Beine leicht, + ventrale Gewichte auf Nabelhöhe*"
Der Patient ist übergewichtig, und das Übergewicht befindet sich an seinem Bauch.

ZUSAMMENFASSUNG

Die Konstitution eines Menschen hat Einfluß auf sein Bewegungsverhalten. Sie kann nicht verändert werden. Die Ursachen von Schmerzen lassen sich durch konstitutionelle Abweichungen nicht erklären. Erst im Zusammenhang mit einer schlechten Statik und Beweglichkeitsdefiziten machen sie sich bemerkbar, d.h., sie „fallen ins Gewicht". Außerdem führen Abweichungen der Konstitution zu Problemen mit der Umwelt, die auf Normgrößen „konfektioniert" ist.

Die Konstitution eines Patienten erfordert eine individuelle Anpassung therapeutischer Übungen an die gegebenen Längen, Breiten und Tiefen. Der Therapeut muß erkennen, warum eine Übung für den einen Menschen einfach und für einen anderen schwierig auszuführen ist.

Beispiel

Tief in die Hocke zu gehen (ohne Abheben der Fersen) (**Abb. 4.8a,b**) gelingt bei folgender Konstitution spielend:
- ++ OL (+ Körperabschnitt Brustkorb), – Oberschenkellänge.

Bei folgender Konstitution gelingt die tiefe Hocke überhaupt nicht:
- ++ UL (+ Oberschenkellänge), ++ Gewicht am Becken, kleine Ferse.

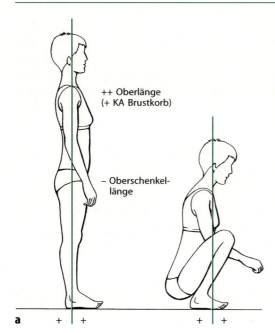
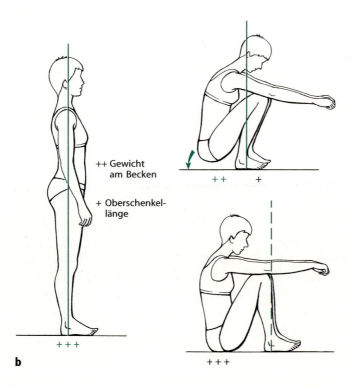

Abb. 4.8 a, b. Bewegungsablauf in die tiefe Hocke, ohne die Fersen abzuheben **a** bei ++ Oberlänge (+ Körperabschnitt Brustkorb) und – Oberschenkellänge und **b** bei ++ Unterlänge (+ Oberschenkellänge), ++ Gewicht am Becken und kleiner Ferse

4.3 Beweglichkeit

❏ **Definition.** Bei der Untersuchung der *Beweglichkeit* wird das Ausmaß der Bewegungstoleranzen in den Gelenken beurteilt und notiert. Abweichungen haben einen Einfluß auf die Statik des Patienten und sein Bewegungsverhalten.

Das freie Gelenkspiel ist Voraussetzung für alle angulären Bewegungen. Die Untersuchung der intra- und extraartikulären Bewegung wird in der Manuellen Therapie gelehrt.

Um die Beweglichkeit der Extremitätengelenke zu beurteilen, wird die Neutral-Null-Methode (Debrunner 1971) angewendet (s. Kap. 1). Die Maße werden in Winkelgraden angegeben.

4.3.1 Prinzipien

Die Untersuchung erfolgt nach bestimmten Prinzipien:
- Orientierung am Körper des Patienten,
- Abnahme des Gewichts,
- Beachten passiver Insuffizienzen der zweigelenkigen Muskulatur,
- Ausschalten bremsender Muskelaktivitäten,
- Vorstellen der geplanten Bewegung,
- Beachten weiterlaufender Bewegungen.

Orientierung am Körper des Patienten

Der Therapeut orientiert sich beim Messen der Gelenkbeweglichkeit an *Bezugspunkten am Körper des Patienten*.

Beispiel

Die Beweglichkeit des Glenohumeralgelenks in Flexion und Extension wird am Winkel zwischen der Margo lateralis der Skapula und dem Humerusschaft gemessen. (Die Orientierung an der Bank oder einer horizontalen Linie gibt nur Aufschluß über das Bewegungsverhalten mehrerer Körperabschnitte, da sich sowohl die Skapula als auch die Wirbelsäule weiterlaufend bewegen.)

Das Gewicht abnehmen

Muskelschwächen (aktive Insuffizienzen) können eine verminderte Beweglichkeit vortäuschen. Durch Abnahme des Gewichts und durch Unterstützen der Bewegung wird dies vermieden.

Passive Insuffizienzen beachten

Die passiven Insuffizienzen mehrgelenkiger Muskeln haben keinen Einfluß auf die Ergebnisse der Beweglichkeitsuntersuchung, wenn die Muskeln nur über einem Drehpunkt verlängert werden.

Beispiel: Bei der Untersuchung der Dorsalextension im oberen Sprunggelenk muß das Kniegelenk flektiert werden, um die physiologische passive Insuffizienz des M. gastrocnemius zu vermeiden.

Bremsende Muskelaktivitäten ausschalten

Um bremsende Muskelaktivitäten auszuschalten und um den Patienten aktiv an der Untersuchung und Behandlung zu beteiligen, wird er über die geplante Bewegung informiert und deren Richtung instruiert. Fixationen zur Messung der Beweglichkeit sind in der Regel überflüssig.

Sich die geplante Bewegung vorstellen

Durch das Vorstellen der geplanten Bewegung kommt es zur Erregung der motorischen Rindenfelder („motor neuropools") und damit zu erhöhter Bereitschaft zur Anspannung der angesprochenen Muskeln, was einer Bahnung gleichkommt. Durch das Ansprechen *wahrnehmbarer Inhalte,* wie z. B. Abstandsveränderungen, wird gleichzeitig das Bewegungsempfinden geschult.

Weiterlaufende Bewegungen beachten

Wenn die Bewegung im Drehpunkt der Primärbewegung endgradig war (oder es noch wird), dürfen *weiterlaufende Bewegungen* in derselben Richtung zugelassen werden. Damit werden bremsende Muskelak-

Abb. 4.9. Untersuchung der Abduktion im rechten Hüftgelenk. Die weiterlaufende Bewegung des Beckens (lateralflexorisch in der Lendenwirbelsäule und abduktorisch im linken Hüftgelenk) werden zugelassen

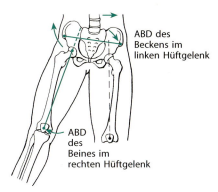

tivitäten ausgeschaltet. Da sich der Therapeut am Winkel der Gelenkpartner orientiert, bleiben die Ergebnisse unverfälscht (s. Abschn. 4.3.1, „Orientierung am Körper des Patienten").

Beispiel

Untersuchung der Abduktion im Hüftgelenk
Normwert: Abduktion: 30–50° (Debrunner 1971).
Da die konstitutionellen Varianten des Abstandes der Spinae sehr groß sind, wird als Orientierung die Verbindungslinie der Mitte der Hüftgelenke in bezug zur funktionellen Oberschenkellängsachse gebracht. In der Nullstellung bilden diese einen Winkel von 90°.
Vorgehensweise (**Abb. 4.9**):
Ausgangsstellung Rückenlage. Der Therapeut übernimmt das Beingewicht und bewegt es abduktorisch im Hüftgelenk. Als weiterlaufende Bewegung wird das Becken von der Bewegung erfaßt. Es bewirkt in der Lendenwirbelsäule eine Lateralflexion (konkav zur Seite des bewegten Beins) und im anderen Hüftgelenk eine Abduktion. Wenn der Patient über die Bewegungen informiert wird und er gleichzeitig seine Spinae palpiert, werden die bremsenden Aktivitäten der Adduktoren vermindert.

Von proximal bewegen

Patienten mit Bewegungseinschränkungen an den Extremitäten haben im Verlauf ihrer Krankheit oder Funktionsstörung gelernt, daß Bewegungen vom distalen Gelenkpartner Schmerzen verursachen. Sie werden nicht zulassen, daß bei einer Untersuchung der distale Gelenkpartner bewegt wird. Bewegungen mit dem proximalen Gelenkpartner sind dagegen möglicherweise schmerzfrei.

Beispiel

Die Bewegung eines Beines ist – je nach Ausmaß – funktionell vom anderen Hüftgelenk und der Lendenwirbelsäule abhängig. Wenn man z. B. im Stand ein Bein anhebt (um eine hohe Stufe zu besteigen oder sich Schuhe und Strümpfe anzuziehen), kommt es zur Extension des Beckens im Standbeinhüftgelenk.

Untersuchung der Hüftgelenksbeweglichkeit in Extension
Normwert: EXT: 10–15° (Debrunner 1971).

Bei einer Bewegung vom rechten Bein in der Sagittalebene des Hüftgelenks kommt es weiterlaufend zum Ausgleich der Lendenlordose und damit zur Extension im linken Hüftgelenk (Thomas-Handgriff). Gleichzeitig geschieht jedoch auch eine rechtskonkave lateralflexorische Verformung der Wirbelsäule und damit weiterlaufend eine Abduktion des Beckens im linken Hüftgelenk. Häufig beobachtet man eine positive Rotation des Beckens (AR im linken Hüftgelenk) als Gleichgewichtsreaktion.

Zur Überprüfung der Extension müssen die unerwünschten weiterlaufenden Bewegungen (Lateralflexion, Abduktion) begrenzt werden.

Vorgehensweise (**Abb. 4.10**):

Ausgangsstellung Rückenlage. Der Therapeut übernimmt das Beingewicht und *bewegt den Oberschenkel flexorisch* im Hüftgelenk. Nimmt er das Beingewicht nicht vollständig ab, hängt es sich an Becken und Brustkorb und bewirkt eine Rotation in der Wirbelsäule und im anderen Hüftgelenk. Durch eine *Adduktion* mit dem bewegten Oberschenkel kann die Verbindungslinie der Spinae horizontal bleiben.

Um bremsende Muskelaktivitäten auszuschalten (s. Abschn. 4.3.1) und um den Patienten aktiv an der Untersuchung und Behandlung zu beteiligen, wird er über die geplante Bewegung und deren Richtung informiert (s. Abschn. 4.3.1). Durch das Ansprechen wahrnehmbarer Inhalte, wie z.B. Abstands- oder Druckveränderungen, wird gleichzeitig verstärkt das Bewegungsempfinden geschult.

Sowie die weiterlaufende Bewegung (WB) einsetzt, dürfen sich die Spinae ausschließlich nach dorsal/kranial, also extensorisch im liegenden Hüftgelenk bewegen. Damit dies gelingt, muß der Therapeut die weiterlaufende Bewegung (Lateralflexion und Abduktion im anderen Hüftgelenk) durch *Außenrotation* des Oberschenkels begrenzen.

Wenn die Lendenwirbelsäule die Unterlage berührt und das Bein trotz der Extension des Beckens im Hüftgelenk liegen bleibt, ist die Extension des Hüftgelenks optimal. Wenn das Hüftgelenk keine extensorischen Bewegungstoleranzen hat, kann der Oberschenkel (weiterlaufend auf die Bewegungen des Beckens) nicht auf der Unterlage liegen bleiben.

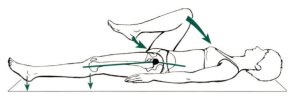

Abb. 4.10. Untersuchung der Extension im linken Hüftgelenk. Die unerwünschten weiterlaufenden Bewegungen werden durch Gegenbewegung des rechten Beins begrenzt

4.3.2
Qualität der Bewegung

Wenn die Qualität der Bewegung pathologisch verändert ist, zeigt sich das darin, daß
- sich die Symptome während der Bewegung oder in einem bestimmten Bewegungsbereich auslösen oder verstärken lassen,
- sich die Bewegung nur gegen den Widerstand der Gewebe durchführen läßt,
- der Patient Schutzspannungen aufbaut oder
- Gelenkgeräusche hörbar sind.

Zusätzliche Komponenten

Zur genaueren Differenzierung werden die Bewegungen
- passiv durch den Therapeuten,
- aktiv gegen Widerstand,
- unter Traktion und
- unter Kompression

durchgeführt und die Veränderungen der Symptome notiert.

4.3.3
Beobachtungskriterien für das Bewegungsverhalten der einzelnen Körperabschnitte

In diesem Abschnitt werden die Funktionen, die die einzelnen Körperabschnitte im normalen Bewegungsverhalten haben (s. Kap. 3), erläutert.

Wirbelsäule

Checkliste

❏ Lassen sich die Körperabschnitte Becken, Brustkorb und Kopf in die virtuelle Körperlängsachse (s. Kap. 3) einordnen?
❏ Können sie eingeordnet gehalten werden?
❏ In welchen Bewegungsniveaus liegt ein Hindernis oder eine mangelnde Stabilisierungsfähigkeit (Hypo-/Hypermobilität)?

Vorgehen

Zuerst werden *Flexion* und *Extension* überprüft, dann folgt die *Lateralflexion* und zum Schluß die *Rotationen* jeweils *im Seitenvergleich*.

Auch hier werden die Gewichte nach Möglichkeit vom Therapeuten übernommen. Daher bieten sich Ausgangsstellungen an, in denen die Muskulatur hubfrei bzw. hubarm arbeiten kann (s. Kap. 1).

Notation des Bewegungsverhaltens der Wirbelsäule

Um das Aufzeichnen und Lesen der Untersuchungsergebnisse zu erleichtern, werden zur Beschreibung der *Haltung* die Zeichen +/– und für die Notation des *Bewegungsverhaltens* die Zeichen *X/∞* verwendet. Das *Ausmaß der Hypo-* bzw. *Hypermobilität* wird durch die Anzahl der Zeichen +/– (max. 3) gekennzeichnet. Der Therapeut muß die genaue Lokalisation angeben (z.B. obere/mittlere/untere HWS oder C_2–C_4). Zusätzlich werden *Ausweichmechanismen* und *Schmerzen* notiert.
- –, ––, –––: Hypomobil (etwas, deutlich, übermäßig eingeschränkt)
- +, ++, +++: Hypermobil (etwas, deutlich, übermäßig beweglich)

Untersuchung

In der jeweiligen Endstellung kann sich der Therapeut an den Dornfortsätzen orientieren und die Lokalisation von Bewegungseinschränkungen und Hypermobilitäten beobachten und/oder palpieren (**Abb. 4.11**).

Abb. 4.11. Bewegungstoleranzen in der Wirbelsäule (aus Hochschild, 1998)

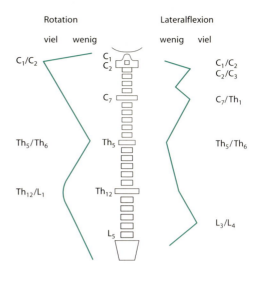

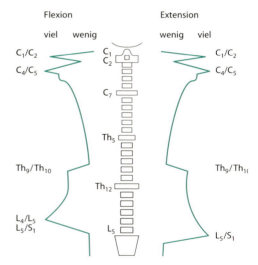

Flexion (Abb. 4.12)
Ausgangsstellung Seitlage. Die Körperabschnitte sind in die Körperlängsachse eingeordnet und so unterlagert, daß keine fallverhindernden Muskelaktivitäten auftreten (Konstitution beachten).

Durch eine Annäherung der Distanzpunkte Symphyse/Bauchnabel/ Processus ensiformis/Incisura jugularis und Kinnspitze kommt es in unterschiedlichen Niveaus der Wirbelsäule zu einer Flexion.

Als weitere *Ausgangsstellung* eignet sich der *aufrechte Sitz*.

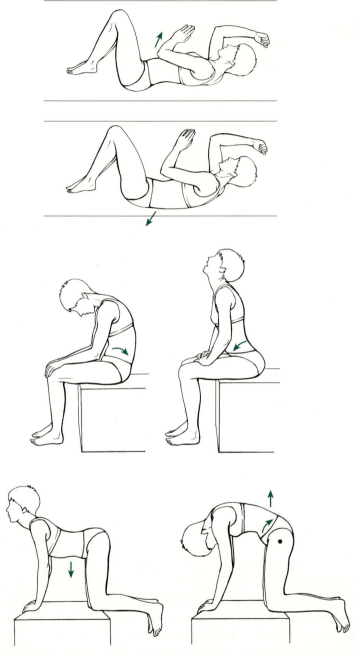

Abb. 4.12. Untersuchung des Bewegungsverhaltens der Wirbelsäule in Flexion und Extension

Ist der Patient nicht in der Lage, die Bremsaktivitäten der Extensoren auszuschalten, nimmt der Therapeut das Gewicht durch einen seitlichen Klemmgriff am Brustkorb ab oder wählt als *Ausgangsstellung* den *Vierfüßlerstand*. Die Aktivität liegt nun vor allem bei der Bauchmuskulatur (Brückenaktivität) und den Extensoren des Hüftgelenks.

Extension (s. Abb. 4.12)
Ausgangsstellung Seitlage. Die Körperabschnitte sind in die Körperlängsachse eingeordnet und so unterlagert, daß keine fallverhindernden Muskelaktivitäten auftreten (Konstitution beachten).

Die Entfernung der Distanzpunkte Symphyse/Bauchnabel/Processus ensiformis/Incisura jugularis und Kinnspitze bzw. die Annäherung der Dornfortsätze verursacht in unterschiedlichen Niveaus der Wirbelsäule eine Extension. Die Instruktion der Distanzpunkte auf Kreisbahnen trifft vor allem den lumbo- und zervikothorakalen Übergang. Um die Extension in der mittleren Brustwirbelsäule zu betonen, muß sich der Distanzpunkt am Sternum geradlinig nur nach vorn bewegen.

Als weitere *Ausgangsstellung* bietet sich der *aufrechte Sitz* an. Der Patient bewegt das Becken flexorisch in den Hüftgelenken nach vorn und stützt die Hände auf den Oberschenkeln ab (Finger zeigen nach innen). Brustkorb und Kopf sollen gleichzeitig zur Decke zeigen (der Mund ist geöffnet).

In der *Ausgangsstellung Vierfüßlerstand* kann der Therapeut zur Prüfung bestimmter Bewegungssegmente der Wirbelsäule die entsprechenden Gewichte heben und heruntersinken lassen.

Lateralflexion (Abb. 4.13)
Die Bewegung wird nach der Konkavität beschrieben. Der Therapeut palpiert an den Dornfortsätzen die Krümmung und notiert evtl. Unterschiede im Seitenvergleich.

Ausgangsstellung Vierfüßlerstand. Die Distanzpunkte Ferse, Akromion und Scheitelpunkt bewegen sich zu einer Seite und nähern sich an. Dadurch kommt es weiterlaufend zu einer Lateralflexion in der Wirbelsäule. Von kranial bewegt sich der Distanzpunkt Ohr zum Akromion und das Akromion zum Beckenkamm. Wenn sich der untere Brustkorbrand im Sinne einer Drehpunktverschiebung zur Gegenseite bewegt, kann der Druck unter den Extremitäten gleich bleiben, und die Brustwirbelsäule verformt sich lateralflexorisch.

In der *Ausgangsstellung Sitz* übernimmt der Therapeut das Brustkorbgewicht und zieht es zu einer Seite. Dabei unterstützt er das Abheben des Beckens und damit die Lateralflexion.

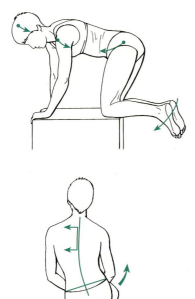

Abb. 4.13. Untersuchung des Bewegungsverhaltens der Wirbelsäule in Lateralflexion

Rotation (Abb. 4.14)
Die Rotationsniveaus der Wirbelsäule liegen in der unteren Brustwirbelsäule, in der Halswirbelsäule und in den unteren Kopfgelenken. Spricht man von *Rotation nach rechts*, so ist damit die Drehrichtung des bewegten Gelenkpartners im Uhrzeigersinn gemeint. Bei *Rotation nach links* ist es umgekehrt.

Ausgangsstellung Sitz. Die Körperabschnitte Becken, Brustkorb und Kopf bleiben immer in die Körperlängsachse eingeordnet. Der Druck unter dem Gesäß bleibt gleich. Die Hände liegen auf dem Brustbein, den gegenüberliegenden Schultern oder unter den Achseln. Der Therapeut beobachtet die Bewegung des frontotransversalen Thoraxdurchmessers in bezug auf die stehende Verbindungslinie der Spinae. Rotationen können auch vom kaudalen Zeiger her geprüft werden.

Sehr häufig kommt es zu *Ausweichmechanismen*:
- Der Brustkorb translatiert zur Gegenseite, dabei nimmt jedoch der Druck des Tuber ischii auf die Sitzfläche zu.
- Die Adduktion der Skapula auf der einen Seite wird mit der Abduktion der Skapula auf der anderen Seite kombiniert.
- Der Brustkorb bewegt sich lateralflexorisch zur gleichen Seite.

4.3 Beweglichkeit

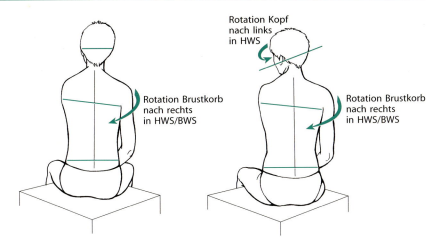

Abb. 4.14. Untersuchung des Bewewgungsverhaltens der Wirbelsäule in Rotation

Da die Rotation in der unteren Brustwirbelsäule von einer guten Haltung abhängig ist, kann der Therapeut durch einen axialen Druck in die Körperlängsachse die Aufrichtung stimulieren oder die Bewegung manipulieren, indem er das Brustkorbgewicht während der Bewegung übernimmt.

Die Rotation in den unteren Kopfgelenken wird in Flexion der Halswirbelsäule überprüft. Dadurch sind die kaudalen Wirbel für weiterlaufende Bewegungen verriegelt.

Translationen

Translationen geschehen zwischen den Körperabschnitten Becken, Brustkorb und Kopf. Ventral- und Dorsaltranslation sind das Ergebnis der Kombination von flexorischen und extensorischen Bewegungen, und Rechts-links-Translationen sind das Ergebnis der Kombination von gegensinnigen Lateralflexionen. Die frontotransversalen und sagittotransversalen Durchmesser bleiben immer parallel zueinander stehen.

Sie werden als *Ausweichmechanismen* betrachtet, wenn sie an Stelle einer anderen Bewegung auftreten oder sie sich ungewollt mit diesen Bewegungen vermischen.

Um die Körperabschnitte Becken, Brustkorb und Kopf in parallelen Ebenen gegeneinander nach rechts und links verschieben zu können, werden in den dazwischenliegenden Segmenten der Wirbelsäule die Lateralflexionen benötigt. Die Translationen nach ventral und dorsal werden durch Flexions- und Extensionsbewegungen der dazwischenliegenden Wirbelsäulenabschnitte ermöglicht.

Notationsbeispiele und Interpretation

- „FLEX LWS und HWS X/EXT BWS Th7/8 –":
  Die gesamte Lenden- und Halswirbelsäule sind flexorisch etwas eingeschränkt, während das Segment Th7/8 extensorisch hypermobil ist.
- „FLEX LWS (untere X)/EXT L2–Th10 +":
  Die untere Lendenwirbelsäule ist flexorisch etwas eingeschränkt. Extensorisch sind die Segmente L2–Th10 etwas eingeschränkt.
- „LAT-FLEX LWS rechtskonkav +, HWS rechts konkav +, BWS linkskonkav Th9–Th7 ++: Ausweichmechanismus Translation":
  In der Lenden- und Halswirbelsäule ist die Lateralflexion nach rechts etwas eingeschränkt. In den Bereichen Th9–Th7 ist die Lateralflexion nach links deutlich eingeschränkt, und es zeigt sich als Ausweichmechanismus eine Translation des Brustkorbs nach rechts.
- „ROT lumbothorakal, Brustkorb nach rechts +; Brustkorb nach links: Ausweichmechanismus: Translation":
  Die Rotation des Brustkorbs nach rechts in der unteren Brustwirbelsäule ist etwas eingeschränkt, und bei Rotation nach links findet eine Translation des Brustkorbs nach rechts statt.
- „ROT lumbothorakal, Brustkorb nach rechts ++: Ausweichmechanismus Schulterblattadduktion; Brustkorb nach links: Rotationsniveau nach kranial verschoben":
  Bei der Drehung des Brustkorbs nach rechts ist die Rotation deutlich eingeschränkt, und das rechte Schulterblatt wird in Adduktion bewegt. Bei der Drehung des Brustkorbs nach links findet die Rotation in der mittleren Brustwirbelsäule statt.

Körperabschnitt Beine

Checkliste

❑ Erreichen die Hüft-, Knie- und oberen Sprunggelenke die Nullstellung?
❑ Ermöglichen die Bewegungstoleranzen ein ökonomisches Sitzen?
❑ Ermöglichen die Bewegungstoleranzen ein ökonomisches Bücken?
❑ Ist die Beweglichkeit für das Anziehen von Schuhen und Strümpfen ausreichend?
❑ Können die Ober- und Unterschenkellängsachse im Stand übereinander eingestellt werden?
❑ Sind die Fußgelenke so beweglich, daß die Längswölbung der Füße hergestellt und die Längswölbung bei Belastung gehalten werden kann?
❑ Lassen sich die Beuge-Streck-Achsen von Großzehengrundgelenken, Kniegelenken und Hüftgelenken parallel einstellen, damit ein Abrollen über die funktionelle Fußlängsachse möglich ist?
❑ Genügen die Bewegungstoleranzen dieser Gelenke für den Überholvorgang des Spielbeins beim Gehen?

Körperabschnitt Arme

Checkliste

❑ Ist die Nullstellung in allen Gelenken vorhanden?
❑ Kann mit den Händen zum Kopf, zum Mund, hinter den Rücken usw. gegriffen werden?

> Nur mit den erwähnten Bewegungstoleranzen sind eine aufrechte Haltung und ein ökonomischer Einsatz der fallverhindernden Muskulatur gegeben.

4.4
Bewegungsverhalten beim Bücken

Der Mensch arbeitet in gebückter Haltung oder bückt sich, weil er etwas nach unten oder von unten nach oben bringen will.

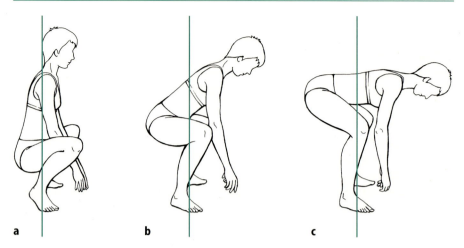

Abb. 4.15 a–c. Bücktypen: **a** vertikal, **b** neutral und **c** horizontal

Bei einem physiologischen Bückverhalten müssen die Körperabschnitte Becken, Brustkorb und Kopf in die Körperlängsachse eingeordnet bleiben. Je mehr sich die Körperlängsachse bis zur Horizontalen nach vorn neigt, um so größer muß die muskuläre extensorische lumbosakrale muskuläre Verankerung sein. Um die räumliche Höhe zu überwinden, müssen in den Gelenken der Beine Gewichte nach vorn und hinten gebracht werden. Das geschieht, je nach Konstitution, auf sehr unterschiedliche Weise.

Generell kann zwischen dem *horizontalen* und dem *vertikalen* Bücktyp unterschieden werden **(Abb. 4.15)**. Da die Neigung der Körperlängsachse nicht immer eindeutig horizontal oder vertikal ist, entsteht ein sog. „Mischtyp". Dieser *„neutrale"* Bücktyp ist die Körperlängsachse zwischen 30° und 60° geneigt. Mit der Neigung der Körperlängsachse wächst die lumbosakrale Belastung, während diejenige der Kniegelenke abnimmt und umgekehrt.

4.4.1
Vertikaler Bücktyp

Beim vertikalen Bücktyp neigt sich die Körperlängsachse bis ca. 30° nach vorn. Für diesen Bücktyp ist eine konstitutionelle ++ Oberlänge und die Verteilung der Hauptgewichte auf Brustkorb und Schultergürtel charakteristisch (Abb. 4.15 a). Ein Mensch mit dieser Konstitution bringt schon bei leichter Neigung der Körperlängsachse viel Gewicht nach vorn. Wenn sich die nach vorn ziehenden Gewichte und das des Beckens, das als Gegengewicht benötigt wird, die Waage halten, ist keine weitere Neigung der Körperlängsachse möglich, ohne daß dabei die Lendenwirbelsäule destabilisiert wird, um den Lastarm zu verkürzen.

Ein Mensch mit diesen Hebelverhältnissen hat also nur die Möglichkeit, wenig horizontale Gewichtsverschiebungen zuzulassen.
- Die Ferse wird extensorisch im *Großzehengrundgelenk* abgehoben. Dadurch wird Gewicht nach vorn/oben gebracht. Die Unterstützungsfläche hat sich nach vorn verlagert und verkleinert.
- Das *obere Sprunggelenk* hat seine Lage im Raum verändert, steht weiter vorn und hat das Unterschenkelgewicht mit dem Knie nach vorn transportiert.
- Im *Kniegelenk* wird das Oberschenkel- und Beckengewicht flexorisch nach hinten gebracht.
- Das *Hüftgelenk* steht annähernd über den Fersen. Die Körperlängsachse wird sich genau so weit nach vorn neigen, wie es nötig ist, um den Schwerpunkt über der Unterstützungsfläche und damit das Gleichgewicht zu halten.

Die Voraussetzungen für problemloses Bücken sind:
- ein sicheres Gleichgewicht trotz kleiner Unterstützungsfläche,
- eine gute Beweglichkeit der Knie-, Hüft- und Großzehengrundgelenke und
- ein kräftiger Quadrizeps.

4.4.2
Horizontaler Bücktyp

Beim horizontalen Bücktyp neigt sich die Körperlängsachse zwischen 60° und 90° nach vorn. Ein Mensch mit ++ Unterlänge, + Oberschenkellänge und/oder viel Gewicht an Becken und Bauch bückt sich auf diese Art und Weise (Abb. 4.15c). Die langen Oberschenkel bringen das Becken weit nach hinten. Aus diesem Grund muß sich die Körperlängsachse als Gegengewicht nach vorn neigen. Je größer dieses Gewicht ist, desto mehr nähert sich die Neigung der Horizontalen.
- Es geschieht eine Dorsalextension des Unterschenkels im *oberen Sprunggelenk*. Dort wird das Unterschenkelgewicht nach vorn gebracht. Die Unterstützungsfläche verändert sich nicht.
- In den *Kniegelenken* wird das Oberschenkel- und Beckengewicht nach hinten gebracht.

- Durch die Neigung der Körperlängsachse in den *Hüftgelenken* wird Gewicht nach vorn gebracht.

Die Voraussetzungen für ein horizontales Bücken sind:
- eine gute muskuläre lumbosakrale Verankerung,
- optimal gedehnte Ischiokruralmuskulatur,
- gedehnte Glutealmuskulatur und
- eine freie Dorsalextension, d.h. eine ebenfalls gute Dehnfähigkeit des M. soleus.

Es ist nicht möglich, den Bücktyp zu verändern, wenn er durch die Konstitution bestimmt wird.

Notationsbeispiele und Interpretation

- „+ *Unterlänge* (++ *Oberschenkellänge*)"
  Im Drehpunkt Kniegelenk wird das Gewicht des Oberschenkels durch den langen Hebel nach hinten gebracht. Die Körperlängsachse wird sich als Gegengewicht nach vorn neigen. Das horizontale Bücken bedeutet für den lumbosakralen Übergang eine große Belastung und könnte für Beschwerden im Bereich der Lendenwirbelsäule verantwortlich gemacht werden.
- „++ *Oberlänge* (– *Oberschenkellänge*)"
  Die Gewichte des Oberschenkels und des Beckens müssen im Drehpunkt Kniegelenk gehalten werden. Je länger und schwerer dieser Hebel ist, um so größer ist jedoch die Belastung für das Kniegelenk. Im Gelenk entstehen möglicherweise Schubbelastungen, und retropatellar entstehen Andruckschmerzen.

4.4.3
Didaktische Möglichkeiten, jemanden zum jeweils richtigen Bücken anzuleiten

Da seine individuelle Konstitution den Menschen zu einer bestimmten Art des Bückens zwingt, sollte der Therapeut durch das Verständnis dieser Zusammenhänge beurteilen können, ob sich dieser Mensch mit seinen individuellen Voraussetzungen bücken kann, ohne dabei Schaden zu nehmen. Wenn dies nicht möglich ist, muß er dem Patienten *Entlastungsstellungen* empfehlen.

Der Patient wird dabei angeleitet
- die *stabilisierte Körperlängsachse nach vorne zu neigen,* damit die extensorische lumbosakrale Verankerung automatisch geschieht. Dies kann z. B. mit dem *Klötzchen-Spiel* (s. Kap. 6) oder im Stand mit einer *Abstützvorrichtung an den Knien* geübt werden. Dieser Fixpunkt bewirkt, daß sich die Körperlängsachse reaktiv nach vorn neigt, wenn die Hüftgelenke nach hinten bewegt werden.
- eine Bewegung zu machen, die weiterlaufend eine Extension der Lendenwirbelsäule zur Folge hat, damit der lumbosakrale Übergang stabilisiert bleibt (z. B. „Kreuzbein nach hinten/*oben* bewegen");
- *die Orientierung am eigenen Körper zu verbessern,* damit das für ihn richtige Bücken nachvollziehbar ist und er durch geeignete und wahrnehmbare Informationen weiß, was er üben soll. Deshalb muß der Therapeut in der Endstellung des Bückens den *Punkt am Körper des Patienten* bestimmen, *der sich nur nach unten bewegt* hat und damit genau über der Mitte der Unterstützungsfläche steht (annähernd die Lage des Körperschwerpunkts). Beim horizontalen Bücktyp liegt er kaudaler als beim vertikalen Bücktyp (s. Abb. 4.15).

4.4.4
Entlastungsstellungen beim Bücken (Abb. 4.16)

Wenn die extensorische lumbosakrale Verankerung beim Bücken Schmerzen verursacht oder nicht möglich ist, muß der Patient entsprechende Entlastungsstellungen erlernen.
- Bei nach vorn geneigter Körperlängsachse können sich die Knie oder Oberschenkel z. B. an einer Behandlungsbank oder einem Schreibtisch abstützen.
- Wenn beim Arbeiten in gebückter Stellung der Brustkorb auf einem Oberschenkel abgelegt werden kann, ist die lumbale Entlastung perfekt. Dazu müssen allerdings die Hüftgelenke gut beweglich sein.
- Das Abstützen einer Hand oder des Unterarms auf dem Oberschenkel bringt eine wesentliche Entlastung.

Andere Beinstellungen, wie z. B. die *Fechterstellung,* haben den Vorteil, daß man beim Bücken eine Gewichtsverlagerung nach vorn oder hinten vornehmen kann. Aus dieser Stellung heraus kann (wenn nötig) das hintere Bein zum Spielbein werden. *Jedes Gewicht, das dorsal angehängt wird, veranlaßt die muskuläre lumbosakrale Verankerung.* Allerdings wird die Standfestigkeit durch die kleinere Unterstützungsfläche verschlechtert.

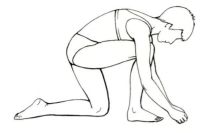

Abb. 4.16. Angepaßtes Bückverhalten und Entlastungsstellungen beim Bücken

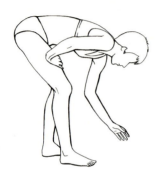

4.5
Bewegungsverhalten beim Sitzen

Sitzen ist ein dynamischer Prozeß und abhängig von der Tätigkeit, die dabei geplant oder ausgeführt wird (s. Abschn. 4.5.3). Die Beurteilung des Sitzverhaltens eines Patienten muß seinen Alltag berücksichtigen.

4.5.1
Beurteilungskriterien für ökonomisches Sitzen

Sitzen ist zur am häufigsten eingenommenen Körperhaltung des täglichen Lebens geworden. Im Gegensatz zum Stehen geht beim *spontanen Sitzen* in Folge einer Extension des Beckens in den Hüftgelenken die S-Form der Wirbelsäule verloren (Schoberth 1976; Andersson et al. 1979; Brunswic 1984; Krämer 1993). Dieser Impuls kann als natürliche Folge der Muskellängen- und Zugrichtungsänderung der Hüftmuskulatur im Sitz verstanden werden (Kapandji 1985).

4.5 Bewegungsverhalten beim Sitzen

Die sog. *entspannte Haltung* mit dem resultierenden Rundrücken führt häufig zu Problemen wie Überdehnung und Reizungen der Gelenkkapseln (Schoberth 1976) und der supra- und intraspinalen Bänder und Sehnenansätze der Rückenmuskulatur (Berquet 1991), die sekundär Muskelverhärtungen, lokale Verspannungen und Schmerzen bewirken können.

Die *idealisierte Sitzposition*, bei der die Lordose des Standes als Grund- und Ruheposition der Lendenwirbelsäule auch für den Sitz propagiert wird (Bundesverband der deutschen Rückenschulen, Illi u. Weckerle 1993), ist mit extrem hohen Muskelaktivitäten verbunden (Betz 1998). Der idealisierte Sitz ist zwar statisch günstig, als Dauerhaltung aber unrealistisch. Er ist zu anstrengend und wird deshalb nicht akzeptiert.

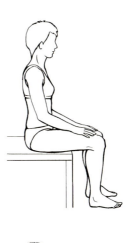
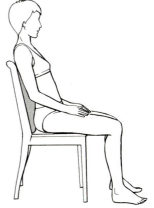

Abb. 4.17. Aufrechte Haltung im Sitzen mit und ohne Rückenlehne, die die Lordose der Lendenwirbelsäule stützt

Der *eigenkorrigierte Sitz* kann als statisch günstige, mit kaum erhöhter Kraftanstrengung durchführbare und subjektiv besonders positiv empfundene Sitzhaltung bewertet werden (Betz 1998).

Checkliste

Um dem Patienten die Wahrnehmung ökonomischen Sitzens zu vermitteln, leitet der Therapeut ihn an, seine Sitzposition anhand folgender Beurteilungskriterien selbst zu bewerten (s. Kap. 6, „Klötzchen-Spiel"; **Abb. 4.17**):
- ❏ Die funktionellen Fußlängsachsen und die Oberschenkellängsachse müssen in die gleiche Richtung – nach vorn und wenig außen – schauen.
- ❏ Damit das Becken in den Hüftgelenken bewegungsbereit ist, sollten die Hüftgelenke abduktorisch außenrotatorisch eingestellt sein.
- ❏ Die Körperabschnitte Brustkorb und Kopf müssen übereinander stehen, die Lordose ist im Sitzen etwas vermindert. Die Schulter-Nakken-Muskulatur kann im aufrechten Sitz ihre Ruheaktivität erhalten.

4.5.2 Anpassungen an Konstitution und Beweglichkeit

Konstitutionelle Unterschiede erfordern entsprechende Anpassungen der Sitzgelegenheit:
- *– sagittotransversaler Brustkorbdurchmesser=thorakaler Flachrücken:*
  Je nach Konstitution ist die erforderliche Muskelaktivität unterschiedlich hoch. So wird der Spannungszustand der lumbalen Muskulatur bei einem thorakalen Flachrücken höher sein, weil sich fast alle Gewichte vor den Flexions-Extensions-Achsen der Lendenwirbelsäule befinden. Die Lendenwirbelsäule zeigt beim thorakalen Flachrücken häufig eine verminderte Lordose.
  Anpassung: angepaßte Rückenlehne, Lordosekissen.
- *++ frontotransversaler Brustkorbdurchmesser:*
  Ebenso verhält es sich bei einem ++ frontotransversalen Brustkorbdurchmesser, der dem Körperabschnitt Arme nicht mehr erlaubt, frei neben dem Körper zu hängen.
  Anpassung: Armlehnen.
- *<90° Hüftgelenkflexion:*
  Wenn die Bewegungstoleranzen der Hüftgelenke weniger als 90° Hüftflexion zulassen, ist das Sitzen auf genormten Sitzgelegenheiten mit gerader Wirbelsäule nicht mehr möglich.

Anpassung: Sitz erhöhen. Ziel dieser Anpassungen ist, die potentielle Beweglichkeit des Körperabschnitts Becken wieder herzustellen.

4.5.3
Anpassung an die geplante Bewegung

Das Erscheinungsbild „Sitzen" ist u. a. von der geplanten Bewegung aus dem Sitz abhängig und verändert sich dem jeweiligen Ziel entsprechend. Der Therapeut muß das jeweilige Bewegungsverhalten analysieren und evtl. nötige Anpassungen vornehmen. Die folgenden Beispiele verdeutlichen dies anhand einiger Varianten der Bewegung „vom Sitzen zum Stehen kommen".

- *Aufstehen und nach vorn gehen* (**Abb. 4.18**):
  Die geplante Bewegung geht nach vorn/oben. Die Füße werden in Schrittstellung und möglichst schmalspurig gestellt. Damit wird ein Fuß nach hinten annähernd unter den Körperschwerpunkt gebracht, und das hintere Bein kann beim Aufstehen belastet werden. Durch die schmalspurige Schrittstellung kann es den Überholvorgang so gestalten, daß sich der Fuß in die Fortbewegungsrichtung einstellt und keine Rechts-links-Bewegungen das Vorwärtskommen stören.
- *Aufstehen und stehenbleiben* (**Abb. 4.19**):
  Die geplante Bewegung ist nach oben gerichtet. Die Füße werden nach hinten annähernd unter den Körperschwerpunkt gebracht. Damit kann sich dieser über der kleinen Unterstützungsfläche nur nach oben bewegen.
- *Etwas vom linken/rechten Rand des Schreibtisches holen:*
  Die geplante Bewegung ist zur Seite gerichtet. Ein Bein wird in die geplante Bewegungsrichtung gestellt, um die Unterstützungsfläche zu vergrößern.

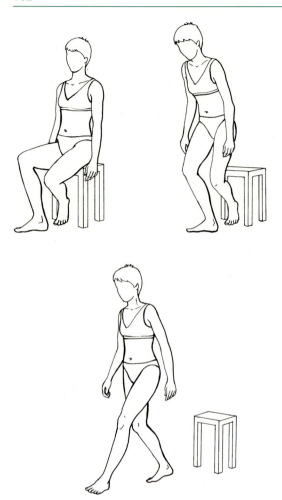

Abb. 4.18. Aufstehen und nach vorn gehen

4.6 Statik

❑ **Definition.** Unter dem Gesichtspunkt *Statik* wird die Haltung des Patienten und ihr Einfluß auf das Bewegungssystem in Form von Belastung beurteilt.

Um die funktionelle Bedeutung des Begriffs „Haltung" zu verstehen, kann man sich die Frage stellen, „was von wem gehalten werden muß". Was geschieht, wenn die passiven Strukturen, durch die die

4.6 Statik

Abb. 4.19. Aufstehen und stehenbleiben

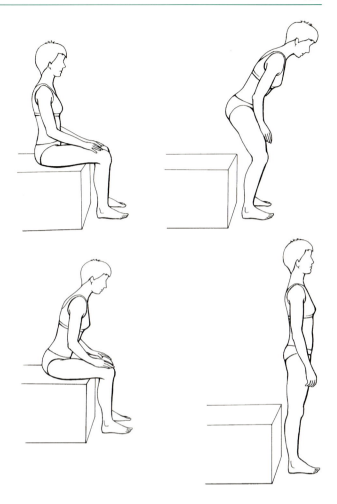

Körperteile verbunden sind und die Muskeln, die diese Körperteile am Fallen hindern, ihren Aufgaben nicht nachkommen können?

Norm (Abb. 4.20)
Die *Norm* orientiert sich an der anatomischen Nullstellung der Gelenke im Stand. Körperabschnitte die genau übereinander stehen, strapazieren die verbindenden Strukturen am wenigsten. Diese Eigenschaft haben Pyramiden oder Kegel, da jeweils die untere horizontal stehende Fläche größer ist als die darüberliegende.
- Der *Körperabschnitt Beine* muß im Stand einen stabilen Unterbau für die Wirbelsäule herstellen. Dies gelingt, wenn Ober- und Unter-

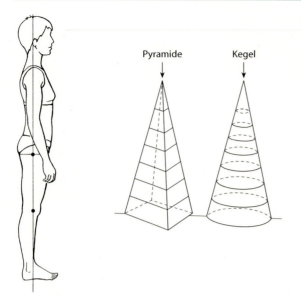

Abb. 4.20. Norm der Haltung von der Seite

schenkel genau übereinander stehen und das Körpergewicht über dem Os naviculare ausgerichtet ist.
- Das *Becken* balanciert im Stand auf den kugeligen Gelenkköpfen der Oberschenkel. Dementsprechend definieren wir keine optimale Beckenstellung, sondern den Zustand der *potentiellen Beweglichkeit* (s. Kap. 3).
- Die *Wirbelsäule* erfüllt diese Bedingungen in ihrem dreifach gekrümmten Verlauf in ökonomischer Weise. Sie hat nur in der Brustwirbelsäule einer konstanten Falltendenz entgegenzuwirken, weil dort die Beuge-Streck-Achsen weit dorsal liegen und die ventralen Gewichte des Brustkorbs überwiegen. In den lordotischen Wirbelsäulenabschnitten befinden sich die jeweils darüberliegenden Gewichte annähernd im Gleichgewicht, weshalb die Muskulatur in der Lenden- und Halswirbelsäule in der aufrechten Haltung nur geringe fallverhindernde Arbeit leisten muß.

4.6.1
Beurteilung und Notation

Bei der Beurteilung der Haltung im Stand prüfen wir unter Angabe der jeweiligen Seite von unten nach oben jedes Bewegungsniveau in bezug auf *Abweichungen*, die ggf. notiert werden. Dabei ist es wichtig

Abb. 4.21 a, b. Flexion im Hüftgelenk vom distalen Gelenkpartner (**a**) und vom proximalen Gelenkpartner (**b**) aus

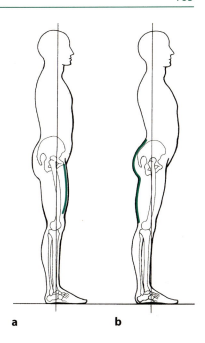

zu differenzieren, ob eine Abweichung durch *Drehpunktverschiebung* oder durch *Stellungsänderung* des proximalen oder distalen Gelenkpartners hervorgerufen wird (s. Kap. 1), da sich daraus unterschiedliche Muskelaktivitäten, Gleichgewichtsreaktionen und Stellungen darüberliegender Gelenke und damit andere Belastungen ergeben (**Abb. 4.21 a, b**).

Das Ausmaß der *Abweichungen* geben wir folgendermaßen an:
- +/–   ⇒ etwas abweichend,
- ++/– –   ⇒ deutlich abweichend,
- +++/– – – ⇒ übermäßig abweichend.

4.6.2
Statik von der Seite

Man beurteilt
- die Längswölbung der Füße,
- die Gelenkstellungen im oberen Sprunggelenk,
- die Gelenkstellungen im Kniegelenk,
- die Gelenkstellungen im Hüftgelenk,
- die Wirbelsäule und
- die Gelenke des Schultergürtels.

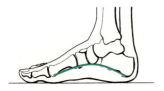

Abb. 4.22. Längswölbung des Fußes

Fuß/Boden: Längswölbung des Fußes

Norm (Abb. 4.22)
Der Abstand vom Boden zum Os naviculare beträgt ca. 17 mm (Frisch 1995).

Notation
- +/− Längswölbung der Füße (Hohl-, Platt- oder Senkfuß).

Unterschenkel/Fuß: oberes Sprunggelenk

Norm (Abb. 4.23a)
Die Fibulalängsachse steht vertikal.

Notation
- + Dorsalextension/+ Plantarflexion des Unterschenkels im oberen Sprunggelenk (OSG).

Interpretation
- *Bei + Dorsalextension oder + Plantarflexion des Unterschenkels im OSG:*
  In der Regel weicht der proximale Gelenkpartner ab, der Fuß hat Bodenkontakt. Wenn die Untersuchung der Beinachsen eine vergrößerte Tibiatorsion ergeben hat (s. Abschn. 4.7.1), ist die Orientierung an der Fibulalängsachse zur Beurteilung der Stellung des Unterschenkels ungenau. Der Therapeut orientiert sich dann an der Unterschenkellängsachse (Mitte des Kniegelenks zur Mitte des oberen Sprunggelenks).
- *Bei + Plantarflexion im OSG durch Drehpunktverschiebung:*
  Die Abweichung ist durch eine Drehpunktverschiebung zustande gekommen, und nur noch der Vorfuß hat Bodenkontakt (Spitzfußstellung).

Abb. 4.23 a. Typische Abweichungen im oberen Sprunggelenk

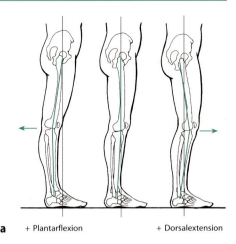

a + Plantarflexion   + Dorsalextension

Oberschenkel/Unterschenkel: Kniegelenk

Norm (Abb. 4.23 b)
Die Beinlängsachse steht vertikal. Der Trochanterpunkt, die Mitte des Kniegelenks und das Os naviculare stehen übereinander.

Notation
- + FLEX/EXT im Kniegelenk durch Drehpunktverschiebung.
- + FLEX/EXT des Unterschenkels im Kniegelenk.
- + FLEX/EXT des Oberschenkels im Kniegelenk.

Interpretation
- *Bei + FLEX/EXT im Kniegelenk durch Drehpunktverschiebung:*
  Mit dieser Art der Notation wird die Drehpunktverschiebung des Kniegelenks nach vorn bzw. hinten beschrieben.
- *Bei + FLEX/EXT des Unterschenkels im Kniegelenk:*
  Damit wird die Abweichung des distalen Gelenkpartners beschrieben. Der Oberschenkel ist an der Winkelveränderung nicht beteiligt und steht vertikal im Raum. Es besteht dann ein Fußrückstand bei + Dorsalextension bzw. ein Fußvorstand bei + Plantarflexion.
- *Bei+ FLEX/EXT des Oberschenkels im Kniegelenk:*
  Der Oberschenkel ist für die Gelenkstellung verantwortlich, während der Unterschenkel vertikal steht.

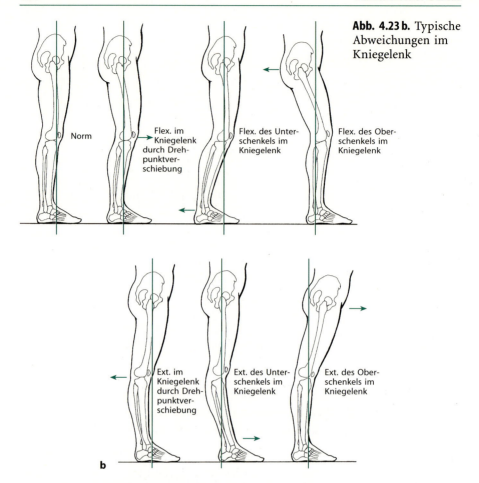

Abb. 4.23 b. Typische Abweichungen im Kniegelenk

Becken/Oberschenkel: Hüftgelenk

Um die Nullstellung des Beckens zu beurteilen, kann sich der Therapeut nicht auf die knöchernen anatomischen Winkel beziehen, da sich diese seiner Beobachtung weitestgehend entziehen. Der Beckenneigungswinkel ist z. B. von der Form der Wirbelsäule und vom Geschlecht abhängig (bei Frauen ist der Beckenneigungswinkel normalerweise größer als bei Männern) (Rauber u. Kobsch 1987). Funktionell bedeutsam ist, ob das Becken in Hüft- und Lendenwirbelgelenken potentiell beweglich ist (s. Kap. 3).

Notation (Abb. 4.24)
- + FLEX/EXT im Hüftgelenk durch Drehpunktverschiebung.
- + FLEX/EXT des Oberschenkels im Hüftgelenk.
- + FLEX/EXT des Beckens im Hüftgelenk.
- + Vorneigung/+ Rückneigung der Beinlängsachse.

4.6 Statik

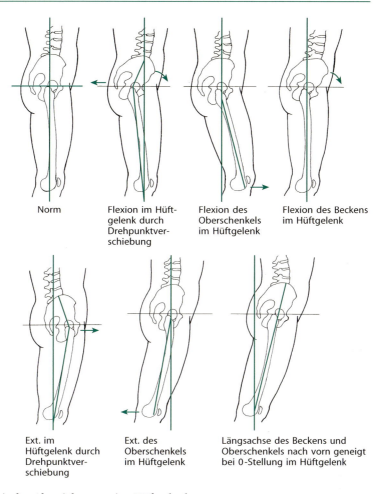

Abb. 4.24. Typische Abweichungen im Hüftgelenk

Interpretation
- Bei + FLEX/EXT im Hüftgelenk durch Drehpunktverschiebung: -
  Die Gelenkstellung erfolgt durch Drehpunktverschiebung des Hüftgelenks nach vorn/hinten.
- Bei + FLEX/EXT des Oberschenkels im Hüftgelenk:
  Der distale Gelenkpartner hat die Gelenkstellung verursacht.
- Bei + FLEX/EXT des Beckens im Hüftgelenk:
  Der proximale Gelenkpartner hat die Gelenkstellung verursacht.
- + Vorneigung/Rückneigung der Beinlängsachse:
  Die Winkelveränderung im Hüftgelenk ist durch den distalen Gelenkpartner zustandegekommen. Da das Knie weiterhin in Nullstellung steht, neigt sich die Beinlängsachse dorsalextensorisch bzw.

plantarflexorisch im oberen Sprunggelenk. Die Stellung des Beckens im Hüftgelenk ist unverändert geblieben. Die Neigung der Beinlängsachse besteht oft einseitig bei gleichzeitigem Fußvor- bzw. -rückstand und den entsprechenden Abweichungen im oberen Sprunggelenk.

Wenn sich Becken- und Beinlängsachse gemeinsam nach vorn (oder hinten) neigen, erfolgt der Ausgleich meistens in der Lendenwirbelsäule.

Wirbelsäule

Abweichungen werden in bezug auf die physiologischen Krümmungen der Wirbelsäule beschrieben. Hit Hilfe der Computeranalyse wurde die ideale Krümmungsform ermittelt (Hochschild 1998). Das Schwerpunktlot schneidet bei aufrechter Haltung das Tuberculum anterius atlantis, den 6. Halswirbel, den 9. Brustwirbel, den 3. Sakrumwirbel und die Spitze des Os coccygeum. Man notiert außerdem die Stellung der Körperabschnitte zueinander und (bei deutlicher Auffälligkeit) die Höhe der Segmente, in denen die Abweichungen sichtbar sind.

Norm (Abb. 4.25 a)
- Die Lenden- und Halswirbelsäule sind lordotisch, die Brustwirbelsäule ist kyphotisch eingestellt.
- Die Körperabschnitte Becken, Brustkorb und Kopf sind in die Körperlängsachse eingeordnet.

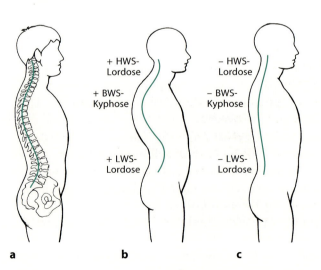

Abb. 4.25 a–c. Normale Wirbelsäulenschwingungen, Hohlrundrücken, Flachrücken

Abb. 4.26. Translation des Kopfs nach vorn

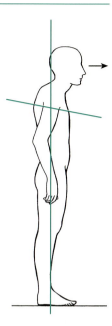

Notation
- +/− Lordose der LWS/HWS.
- +/− Kyphose der BWS (**Abb. 4.25 b, c**).
- + Translation des Kopfs nach vorn (**Abb. 4.26**).
- Nach kaudal verlängerte Kyphose.
- + funktionelle Nackenkyphose.
- + nach kranial verlängerte Kyphose.
- + EXT/FLEX atlantookzipital.

Interpretation
- *Bei +/− LWS-, BWS-, HWS-Kyphose/Lordose:*
  Die physiologischen Krümmungen der Wirbelsäule sind verstärkt (+) bzw. vermindert (−).
- *Bei Ventraltranslation/Dorsaltranslation des Kopfs/Brustkorbs:*
  Der Kopf steht bei einer Ventraltranslation in bezug zum Kopf vorn. In den oberen Kopfgelenken entsteht dadurch eine Extension. Bei einer Dorsaltranslation des Kopfs ist die gesamte Halswirbelsäule steilgestellt, und in den oberen Kopfgelenken entsteht dadurch eine Flexion.
  Die Ventral- bzw. Dorsaltranslation des Brustkorbs beschreibt seine Stellung in bezug zum Körperabschnitt Becken.

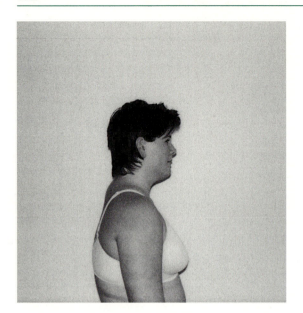

Abb. 4.27. Funktionelle Nackenkyphose

- *Bei nach kaudal verlängerter Kyphose:*
  Die physiologischen Krümmungen sind verschoben, und die obere Lendenwirbelsäule ist flexorisch eingestellt.
- *Bei funktioneller Nackenkyphose:*
  Von der Nackenkyphose sind in etwa die Bewegungssegmente Th3–C5 betroffen. Sie wird über ausgeprägtem Flachrücken der Brustwirbelsäule gefunden (--BWS) (**Abb. 4.27**). Da bei einem thorakalen Flachrücken die meisten Gewichte vor den Beuge-Streck-Achsen der Lendenwirbelsäule liegen, reagiert der Körper oft im Sinne einer Gleichgewichtsreaktion und organisiert ein Gegengewicht, da sonst die Lumbalmuskulatur eine persistierende Hyperaktivität hätte (reaktiv auf das Brustkorbgewicht). Der Brustkorb wird zur Entlastung der hypertonen Muskulatur nach hinten geneigt und der Kopf aus Gleichgewichtsgründen nach vorn geschoben.
- *Bei nach kranial verlängerter Kyphose (– untere HWS):*
  Der Kopf steht in bezug zum Brustkorb vorn. Er wurde in der mittleren/oberen Brustwirbelsäule nach vorn gebracht. In der mittleren und/oder oberen Halswirbelsäule muß die Lordose wieder verstärkt werden, damit die Augen nach vorn schauen können.
- *Bei Translation des Kopfes nach vorn/hinten:*
  Die *Ventraltranslation* ist eine häufige Abweichung durch Gewichtsverschiebungen in kaudalen Körperabschnitten. Der Kopf reagiert dann im Sinne eines Gegengewichts (s. Kap. 3). Wenn der Kopf

über den Füßen steht, muß die Verschiebung des Kopfes in bezug zum Brustkorb notiert werden.

Die *Dorsaltranslation* geht mit einer Flexion der Halswirbelsäule oder der sog. „Steilstellung" einher und wird oft fälschlicherweise zur „aktiven Haltungskorrektur" genutzt.

- *Bei + EXT/FLEX atlantookzipital:*
Diese Abweichungen sorgen dafür, daß bei Stellungsänderungen der Halswirbelsäule der Blick weiterhin nach vorn gerichtet bleiben kann. Die + EXT atlantookzipital entsteht durch Translation des Kopfs nach vorn. Eine + FLEX atlantookzipital kann man bei einer Dorsaltranslation bzw. einer sog. „steilgestellten" Halswirbelsäule finden.

Brustkorb/Schultergürtel/Humerus: Sterno- und Akromioklavikulargelenk, Humeroskapulargelenk

Norm (Abb. 4.28)
- Das Akromion steht in bezug zum Sternoklavikulargelenk weiter lateral/kranial/dorsal in der mittleren Frontalebene.
- Die Skapula ist leicht geneigt.

Notation
- + Ventralrotation der Klavikula.

Abb. 4.28. Stellung des Schultergürtels auf dem Brustkorb

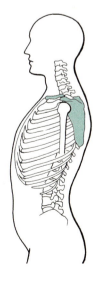

- \+ Dorsalrotation der Klavikula.
- \+ EXT des Humerus im Humeroskapulargelenk.

Interpretation
- *Bei + Ventralrotation der Klavikula:*
Das Akromion steht in bezug zum Sternoklavikulargelenk ventral und etwas kaudal. Der Winkel zwischen der Klavikula und der Skapula wird bei der Ventralrotation kleiner, weil die beiden Gelenkpartner nicht mehr vom Brustkorb auseinandergehalten werden.
Die Ventralrotation tritt meist in Verbindung mit dem *Extensionssyndrom* der Arme auf, wenn beide gleichsinnig weiterlaufend bewegt wurden (**Abb. 4.29**; s. Kap. 3).
Wenn der Humerus in Nullstellung steht, bedeutet dies eine *Flexion im Humeroskapulargelenk* vom proximalen Gelenkpartner.
- *Bei + Dorsalrotation der Klavikula:*
Das Akromion steht in bezug zum Sternoklavikulargelenk dorsal und etwas kranial. Der Schultergürtel stülpt sich über den Brustkorb und der Wirbel zwischen Klavikula und Skapula wird geöffnet.
Wenn der Humerus in Nullstellung steht, bedeutet dies eine *Extension im Humeroskapulargelenk* vom proximalen Gelenkpartner.
- *Bei + Extension des Humerus im Humeroskapulargelenk:*
Die Extension der Arme erfaßt häufig weiterlaufend den Schultergürtel im Sinne einer Ventralrotation (s. oben). Die dorsale Muskulatur muß ständig fallverhindernd arbeiten, und die Mm. pectorales minor und major und der M. triceps brachii sind verkürzt. Diese Abweichung findet man häufig kombiniert mit einer Nackenkyphose, einer verstärkten Kyphose der Brustwirbelsäule oder einem tota-

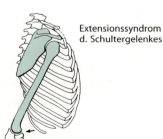

Extensionssyndrom d. Schultergelenkes

Abb. 4.29. Ventralrotation des Schultergürtels bei gleichzeitigem Extensionssyndrom der Arme

4.6 Statik

len Rundrücken bei älteren Menschen, weil die Arme als Gegengewicht nach hinten gebracht werden.

> Der Therapeut muß unterscheiden, ob die Abweichungen vom proximalen oder distalen Gelenkpartner verursacht werden. Wenn der Arm die Abweichung verursacht, hat das vor allem biomechanische Auswirkungen auf die Strukturen des Humeroskapulargelenks und die Schultergürtelmuskulatur. Abweichungen des Schultergürtels haben hauptsächlich Auswirkungen auf das Sternoklavikulargelenk und die Schultergürtelmuskulatur.

4.6.3 Zusammenfassung und Interpretation

Die folgenden Beispiele sind eine Zusammenfassung und Interpretation der Haltungsabweichungen von der Seite.

Beispiel

1. Notationsbeispiel (**Abb. 4.30a**)
    *„+ Plantarflexion bei + EXT der Kniegelenke.
    Oberschenkel- und Beckenlängsachse nach vorn geneigt.
    ++ LWS.
    Brustkorb in der mittleren Lendenwirbelsäule nach hinten geneigt bei ++ BWS (Kyphose nach kranial bis C6 verlängert).
    Ventraltranslation des Kopfes bei ++ EXT atlantookzipital.
    + Extensionssyndrom der Schultergelenke."*
    Es handelt sich um rekurvierte Kniegelenke. Die Kniegelenke sind durch Drehpunktverschiebung weiter nach hinten gebracht. Da sich die Becken- mit der Oberschenkellängsachse nach vorn geneigt hat, stehen die Hüftgelenke weiterhin in Nullstellung, haben aber ihre Lage im Raum verändert. Die lumbale Lordose ist deutlich vermehrt, was durch die Neigung des Brustkorbs nach hinten noch verstärkt wird. Die Kyphose der Brustwirbelsäule ist nach kranial verlängert, d.h., es besteht eine Nackenkyphose, während die oberen Kopfgelenke vermehrt in Extension stehen. Eine Nackenkyphose beeinflußt die Haltung des Kopfes ungünstig, da er in bezug zum Brustkorb zu weit vorn steht. Die Arme reagieren im Sinne einer Gleichgewichtsreaktion und bringen Gewichte nach hinten.

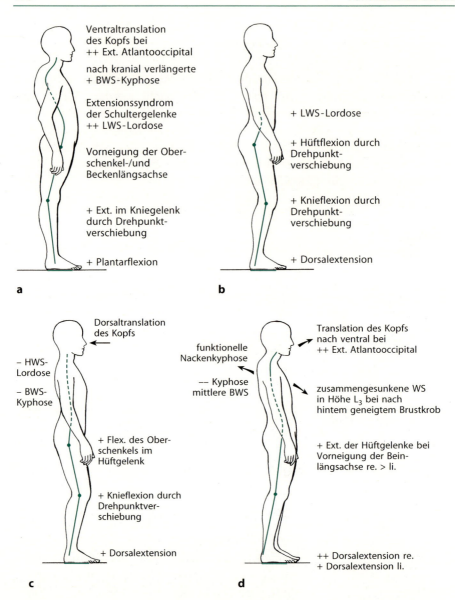

Abb. 4.30 a–d. Notationsbeispiele der Statik von der Seite

4.6 Statik

Beispiel

2. Notationsbeispiel (**Abb. 4.30 b**)
„*+ Dorsalextension des Unterschenkels im oberen Sprunggelenk.
+ FLEX der Kniegelenke durch Drehpunktverschiebung.
+ FLEX der Hüftgelenke durch Drehpunktverschiebung.
+ LWS-Lordose.*"
Hüft-, Knie- und Sprunggelenke sind flektiert, und die Lendenwirbelsäule weist aufgrund der Beckenstellung eine vermehrte Lordose auf.

Beispiel

3. Notationsbeispiel (**Abb. 4.30 c**)
„*+ Dorsalextension des Unterschenkels im oberen Sprunggelenk.
+ FLEX der Kniegelenke durch Drehpunktverschiebung.
+ FLEX des Oberschenkels im Hüftgelenk.
−− BWS-Kyphose.
− HWS-Lordose.
Dorsaltranslation des Kopfes bei + FLEX atlantookzipital.*"
Durch die Drehpunktverschiebung der Kniegelenke kann das Becken in den Hüft- und Lendenwirbelsäulengelenken weiterhin potentiell beweglich sein. Während die Lordose der Halswirbelsäule nur mäßig vermindert ist, ist die Kyphose der Brustwirbelsäule aufgehoben. Dadurch ist die potentielle Beweglichkeit des Beckens verlorengegangen, und die Brustwirbelsäule wird nicht mehr dynamisch stabilisiert (s. Kap. 3). Die flache Wirbelsäule hat sich vertikal über den Füßen ausgerichtet. Damit der Blick weiterhin nach vorn gerichtet sein kann, muß eine Flexion in den oberen Kopfgelenken erfolgen.

Beispiel

4. Notationsbeispiel (**Abb. 4.30 d**)
„*− Längswölbung der Füße, rechts mehr als links.
+ Dorsalextension links, ++ Dorsalextension rechts.
+ EXT der Hüftgelenke bei vorgeneigter Beinlängsachse rechts mehr als links.
Zusammengesunkene Wirbelsäule in Höhe L3 bei nach hinten geneigtem Brustkorb.
−− Kyphose der mittleren BWS.
Funktionelle Nackenkyphose.
Ventraltranslation des Kopfes bei + EXT atlantookzipital.*"
Bei diesen Abweichungen bieten die Beine einen ungünstigen Unterbau für die Wirbelsäule. Die vorgeneigte Beinlängsachse bringt das Gewicht des Beckens nach vorn. Der Körper organisiert mit dem Brustkorb ein Gegengewicht und neigt sich in Höhe L3 nach hinten. An die flache mittlere Brustwirbelsäule grenzt eine funktio-

Beispiel

nelle Nackenkyphose. Dadurch, daß der Kopf weit vor dem Brustkorb steht, müssen sich die oberen Kopfgelenke extensorisch einstellen. Die einseitig vermehrten Abweichungen der Hüft- und Sprunggelenke haben eine funktionelle Beinlängenverkürzung rechts zur Folge. Außerdem werden sie Auswirkungen in der Frontal- und Transversalebene zeigen.

4.6.4
Statik von vorn/hinten

Bei der Analyse der Statik von vorn und hinten werden in jedem Niveau die Abweichungen
- in der Frontalebene (Abduktion, Adduktion, Lateralflexion) und
- in der Transversalebene (Rotation)

erfaßt.
   Man beurteilt die Gelenkstellungen
- der Füße,
- der unteren Sprunggelenke,
- der Kniegelenke,
- der Hüftgelenke,
- der Wirbelsäule und
- der Schultergürtelgelenke.

Fuß/Boden: Fuß- und Zehengelenke

Man beurteilt
- die Gewichtsverteilung rechts/links,
- die Stellung der Füße auf dem Boden und
- die Gelenkstellungen innerhalb des Fußes.

Norm
- Beide Füße sind gleichmäßig belastet.
- Die *anatomische Fußlängsachse* (2. Metatarsale/Mitte des Kalkaneus) divergiert um ca. 11° von der Symmetrieebene und steht 90° zur Flexions-Extensionsachse des OSG (**Abb. 4.31**).
- Die *funktionellen Fußlängsachsen* zeigen nach vorn und stehen parallel.
- Die *Spurbreite* im Stand sollte dem Hüftgelenkabstand entsprechen. Im Rahmen der Norm kann sie auch dem Abstand der Spinae entsprechen. Die Beinlängsachsen stehen folglich vertikal.

Abb. 4.31. Anatomische Fußlängsachse, Pro-/Supinationsachse, In-/Eversionsachse, funktionelle Fußlängsachse

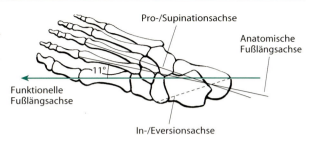

Transversale Abweichungen
- \+ Fußvorstand/-rückstand.
- \+ Konvergenz der anatomischen Fußlängsachse.
- \+ Divergenz der anatomischen Fußlängsachse.

Interpretation
- *Bei + Fußvorstand/-rückstand:*
  Flexions- oder Extensionsstellungen in den Hüft und Kniegelenken und Rotationen des Beckens in der Wirbelsäule können für einen Fußvorstand oder -rückstand verantwortlich sein.
- *Bei + Konvergenz der anatomischen Fußlängsachse:*
  Eine + Konvergenz der anatomischen Fußlängsachse bringt die oberen Sprunggelenke weiter nach lateral und vergrößert damit ebenfalls die Spurbreite. Die anatomische Fußlängsachse zeigt dann nach vorn oder nach medial.
- *Bei + Divergenz der anatomischen Fußlängsachse:*
  Eine + Divergenz verkürzt den Abrollweg und damit den Weggewinn. Die Abrollachse entspricht annähernd der Inversions-Eversions-Achse. Die medialen Strukturen des Fußes werden vermehrt belastet.

Frontale Abweichungen
- \+ Belastung rechts/links.
- +/− Spurbreite im Stand.
- \+ Supination/Pronation des Vorfußes.

Interpretation
- *Bei + Belastung rechts/links:*
  Die veränderte Belastung muß der Therapeut oft erfragen. Wenn sich der Schwerpunkt zu einer Seite verschoben hat, muß auch eine Abweichung der Gelenkstellungen notiert werden.
- *Bei +/− Standbreite:*

Die Vergrößerung/Verkleinerung der Standbreite ist die Folge von veränderten Gelenkstellungen der Hüftgelenke oder einer Varus-/Valgusstellung der Kniegelenke.

Mit einer + *Standbreite* vergrößert der Mensch seine Unterstützungsfläche (s. Kap. 1) und sichert damit seine Gleichgewichtslage. Dabei kann es jedoch zu Rutschtendenzen am Boden kommen. Dies führt zur erhöhten Aktivität der Adduktoren der Hüftgelenke. Gleichzeitig werden die Strukturen des Kniegelenks vermehrt belastet. Lateral am Kniegelenk kommt es zur Kompression der intraartikulären Strukturen, medial zum „Aufklappen" und damit zur Belastung der extraartikulären Strukturen und Minderbelastung für die intraartikulären Strukturen.

- *Bei + Supination/Pronation des Vorfußes:*
  Der distale Teil des Fußes erfüllt seine gewölbebildende Funktion nicht (=Supination) oder übermäßig (=Pronation).

Fuß/Unterschenkel: unteres Sprunggelenk

Abweichung
- + Eversion/Inversion des Rückfußes.

Interpretation
- *Bei + Eversion des Kalkaneus* (**Abb. 4.32**):
  Wenn der Kalkaneus in Eversion steht, ist die Verwringung der subtalaren Fußplatte nicht erfolgt (=Supination). Da der Vorfuß auf dem Boden steht, bewirkt die Eversion eine Abflachung der Längswölbung (Senk-/Plattfuß).

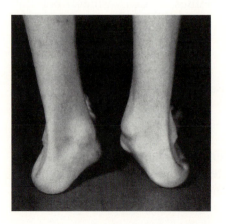

Abb. 4.32. Valgusstellung der Fersen unter Belastung (Eversion des Kalkaneus) (aus: Krämer, Orthopädie, 4. Auflage, Springer, S. 412)

- *Bei + Inversion des Kalkaneus:*
  Die Inversion hat bei stehendem Vorfuß eine Verstärkung der Längswölbung (Hohlfuß mit hohem Rist) zur Folge. Für den Vorfuß bedeutet dies durch die vermehrte Verwringung der subtalaren Fußplatte eine Pronation.

Unterschenkel/Oberschenkel: Kniegelenk, Femuropatellargelenk

Transversale Abweichungen
- + AR/IR des Unterschenkels im Kniegelenk.
- + AR/IR des Oberschenkels im Kniegelenk.
- + AR/IR im Kniegelenk.
- Stellung der Patella.

Interpretation
- *Bei + AR/IR des Unterschenkels im Kniegelenk:*
  Rotationsfehlstellungen bei Flexions-Extensions-Nullstellung im Kniegelenk sind bereits ein pathologischer Befund. Die Abweichungen zeigen sich in einer + Divergenz/+ Konvergenz der Fußlängsachse.
- *Bei + AR/IR des Oberschenkels im Kniegelenk:*
  Bei optimaler Einstellung der Fußlängsachsen und Nullstellung des Kniegelenks in bezug auf Flexion und Extension hat der Oberschenkel als proximaler Gelenkpartner durch vermehrte Lateralrotation (=Innenrotation des Oberschenkels im Kniegelenk=Außenrotation im Hüftgelenk) oder Medialrotation (=Außenrotation des Oberschenkels im Kniegelenk=Innenrotation im Hüftgelenk) die Winkelveränderung herbeigeführt.
- *Bei + AR/IR im Kniegelenk:*
  Beide Gelenkpartner sind an der Rotation beteiligt. Der Fuß divergiert/konvergiert, und die Femurkondylen sind medial-/lateralrotiert.

Frontale Abweichungen
- + Varus des Kniegelenks (O-Bein).
- + Valgus des Kniegelenks (X-Bein).

Interpretation
- *Bei + Varus des Kniegelenks (O-Bein):*
  Die Kniegelenke können medial nicht zusammengebracht werden.
- *Bei + Valgus des Kniegelenks (X-Bein):*
  Schon bei optimaler Spurbreite treffen die Kniegelenke medial zusammen.

Oberschenkel/Becken: Hüftgelenk

Norm
Die um ca. 12° medialrotierten Femurkondylen sind der sichtbare Ausdruck der Antetorsion des Schenkelhalses.

Die Normwerte der Rotationen aus Hüftgelenknullstellung betragen nach Debrunner ca. 40° Innenrotation und 30° Außenrotation (bedingt durch die angepaßte Nullstellung bei der Meßmethode, ohne Berücksichtigung des Antetorsionswinkels). Die rotatorische Untersuchung der Beweglichkeit des Hüftgelenks (aus Hüftgelenknullstellung) liefert Informationen darüber, ob eine + Antetorsion oder eine Retrotorsion des Schenkelhalses vorliegen könnte.

Wenn bei 70° Gesamtverteilung die Innenrotation überwiegt, liegt vermutlich eine vergrößerte Antetorsion vor.

Von einer Retrotorsion des Schenkelhalses kann man ausgehen, wenn bei der Beweglichkeitsuntersuchung die Außenrotation (bei 70° Gesamtverteilung) größer ist. Im Stand beobachtet man, daß die Femurkondylen frontotransversal oder sogar lateralrotiert stehen.

Transversale Abweichungen
- + Medialrotation/+ Lateralrotation der Femurkondylen.
- + IR/AR des Beckens im Hüftgelenk.

Interpretation
- *Bei + Medialrotation/+ Lateralrotation der Femurkondylen:*
Die + Medialrotation kann einerseits durch eine Innenrotation des Oberschenkels im Hüftgelenk erfolgt sein, oder es besteht eine vergrößerte Antetorsion des Schenkelhalses. Andererseits kann eine + Lateralrotation durch eine + Außenrotation des Oberschenkels im Hüftgelenk oder durch eine Retrotorsion des Schenkelhalses entstanden sein. Wenn die Femurcondylen frontotransversal stehen, sollte dies so beschrieben werden.
- *Bei + IR/AR des Beckens im Hüftgelenk:*
Die Verbindungslinie der Spinae steht nicht mehr frontotransversal; damit hat also eine Rotation vom proximalen Gelenkpartner in den Hüftgelenken stattgefunden.

Frontale Abweichungen
- + Abduktion/Adduktion des Oberschenkels im Hüftgelenk.
- + Abduktion/Adduktion im Hüftgelenk.
- + Beckenhochstand.

4.6 Statik

Interpretation

- *Bei + Abduktion/Adduktion des Oberschenkels im Hüftgelenk:*
Die Abweichung ist vom distalen Gelenkpartner aus erfolgt. Damit steht die Beinlängsachse nicht mehr vertikal, und die Spur ist verkleinert bzw. vergrößert. Eine einseitige Abduktion des Beines kann ein Kompensationsmechanismus sein, um eine Beinlängenverkürzung der Gegenseite funktionell auszugleichen. Die Spinae stünden dann horizontal (=frontotransversal), und die Wirbelsäule müßte nicht mit einer Lateralflexion auf die Beinlängendifferenz reagieren.

- *Bei + Abduktion/Adduktion im Hüftgelenk:*
Damit ist eine Drehpunktverschiebung der Hüftgelenke zu einer Seite gemeint. Die Beinlängsachsen stehen nicht mehr vertikal.

- *Bei + Beckenhochstand:*
Ein Beckenkamm steht höher als der andere. In den Hüftgelenken ergibt sich eine Adduktion auf der höheren Seite und eine Abduktion auf der niedrigeren Seite. Wenn der Therapeut bei der Untersuchung im Stand von vorn und hinten unterschiedliche Höhen der S.I.A.S. palpiert, handelt es sich um eine Beckenverwringung, die dann als solche notiert werden muß. Die S.I.A.S der einen Seite steht höher, und die S.I.P.S der anderen Seite steht niedriger.
Wenn ein Beckenhochstand im Sitzen bestehen bleibt, liegt dies an einer Asymmetrie des Beckens oder einer Beckenskoliose. Es ist dann empfehlenswert, bei längerem Sitzen einen Ausgleich zu schaffen, indem die niedrige Beckenseite unterlagert wird.
Eine *anatomische Beinlängendifferenz* kann einen Beckenhochstand zur Folge haben. Mögliche Ursachen sind u. a.:
  ❑ einseitige Längenunterschiede der Ober- oder Unterschenkel (durch Frakturen der Diaphysen, Operationen oder anlagebedingt),
  ❑ ein einseitiger varischer Unterschenkel,
  ❑ ein einseitig rekurvierter Unterschenkel,
  ❑ einseitiger + Varus/Valgus eines Schenkelhalses,
  ❑ eine Asymmetrie des Beckens.

Eine funktionelle Beinlängendifferenz sollte, wenn überhaupt, nur vorübergehend durch eine Schuherhöhung korrigiert werden. Sie muß vielmehr durch eine Verbesserung der Haltung ausgeglichen werden, sobald die Bewegungstoleranzen vorhanden sind.

Eine *funktionelle Beinlängendifferenz* kann einen Beckenhochstand zur Folge haben bei:
- ❏ – Längswölbung eines Fußes,
- ❏ + Eversion in einem unteren Sprunggelenk,
- ❏ + FLEX/EXT eines Kniegelenks,
- ❏ + Abduktion/Adduktion eines Hüftgelenks,
- ❏ + FLEX/EXT eines Hüftgelenks.

Wirbelsäule

Norm

Die frontotransversalen und sagittotransversalen Durchmesser der Körperabschnitte Becken, Brustkorb und Kopf stehen horizontal. Die Körperabschnitte stehen genau übereinander. Im Zweibeinstand steht der Kopf über der Mitte der Unterstützungsfläche und über den Füßen. Bei Einbeinbelastung steht er über dem belasteten Bein.

Transversale Abweichungen
- + ROT des Körperabschnitts Becken/Brustkorb und/oder Kopf nach rechts/links.
- rechts-/linkskonvexe Skoliose der Lenden-, Brust-, Halswirbelsäule.

Interpretation
- *Bei + ROT des Körperabschnitts Becken/Brustkorb/Kopf nach rechts oder links:*
Der Therapeut beurteilt anhand der frontotransversalen Durchmesser, die als Zeiger der Bewegung dienen, welcher Körperabschnitt aus seiner frontotransversalen Stellung abgewichen ist. Eine positive Rotation zeigt sich darin, daß sich die Körperabschnitte im Uhrzeigersinn nach rechts gedreht haben. Eine negative Rotation zeigt sich in einer Drehung der Wirbelsäule gegen den Uhrzeigersinn, nach links. Rotationen des Kopfes sind selten und deuten auf eine Sehfeldeinschränkung, Hörprobleme oder auf eine Kontraktur des M. sternocleidomastoideus hin.
- *Bei rechts-/linkskonvexer Skoliose der Lenden-, Brust-, Halswirbelsäule:*
Die Skoliose wird unter Angabe der Höhe des Lendenwulstes und des Rippenbuckels beschrieben. Durch die Torsion und zusätzliche Rotation der Wirbelkörper kommt es zu einer Verdrehung der Wirbelsäule. Die Konvexseiten der Skoliose sind nach dorsal gedreht. Dadurch entsteht im thorakalen Bereich der Rippenbuckel und lumbal der Lendenwulst (**Abb. 4.33 a–c**).

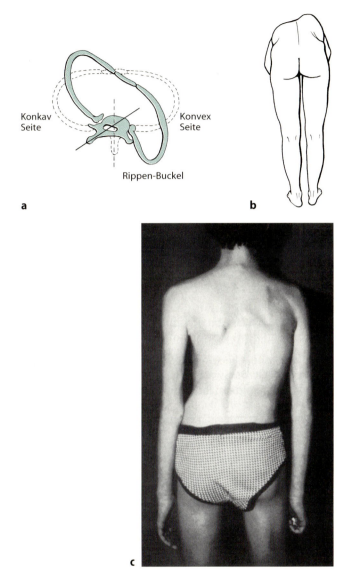

Abb. 4.33. a Verformung des Brustkorbs durch die Torsion der Brustwirbel in der Hauptkrümmung. Die Dornfortsätze sind zur Konkavseite gedreht. Der Rippenbuckel befindet sich auf der Konvexseite. **b** Die Vorwölbung der hinteren Brustkorbhälfte auf der Konvexseite mit dem Rippenbuckel wird noch deutlicher, wenn sich der Patient nach vorn beugt. **c** Thorakal rechtskonvexe Skoliose, lumbal linkskonvexe Skoliose (aus: Krämer, Orthopädie, 4. Auflage, Springer, S. 214)

Beispiel

1. Notationsbeispiel
„+ ROT des Beckens nach rechts.
++ ROT des Brustkorbs nach rechts."
Der Körperabschnitt Becken schaut etwas nach rechts. Die Bewegung ist rotatorisch in den Hüftgelenken erfolgt (rechts Innenrotation, links Außenrotation). Dadurch, daß der Körperabschnitt Brustkorb noch weiter nach rechts gedreht ist, hat in der unteren Brustwirbelsäule (unteres Rotationsniveau der Wirbelsäule) eine Rotation nach rechts (+) stattgefunden. Die Abweichung ist in bezug zum Becken gering. Eine größere Abweichung findet sich im oberen Rotationsniveau. Der Brustkorb ist deutlich gegen den Kopf nach rechts gedreht (++), während dieser seine frontotransversale Stellung nicht aufgegeben hat.

Beispiel

2. Notationsbeispiel
„+ ROT des Beckens nach rechts.
++ ROT des Brustkorbs nach links.
+ ROT des Kopfes nach links."
In der unteren Brustwirbelsäule hat eine übermäßige Rotation (+++) dadurch stattgefunden, daß sich Brustkorb und Becken in unterschiedliche Richtungen bewegen. Der Kopf schaut nicht genau nach vorn, sondern ist mit dem Brustkorb nach links gedreht. Deshalb ist für die Halswirbelsäule das Ausmaß der Abweichung geringer (+).

Frontale Abweichungen
- + Translation des Kopfs nach rechts/links.
- Rechts-/linkskonkave Lateralflexion.
- + Translation des Brustkorbs nach rechts/links.

Interpretation
- *Bei + Translation des Kopfs nach rechts/links:*

Eine Translation des Kopfs nach rechts/links ist eine häufige Reaktion auf seitliche Gewichtsverschiebungen darunterliegender Körperabschnitte.

> Da der Kopf das am weitesten oben befindliche Gewicht ist, kann über ihm keine Gewichtsverschiebung mehr stattfinden. Sein Abweichen aus der Körperlängsachse muß zwangsläufig eine reaktive Hyperaktivität in darunterliegenden Niveaus hervorrufen.

4.6 Statik

Um die Haltung zu verbessern, kann man also veranlassen, daß sich die Körperabschnitte reaktiv über der Unterstützungsfläche einordnen.
- *Bei rechts-/linkskonkaver Lateralflexion.*
- *Bei Translation des Brustkorbs nach rechts/links:*
Dies sind 2 häufige Reaktionen auf einen Beckenhochstand.
    - ❏ Das Brustkorbgewicht wird durch eine *Lateralflexion* wieder zurückgebracht. Damit kann das Gewicht über der Unterstützungsfläche zentriert bleiben. Der frontotransversale Brustkorbdurchmesser steht meist nicht mehr horizontal.
    - ❏ Das Brustkorbgewicht rutscht *translatorisch* ab, und es entstehen Schubbelastungen (s. Abschn. 4.6.6). Dabei verändert sich der Druck innerhalb der Unterstützungsfläche. Er nimmt in Richtung des abrutschenden Brustkorbgewichts zu.

Beispiel

1. Notationsbeispiel (**Abb. 4.34 a**)
"+ *Beckenhochstand links bei Adduktion im linken und Abduktion im rechten Hüftgelenk.*
Linkskonkave LAT-FLEX der Wirbelsäule von L5–Th5.
Rechtskonkave LAT FLEX der oberen Brustwirbelsäule und Halswirbelsäule."
Die Lendenwirbelsäule kompensiert den Beckenhochstand links mit einer linkskonkaven Lateralflexion. Durch die rechtskonkave Lateralflexion ab der oberen Brustwirbelsäule werden die Augen wieder horizontal eingestellt.

Beispiel

2. Notationsbeispiel (**Abb. 4.34 b**)
„++ *Beckenhochstand links.*
Translation des Brustkorbs und des Kopfes nach rechts.
Abduktion im linken Arm.
++ *Belastung rechts.*"
Der Beckenhochstand auf der linken Seite hat zur Folge, daß der Brustkorb nach rechts translatiert. Dadurch stehen die Gewichte des Körpers hauptsächlich über dem rechten Fuß.

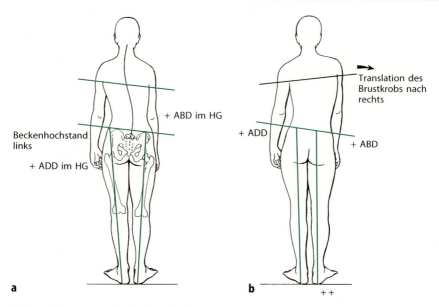

Abb. 4.34 a, b. Notationsbeispiele der Statik von vorn/hinten

Brustkorb/Schultergürtel/Humerus: Sterno- und Akromioklavikulargelenk, Humeroskapulargelenk

Norm (Abb. 4.35 a, b)
- Die Längsachse der Klavikula ist wenig geneigt. Das Akromion steht in bezug zum Sternoklavikulargelenk weiter lateral/kranial/dorsal.
- Die Humeruskondylen stehen 30° gedreht zur Frontalebene.
- Der Winkel zwischen Skapula und Klavikula beträgt 60°.
- Die Neigung der Skapula zur Frontalebene beträgt 30°.

Transversale Abweichungen
- + Schultervorstand (= Protraktion = Schulterblattabduktion)
- + Schulterrückstand (= Retraktion = Schulterblattadduktion)
- Außenrotation/Innenrotation der Skapula im Humeroskapulargelenk
- Außenrotation/Innenrotation des Humerus im Humeroskapulargelenk

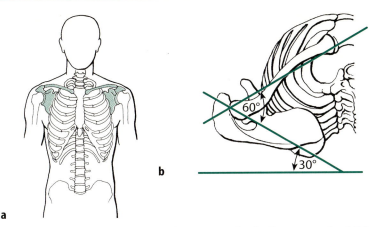

Abb. 4.35 a, b. Stellung des Schultergürtels auf dem Brustkorb (**b** aus: Hochschild, 1998)

Interpretation
- *Bei +Schultervorstand:*
  Der mediale Schulterblattrand steht weiter entfernt von der Verbindungslinie der Dornfortsätze, und das Schultergelenk steht vor der mittleren Frontalebene, im Extremfall sogar mit dem Sternoklavikulargelenk in der gleichen Frontalebene.
- *Bei Außenrotation im Humeroskapulargelenk durch den proximalen Gelenkpartner:*
  Wenn die Querachse durch die Humeruskondylen normal steht, bei gleichzeitigem + Schultervorstand, ergibt sich eine *Außenrotation im Humeroskapulargelenk* vom proximalen Gelenkpartner.
- *Bei + Schulterrückstand:*
  Der mediale Schulterblattrand steht näher an der Verbindungslinie der Dornfortsätze, und das Schultergelenk steht hinter der mittleren Frontalebene.
  Der Vor- oder Rückstand der Schulter kann jedoch auch durch eine Asymmetrie des Brustkorbs oder der Klavikula zustande kommen oder auf einer Skoliose beruhen.
- *Bei Innenrotation der Skapula im Humeroskapulargelenk:*
  Wenn die Querachse durch die Humeruskondylen weiterhin normal steht bei gleichzeitigem + Schulterrückstand, ergibt sich eine *Innenrotation im Humeroskapulargelenk* vom proximalen Gelenkpartner.
- *Bei Innenrotation/Außenrotation des Humerus im Humeroskapulargelenk:*

Die Humeruskondylen stehen mehr (Innenrotation) oder weniger (Außenrotation) als 30° zur Frontalebene. Die Skapula steht weiterhin in Nullstellung.

Wenn die Schultergelenke weiterhin in der mittleren Frontalebene stehen, aber bei der Statik von hinten auffällt, daß ein Schulterblatt adduziert ist und das andere in Abduktion steht, muß die Beurteilung der Wirbelsäule ergeben haben, daß sich der Brustkorb als proximaler Gelenkpartner zum Schultergürtel gedreht hat. Wenn das Schulterblatt in Abduktion steht, ist der Winkel zwischen Klavikula und Skapula geschlossen, weil sich der Brustkorb aus deren Umschließung herausgedreht hat. Wenn das Schulterblatt in Adduktion steht, hat sich der Brustkorb in den Schultergürtel hineingedreht – er hat sich für ihn geöffnet.

Beispiel

Notationsbeispiel
„+ *ROT des Brustkorbs nach rechts bei Schultervorstand rechts und ++ Abduktion der Skapula.*"
Der rechte Schultergürtel hat sich in bezug zur mittleren Frontalebene negativ und der Brustkorb positiv gedreht. Die rechte Skapula steht in einer deutlichen Abduktion (++), während der linke mediale Schulterblattrand durch die Drehung des Brustkorbs etwas näher (+) an der Wirbelsäule steht, obwohl das Schultergelenk die mittlere Frontalebene nicht verlassen hat.

Frontale Abweichungen
- + Schulterhochstand
- + Schultertiefstand
- Abduktion/Adduktion der Skapula im Humeroskapulargelenk
- Abduktion/Adduktion des Humerus im Humeroskapulargelenk

Interpretation
- *Bei + Schulterhochstand:*
Das Schultergelenk steht höher als in der hypothetischen Norm beschrieben. Bei einem Schulterhochstand überwiegt die Kranialstellung des Akromions, und der Schultergürtel wirkt schmaler. Das Verhältnis von frontotransversalem Brustkorbdurchmesser und Schultergelenkabstand hat sich auf der höheren Seite verändert. Die Folge ist, daß der Arm dort nicht mehr hängen kann; es entsteht ein *funktionelles Abduktionssyndrom* (s. Abschn. 4.2.2, „Trochanterpunktabstand und frontotransversaler Brustkorbdurchmesser" und „Schultergelenkabstand").

- *Bei Adduktion der Skapula im Humeroskapulargelenk:*
  Der Humerus steht normal, während der Angulus inferior nach lateral gedreht ist.
- *Bei + Schultertiefstand:*
  Wenn das Schultergelenk tiefer liegt, vielleicht sogar mit dem Sternoklavikulargelenk in einer gemeinsamen Transversalebene steht, kann es zu einem Kompressionssyndrom der Arme kommen. Eine Ursache dafür kann ein – frontotransversaler Brustkorbdurchmesser oder ein + Schultergelenkabstand sein. Der Schultergürtel kann sich auf dem Brustkorb nicht ablegen (s. Kap. 3) und hängt an der Halsmuskulatur. Durch die permanente Hyperaktivität werden die Nerven und Gefäße in der hinteren Skalenuslücke abgedrückt. (s. Abschn. 4.2.2, „Schultergelenkabstand"). Manche Patienten können die Skaleni oft nicht entspannen bzw. nur mit dem Diaphragma atmen. Bei Palpation sind die Skaleni hyperton und überempfindlich (Travel u. Simons 1983; Edgelow 1995). Der Schulterhoch- oder Tiefstand kann auch durch eine Skoliose oder eine Lateralflexion der Wirbelsäule zustande kommen.
- *Bei Abduktion der Skapula im Humeroskapulargelenk:*
  Der Humerus steht normal, während der Angulus inferior nach medial gedreht ist.
- *Bei Abduktion/Adduktion des Humerus im Humeroskapulargelenk:*
  Der Humerus ist nach medial (Abduktion) oder lateral (Adduktion) geneigt.

Beispiel

Notationsbeispiel
„Beckenhochstand rechts.
Rechtskonkave Lateralflexion bis Th3.
Linkskonkave Lateralflexion der Halswirbelsäule.
Schultertiefstand rechts."
Die rechtskonkave Lateralflexion ist eine Folge des Beckenhochstands rechts. Der gesamte Brustkorb wird von dieser Lateralflexion erfaßt und nimmt den Schultergürtel mit. Erst in der Halswirbelsäule findet die Bewegung zur Gegenseite statt.

4.6.5 Zusammenfassung und Interpretation

Die folgenden Beispiele sind eine Zusammenfassung und Interpretation der Haltungsabweichungen von vorn und hinten.

Beispiel

1. Notationsbeispiel (**Abb. 4.36 a**)
„+ *Eversion im linken unteren Sprunggelenk.*
++ *Divergenz der funktionellen Fußlängsachse links.*
+ *Lateralrotation der Femurkondylen links.*
+ *Valgus im linken Kniegelenk.*
Beckentiefstand links.
++ *negative Rotation des Beckens gegen den Brustkorb bei + Innenrotation im linken Hüftgelenk und ++ Außenrotation im rechten Hüftgelenk.*
+ *Translation des Brustkorbs nach rechts.*"
Die Abweichungen in der Frontalebene haben eine funktionelle Beinverkürzung auf der linken Seite zur Folge. Der Brustkorb zeigt als Gleichgewichtsreaktion eine Gewichtsverschiebung nach rechts und hält dadurch den Schwerpunkt annähernd im Zentrum der Unterstützungsfläche. Durch die Eversion und Divergenz wird die Fußlängsachse zerstört. Beim Gehen ist der Abrollweg verkürzt, weil nicht über die funktionelle Fußlängsachse abgerollt wird. Das linke Hüftgelenk steht in geringer Innenrotation, weil die negative Rotation des Beckens stärker ist als die Lateralrotation der linken Femurkondylen. Weil das rechte Bein keine Abweichungen zeigt, ist dort eine deutliche Außenrotation sichtbar.

Beispiel

2. Notationsbeispiel (**Abb. 4.36 b**)
„+ *Divergenz der Fußlängsachsen.*
+ *Medialrotation der Femurkondylen.*
+++ *Beckenhochstand rechts (ca. 2 cm).*
Translation des Brustkorbs nach links.
Rechtskonkave Lateralflexion.
Schulterhochstand links
Funktionelles Abduktionssyndrom."
Die Stellung der Beinachsen in der Transversalebene deutet auf eine deutlich vergrößerte Antetorsion und eine ebenfalls vergrößerte Tibiatorsion hin. Dies muß jedoch durch weitere Untersuchungen (unbelastete knöcherne Beinachsen und Rotationsbeweglichkeit der Hüftgelenke) bestätigt werden. Beim Gehen erfolgt das Abrollen über die Inversions-/Eversionsachsen. Beim Bücken können die Kniegelenke nicht über den Füßen eingeordnet werden. Das Brustkorbgewicht rutscht bedingt durch den Beckenhochstand rechts translatorisch nach links ab, der Schwerpunkt wird jedoch durch die rechtskonkave Lateralflexion wieder nach rechts gebracht. Man kann annehmen, daß der M. quadratus lumborum reaktiv hyperaktiv wird, um Brustkorb und Kopf am weiteren Abrutschen zu hindern.

4.6 Statik

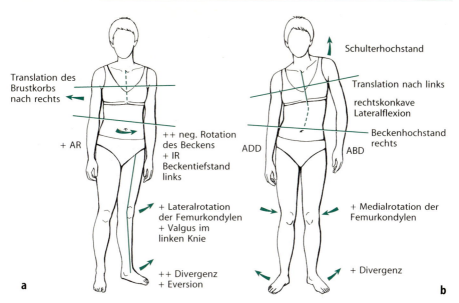

Abb. 4.36 a, b. Notationsbeispiele der Statik von vorn/hinten

Viele chronische Reizzustände der *Supraspinatussehne* sind auf einen verkleinerten subakromialen Raum zurückzuführen. Neben strukturellen sind auch funktionelle Ursachen wie die Abduktion der Skapula im Humeroskapulargelenk dafür verantwortlich (Imhoff et al. 1996). Gründe für veränderte Skapulastellungen können sein:
- muskuläre Verkürzungen oder Hyperaktivitäten des M. levator scapulae oder
- Schwäche im M. serratus anterior und M. trapezius pars aszendens (Mottram 1997).

Diese Muskeln zeigen die entsprechenden Befunde vor allem im Zusammenhang mit Veränderungen der Statik der Wirbelsäule. Ein fixierter thorakaler Rundrücken oder ein Flachrücken mit Insuffizienz der Extensoren der Brustwirbelsäule geht oft mit einer Ventraltranslation des Kopfes und einem Schulterhochstand einher. Somit muß der M. levator scapulae zum einen ständig fallverhindernd arbeiten, zum anderen befinden sich Ursprung und Ansatz im angenäherten Zustand (Klein-Vogelbach 1995).

4.6.6
Folgen der abweichenden Gelenkstellungen

Auf abweichende Gelenkstellungen reagiert der Körper in unterschiedlicher Weise. Es kommt zu einer veränderten Verteilung der Gewichte und folglich zu einer muskulären Dysbalance. Wenn der Spannungszustand der Muskulatur nicht ausreicht, um die Gewichte am Fallen zu hindern, entstehen Belastungen auf der passiven Struktur des Bewegungssystems.

Folgen in Form anderer Verteilung der Gewichte

Die abweichenden Gelenkstellungen haben eine *andere Verteilung der Gewichte* zur Folge (und umgekehrt). Diese Gewichte müssen von Muskeln gehalten werden, die normalerweise nicht dafür bestimmt sind. Die erhöhte Aktivität entsteht also reaktiv auf ein Gewicht und muß demnach durch Abnahme bzw. Einordnung der verursachenden Gewichte wieder normalisiert werden.

Wenn die Gewichte nicht oder – je nach Dauer der Einwirkung – nicht mehr gehalten werden können, werden passive Strukturen zur Bewahrung der Haltung beansprucht, die jedoch für diese Aufgabe nicht geeignet sind (Schubbelastung). Diese Strukturen erfüllen normalerweise eine Schutzfunktion im Bewegungssystem.

Beispiel

1. Notationsbeispiel (**Abb. 4.37 a**)
   „+ Fersenbelastung, Knie hinten, Becken und Bauch vorn, Brustkorb hinten, Kopf in bezug zum Brustkorb vorn."
   Der Körper befindet sich zwar im Gleichgewicht, jedoch stehen die Gewichte der Körperabschnitte nicht wie gewünscht übereinander. Da die Wirbelsäule nicht mehr axial belastet wird, ist die Haltung unökonomisch.
   Im Vergleich zu einer ökonomischen aufrechten Haltung ist die Fersenbelastung zu groß. Die Oberschenkellängsachse bringt durch ihre Neigung das Becken- und Bauchgewicht nach vorn. Der Brustkorb neigt sich im Sinne einer Gleichgewichtsreaktion nach hinten, und der Kopf steht nun wieder in bezug zum Brustkorb vorn.

4.6 Statik

Abb. 4.37. a Notationsbeispiele der Gewichtsverteilung in bezug auf die mittlere Frontalebene; **b** Notationsbeispiele der Gewichtsverteilung in bezug auf die Symmetrieebene

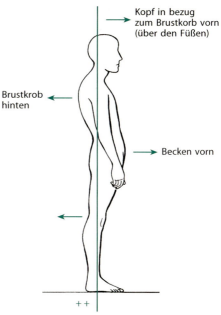

a   Fersenbelastung

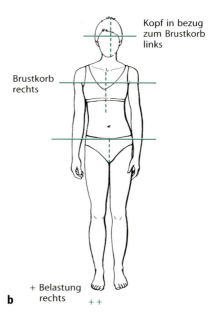

b

Beispiel

2. Notationsbeispiel (**Abb. 4.37 b**)
„+ *Belastung rechts, Translation des Brustkorbs nach rechts, Kopf in bezug zum Brustkorb links.*"
Die Translation des Brustkorbs nach rechts ist der Grund für die vermehrte Belastung auf dem rechten Bein. Der Kopf versucht im Sinne einer Gleichgewichtsreaktion das Gewicht in der Mitte der Unterstützungsfläche zu halten. Sein Gewicht reicht jedoch nicht aus, um die Belastung auf den Füßen symmetrisch zu halten.

Auswirkungen auf die passiven Strukturen in Form von Schubbelastungen

Schubbelastungen (Klein-Vogelbach 1990) der passiven Strukturen (Ligament, Knorpel, Knochen, Periost, Faszie, Kapsel, Nerven, Bandscheibe) sind oft Ursache von Schmerzen (Periost-, Dystrophie-, Kompressions-, radikuläre oder pseudoradikuläre Symptome). Sie entstehen an der Stelle der größten Beweglichkeit, wenn 2 Gewichte in entgegengesetzter Richtung aus der normalen Statik abweichen, und strapazieren die passiven Strukturen des Bewegungssystems, wenn die Muskulatur ihre Haltearbeit aufgibt. Je steiler (vertikaler) die Gelenkflächen stehen, desto mehr Schub kann entstehen.

Bei der Notation der Schubbelastungen nennt man
1. den *Ort*, an dem die Belastung auftritt,
2. ein oder mehrere *Gewichte* unterhalb bzw. oberhalb des Schubniveaus und
3. die *Richtung*, in die der Schub wirkt.

Beispiel

1. Notationsbeispiel (**Abb. 4.38 a**)
„*Lumbosakral: von unten zieht das Bauchgewicht nach vorn/unten. Lumbothorakal: von oben schiebt das Brustkorbgewicht nach hinten/unten.*"
Im Lumbalbereich können gleich 2 Gewichte für Probleme verantwortlich gemacht werden. Bei der Korrektur der Haltung müßten die Gewichte von Becken und Bauch nach hinten/oben gebracht werden, während das Brustkorbgewicht nach vorn oben transportiert werden sollte. Häufig richtet sich der Brustkorb automatisch über dem Becken aus, wenn dieses korrigiert wurde.

Abb. 4.38 a–d. Notationsbeispiele der Schubbelastungen

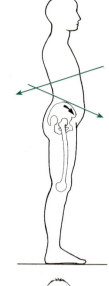

a

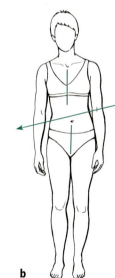

b

2. Notationsbeispiel (**Abb. 4.38 b**)

„*Lumbothorakal: von oben schiebt das Brustkorbgewicht nach rechts/ unten.*"

Wenn Schubbelastungen nach rechts oder links auftreten, sind Abweichungen in der Frontalebene zu sehen. In diesem Fall steht der Brustkorb nicht mehr über dem Becken, sondern ist nach rechts translatiert und kann den passiven Strukturen der Wirbelsäule schaden.

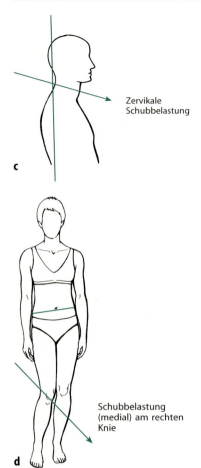

Abb. 4.38 c, d

Zervikale Schubbelastung

Schubbelastung (medial) am rechten Knie

Beispiel

3. Notationsbeispiel (**Abb. 4.38 c**)
„*Zervikal: von oben schiebt das Kopfgewicht nach vorn/unten.*"
Das Kopfgewicht ist für die zervikale Schubbelastung verantwortlich. Es ist nur dann angebracht, den Kopf „wieder zurechtzurücken", wenn die untere Hals- und obere Brustwirbelsäule ausreichend extensorische Bewegungstoleranzen besitzen, andernfalls würden in der mittleren Halswirbelsäule Belastungen auftreten, die einer Schubbelastung entsprechen (s. S. 201 f. „Haltungskorrektur").

Beispiel

4. Notationsbeispiel (**Abb. 4.38 d**)
„*Medial am rechten Knie: von oben schiebt das Körpergewicht nach links/unten.*"
Dieser Schub entsteht durch eine Valgusstellung im Kniegelenk.

Auswirkungen auf die Muskulatur in Form von reaktiver Hyperaktivität

Eine reaktive Dauerhyperaktivität für die Haltung nicht prädestinierter Muskulatur zeigt sich in *ischämischen Schmerzen.*

> **Um zu erkennen, ob der Spannungszustand der Muskulatur reaktiv auf ein Gewicht oder aus anderen Gründen entsteht, muß der Therapeut die verantwortlichen Gewichte übernehmen, ohne die Haltung des Patienten zu verändern.**

Andere Gründe für eine erhöhte Muskelaktivität können hohe Sympathikusaktivität, Schmerzen, Emotionen, Kälte, Temposteigerungen etc. sein.

Eine ungleiche Beanspruchung der Muskulatur geht einerseits mit einer Atrophie der weniger beanspruchten Bereiche, andererseits mit Verspannungen anderer Muskelregionen einher. Diese muskulären Verspannungen, die sich über die gesamte Muskelkette ausbreiten können, führen wiederum zu Schmerzen, die in der Folge den Spannungszustand der Muskulatur weiter erhöhen. Es ist zu vermuten, daß die dauerhaften Muskelkontraktionen eine Reizung schmerzsensibler Nervenfasern auslösen, die für eine Generalisierung der Muskelverspannung verantwortlich ist.

Beispiel

1. Notationsbeispiel (**Abb. 4.39 a**)
„Hyperaktivität der Nackenmuskulatur und des M. trapezius pars descendens, reaktiv auf das Kopfgewicht."
Der Kopf steht in bezug auf den Brustkorb zu weit vorn, und die Nackenmuskulatur muß deshalb ständig fallverhindernd arbeiten. Der bewegliche Schultergürtel wird als Gegengewicht durch den Trapezius nach hinten/oben gezogen.

Beispiel

2. Notationsbeispiel (**Abb. 4.39 b**)
„Hyperaktivität der Extensoren der Brustwirbelsäule und der ventralen Halsmuskulatur, reaktiv auf den in sich zusammengesunkenen Brustkorb, bei gleichzeitiger Hyperaktivität der geraden Bauchmuskulatur, reaktiv auf das nach hinten translatierte Brustkorbgewicht."
Die nicht stabilisierte Brustwirbelsäule hat ihre Fähigkeit zur dynamischen Stabilisierung verloren. Sie ist zusammengesunken, und der Brustkorb ist in der unteren Brustwirbelsäule nach hinten abgerutscht. Die Extensoren der Brustwirbelsäule und die ventrale Halsmuskulatur versuchen den Brustkorb wieder aufzurichten. Damit der Brustkorb nicht noch weiter nach hinten translatiert, müssen die Bauchmuskeln vermehrt fallverhindernd arbeiten.

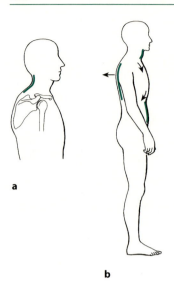

Abb. 4.39 a–c. Notationsbeispiele der reaktiven Hyperaktivität

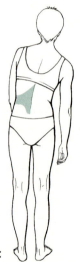

3. Notationsbeispiel (Abb. 4.39 c)

„Persistierende Hyperaktivität des M. quadratus lumborum und der paravertebralen Lumbalmuskulatur links, reaktiv auf das nach rechts geneigte Brustkorbgewicht."

Normalerweise verändert sich der Spannungszustand der paravertebralen Muskulatur beim Gehen bzw. bei Einbeinbelastung. Auf der Spielbeinseite nimmt er zu, weil das Becken dort am Fallen gehindert werden muß. Wenn der Brustkorb dauerhaft rechts vom Becken steht, kann die Muskulatur links nicht mehr entspannen. Damit hat das Becken seine potentielle Beweglichkeit verloren.

Therapeutische Konsequenzen

Da der Körper auf abweichende Gelenkstellungen in Form von reaktiver Hyperaktivität oder Schubbelastungen reagiert, muß der Therapeut bei der Untersuchung genau herausfinden, was für die Probleme verantwortlich gemacht werden kann, um dann die entsprechende Maßnahme zu ergreifen:
- Die gestreßten Strukturen müssen vom Gewicht befreit werden, d.h., dem Patienten müssen Entlastungsstellungen beigebracht werden.
- Die Beweglichkeit muß wiederhergestellt werden.
- Der Patient muß lernen, seine Haltung zu korrigieren.
- Die fallverhindernd arbeitende Muskulatur darf nicht detonisiert werden.

Die gestreßten Strukturen müssen vom Gewicht befreit werden, d.h., dem Patienten müssen Entlastungsstellungen beigebracht werden

Bei jeder Behandlung ist die Instruktion von *Entlastungsstellungen* für alle Lebenslagen unerläßlich und sollte beim ersten Kontakt mit dem Patienten erfolgen. Entlastungsstellungen kann man auch während der Arbeit einnehmen. Wichtig ist, daß sie sofort mit Einsetzen der Beschwerden eingenommen werden.

Die Beweglichkeit muß wiederhergestellt werden

Teilsteifigkeiten muß man mit aller Sorgfalt zu beseitigen versuchen, insbesondere der Kopf sollte nicht einfach geradegerückt werden. Der therapeutische Erfolg läßt dabei oft lange auf sich warten. In der Zwischenzeit müssen Entlastungsstellungen helfen.

Hypermobilitäten sind oft Ursache schlechter Statik. In der Folge entstehen in der Wirbelsäule häufig Teilsteifigkeiten. Diese können aber auch die primäre Ursache statischer Abweichungen sein.

Der Patient muß lernen, seine Haltung zu korrigieren

Will man die Haltung beeinflussen, also die Statik verbessern, muß der Patient die Fehlstellung und ihre Korrektur wahrnehmen können. Er muß nicht nur die angestrebte Haltung spüren, sondern auch den Weg des Zurücksinkens in die unerwünschte Gewohnheitshaltung.

Wenn keine Teilsteifigkeiten hindernd im Weg stehen, ist dies schnell zu erreichen. Die Haltungskorrektur hebt die Schubbelastungen und die reaktive Hyperaktivität der Muskulatur auf, geht aber mit Hyperaktivität einher, die oft von einer *funktionellen Fehlatmung* begleitet wird (s. Abschn. 4.8.1). Diese Hyperaktivität muß nach Einnehmen der korrigierten Stellung abgebaut werden.

Haltungskorrekturen im Stehen nimmt man unter Beibehalten der gleichmäßigen Belastung von Vor- und Rückfuß vor. Da der Kopf bereits am richtigen Ort über den Füßen steht, muß sich die Haltungsveränderung durch Gewichtsverschiebung zwischen Hüftgelenken und Halswirbelsäule vollziehen.

Der Therapeut veranlaßt *möglichst nur eine* Gewichtsverschiebung, die dann automatisch ein Gegengewicht in Gang setzt, weil die Belastung auf den Füßen nicht verändert werden darf.

Die fallverhindernd arbeitende Muskulatur darf nicht nur entspannt werden

Die reaktive Hyperaktivität muß als bremsende, stabilisierende und fallverhindernde Aktivität verstanden werden. Wenn eine solche reaktive Hyperaktivität anhält, kommt es zu „Verkrampfungen", Myogelosen und Durchblutungsstörungen. Diese verursachen ischämische Schmerzen.

Eine fallverhindernde Hyperaktivität ist die normale Reaktion gesunder Muskulatur auf eine schlechte Haltung.

Deshalb steht die Haltungskorrektur im Vordergrund. Wenn dann immer noch ein erhöhter Spannungszustand besteht, können entspannende Maßnahmen Linderung verschaffen.

4.7
Bewegungsverhalten beim Gehen

Um die Gangabweichungen eines hinkenden Menschen zu verstehen, benötigen Therapeuten Beurteilungskriterien, anhand derer sie die Abweichungen erkennen können. Das setzt voraus, daß man eine hypothetische Norm des gesunden Bewegungsverhaltens in sich trägt. Die Analysen, die in Ganglabors gemacht werden, sind hilfreiche Ergänzungen; sie sind auch Bestätigungen dessen, was Therapeuten beobachten und hören können. Der Aufwand ist jedoch sehr hoch und steht für Physiotherapeuten in keiner Relation zum Ergebnis. Ein geübtes Auge kann Abweichungen vom normalen Bewegungsverhalten sehr gut erfassen, denn jeder Mensch trägt eine Vorstellung von „schöner", harmonischer Bewegung in sich. Ein Mensch, der hinkt, fällt nicht nur im Ganglabor auf.

Das Ziel der Gangbeobachtungen ist es einerseits herauszufinden, ob die bestehenden Hinkmechanismen irreversibel oder reversibel sind. Außerdem muß der Therapeut aus diesen komplexen Daten die fehlerhaften Details herausfinden, die Ursache für den Hinkmechanismus sind. Unter vereinfachten Bedingungen wird nun der entsprechende neu zu lernende Bewegungsablauf geübt, um die reversiblen Hinkmechanismen zu beseitigen. Eine vereinfachte Bedingung kann z. B. sein, die Hubbelastung zu reduzieren oder nur einzelne Elemente eines komplexen Bewegungsablaufs zu üben.

Wenn der Patient selber den für sein Handikap optimalen Hinkmechanismus gefunden hat, muß man ihn weiter bestehen lassen. Auch die irreversiblen Hinkmechanismen müssen ökonomisch optimal sein.

Beispiel

Wenn das obere Sprunggelenk dorsalextensorisch eingeschränkt oder sogar in Plantarflexion fixiert ist, hat der Patient mehrere Möglichkeiten, die Bewegungseinschränkung zu kompensieren. Zur Vereinfachung sollen folgende 2 Beispiele dienen:
a) Er löst die Ferse sehr früh vom Boden und das Knie- und Hüftgelenk bleiben flektiert.
b) Er läßt die Ferse am Boden stehen, im Kniegelenk geschieht eine Extension, das Hüftgelenk kann sich nicht mehr kontinuierlich nach vorn bewegen, und es erfolgt eine Rotation des Beckens auf der Standbeinseite nach hinten.

Der Hinkmechanismus a) erfolgt ausschließlich in der Sagittalebene, während bei b) zusätzliche Bewegungen in der transversalen Ebene stattfinden müssen. Die Belastung vor allem der passiven Strukturen des Kniegelenks ist bei diesem Hinkmechanismus größer.

4.7.1
Die acht Beobachtungskriterien für den Gang, Abweichungen und Konsequenzen für das Bewegungsverhalten

Die *8 Beobachtungskriterien* ermöglichen es dem Therapeuten, ohne weitere Hilfsmittel, ausschließlich durch Betrachten, das abweichende Gehverhalten zu erkennen, zu beurteilen und zu analysieren. Diese Beobachtungskriterien sind keine Durchschnittswerte, die an den Gangbildern verschiedener Menschen ermittelt wurden, sondern *charakteristische Merkmale des Leitbilds des normalen Gangs:*
- Gangtempo
- Vorwärtstransport der Körperabschnitte Brustkorb und Kopf bei horizontaler Rechtwinkelstellung ihrer frontotransversalen Achsen zur Fortbewegungsrichtung
- Gehbewegungen der Körperabschnitte Becken und Beine
- Armbewegungen als Reaktion auf die Gehbewegungen von Becken und Beinen
- Einstellung der Beuge-Streck-Achsen des Standbeins und Abrollbewegung
- Spurbreite
- Schrittlänge
- Erhaltung der vertikal stehenden Körperlängsachse.

Gangtempo

Norm

❑ **Definition.** Das Gangtempo ist eine Konstante und beträgt 108–120 Schritte pro Minute.

Abweichungen
- Gesteigertes Gangtempo.
- Verringertes Gangtempo.

Interpretation
- *Bei gesteigertem Gangtempo:*
  Wenn das Tempo auf mehr als 140 Schritte pro Minute ansteigt, wird der Gang hyperaktiv und der Armpendel aktiv. Die Schritte verlieren an Ökonomie und Reaktivität, d.h., die Ermüdung tritt

früher ein, die Schritte werden kürzer, und auf Dauer wird die zurückgelegte Wegstrecke geringer. Schnelles Gehen kann als Konditionstraining genutzt werden.
- *Bei verringertem Gangtempo:*
Geht der Mensch langsamer, erfolgen die Schritte nicht mehr reaktiv, sondern jeder Schritt muß neu angesetzt werden. Je langsamer das Tempo, desto deutlicher beobachtet man das Einsetzen von Gegengewichten.
Die meisten Patienten tendieren zur Verlangsamung des Gangtempos. Sinkt die Schrittzahl auf 80 oder weniger Schritte pro Minute, werden die Armbewegungen symmetrisch, und man beobachtet, daß die Vorwärtsbewegung des Körpers zugunsten von Rechts-links-Bewegungen abnimmt.

Vorwärtstransport der Körperabschnitte Brustkorb und Kopf bei horizontaler Rechtwinkelstellung des frontotransversalen Brustkorbdurchmessers zur Fortbewegungsrichtung

Normalerweise startet der Mensch zum Gehen spontan und ohne Überlegung. Er hat ein bestimmtes Ziel vor Augen, und der Körper reagiert mit Schritten auf den Wunsch, nach vorn zu kommen. Diese *Zielsehnsucht* bringt die Gewichte von Brustkorb und Kopf weiter nach vorn und verändert damit den Schwerpunkt über der Unterstützungsfläche in Richtung des Ziels.

Wenn eine Masse einmal geradlinig in eine bestimmte Richtung beschleunigt wird, verharrt sie in dieser Bewegung und Richtung (Gesetz der „Trägheit der Masse"). Für den normalen Gang ist es also bedeutsam, daß es gelingt, die Masse der Körperabschnitte Brustkorb und Kopf permanent so nach vorn zu transportieren, daß als Reaktion Schritte erfolgen. Dazu muß der Körperabschnitt Brustkorb dynamisch stabilisiert sein, damit keine unwuchtigen Gewichte den Vorwärtstransport beeinträchtigen.

> Der Körperabschnitt Becken gehört beim Gehen funktionell zum Körperabschnitt Beine und wird von deren Bewegungen weiterlaufend erfaßt. Wenn der frontotransversale Brustkorbdurchmesser immer rechtwinklig zur Gehrichtung bleibt, wird gewährleistet, daß er seine Aufgabe im Bewegungsverhalten erfüllen kann. Er ist stabil und bietet dadurch dem Kopf die Möglichkeit, sich im Raum zu orientieren.

Durch folgende Faktoren entsteht der „Drive", der den Gehautomatismus aufrechterhält:
- die Zielsehnsucht,
- das permanente Überwiegen der vorderen Gewichte,
- die Trägheit der Masse der Körperabschnitte Brustkorb und Kopf (einmal beschleunigt, strebt sie immer in diese Richtung).

Norm
- Brustkorb und Kopf werden gemeinsam nach vorn transportiert.
- Die frontotransversalen Durchmesser von Brustkorb und Kopf stehen rechtwinklig zur Gehrichtung und bleiben immer horizontal (**Abb. 4.40**).

Abweichungen
- Der Brustkorb dreht gegen das Becken.
- Der Brustkorb dreht sich mit dem Becken in die gleiche Richtung.
- Der Brustkorb neigt sich nach rechts/links.
- Der Brustkorb (und der Kopf) streben nicht nach vorn.

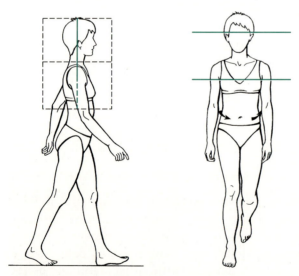

Abb. 4.40. Vorwärtstransport der Körperabschnitte Brustkorb und Kopf bei horizontaler Rechtwinkelstellung ihrer frontotransversalen Achsen zur Fortbewegungsrichtung

Interpretation
- *Der Brustkorb dreht gegen das Becken:*
  Nur bei stabilisiertem Brustkorb ist es dem Körperabschnitt Arme möglich, auf die Gehbewegungen der Beine und des Beckens zu reagieren. Wenn also der Brustkorb gegen das Becken dreht, werden Schultergürtel und Arm mit nach vorn und hinten transportiert, und die reaktiven Armbewegungen (Bewegungen im Humeroskapulargelenk) hören auf. Da durch die Rotation eine Rückwärtsbewegung erfolgt, steht ein Teil des Brustkorbgewichts nicht mehr für die Beschleunigung nach vorn zur Verfügung.
- *Der Brustkorb dreht sich mit dem Becken in die gleiche Richtung:*
  Dieses nicht seltene Phänomen tritt typischerweise auf, wenn das Rotationsniveau nach kranial verschoben ist. Ursachen dafür können lange Schritte oder fehlende Rotation in der unteren Brustwirbelsäule sein. Im Extremfall laufen die Gehbewegungen der Beine und des Beckens bis in die Halswirbelsäule weiter.
- *Der Brustkorb neigt sich nach rechts/links:*
  Das hat eine Zerstörung der Körperlängsachse zur Folge (s. Abschn. 4.7.1). Die Rechts-links-Bewegungen überwiegen die vorwärts gerichtete Bewegung.
- *Der Brustkorb (und der Kopf) streben nicht nach vorn:*
  Dabei entsteht der Eindruck, als wollte sich der Mensch nicht wirklich nach vorn fortbewegen. Die Füße gehen dem Körper voraus. Die Schritte erfolgen aktiv, der „Drive" geht verloren.

Gehbewegungen der Körperabschnitte Becken und Beine

Die Gehbewegungen der Körperabschnitte Becken und Beine laufen automatisch ab. Das Becken muß in bezug auf den Brustkorb permanente minimale Stellungsänderungen in der Wirbelsäule durchführen, die untrennbar mit den Gehbewegungen der Beine zusammenhängen. Beim normalen Gang löst das Bewegungsverhalten des Standbeins die Reaktion des Spielbeins aus. Das Standbein läßt also den Körper so über seine funktionelle Fußlängsachse abrollen, daß als Reaktion das unbelastete Spielbein zu einem Schritt nach vorn gezwungen wird, um das Gleichgewicht zu erhalten.

Zur Reaktion des Spielbeins kommt es durch die Vorlastigkeit der Gewichte. Jeder Schritt ruft in seiner Standbeinphase mit Abrollung über die funktionelle Fußlängsachse den nächsten reaktiven Schritt hervor. Die Wirkung der Masse der Körperabschnitte Brustkorb und Kopf ihrerseits versetzt die hängenden Armgewichte reaktiv in ihre „pendelnde" Bewegung.

Tabelle 4.2. Bewegungskomponenten in der Sagittalebene

	Hüftgelenk	Kniegelenk	Oberes Sprunggelenk
Spielbeinphase			
Bei Zehenablösung.	Nullstellung.	+/– 30° Flexion.	+/– 20° Plantarflexion.
Während der Fuß den Standbeinfuß überholt.	+/– 30° Flexion.	+/– 60° Flexion.	Nullstellung.
Kurz vor dem Fersenkontakt.	+/– 30° Flexion.	+/– 5° Flexion.	Nullstellung.
Standbeinphase			
Fersenkontakt.	+/– 30° Flexion.	+/– 5° Flexion.	Nullstellung.
Bis zum Sohlenkontakt.	+/– 20° Flexion.	+/– 15° Flexion.	+/– 5° Plantarflexion.
Das Standbeinhüftgelenk überholt das Standbeinkniegelenk.	+/– 15° Flexion.	+/– 15° Flexion.	Nullstellung.
Kurz vor der Zehenablösung.	Nullstellung	+/– 30° Flexion.	+/– 20° Plantarflexion.

Für das *Timing* des Schrittzyklus (=100%) gilt:
- Standbeinphase +/– 60%, davon 20% Doppelbelastungsphase.
- Spielbeinphase +/– 40% (Inman et al. 1981; Plas et al. 1980; Whittle 1991; Perry et al. 1992).

Die Bewegungen des Beckens erfolgen ausschließlich rotatorisch und lateralflexorisch in der Wirbelsäule sowie rotatorisch und ab-/adduktorisch in den Hüftgelenken. Man kann keine Flexions- und Extensionsbewegungen in der Wirbelsäule beobachten.

Bewegungskomponenten in den Gelenken beim Gehen

Sagittalebene
In Tabelle 4.2 sind die Bewegungskomponenten in der Sagittalebene dargestellt.

Frontalebene
Die Spinae bewegen sich nur wenig nach kranial und kaudal. Sinkt die Spinae der Spiegelbeinseite wenig ab, kurz darauf stellt sich die Verbindungslinie der Spinae wieder horizontal ein.

Transversalebene
Die Bewegungsausschläge sind nur gering (Tabelle 4.3, Bewegungskomponenten in der Transversalebene).

Tabelle 4.3. Bewegungskomponenten in der Transversalebene

	Hüftgelenk	Kniegelenk	Unteres Sprunggelenk
Spielbeinphase Bei Zehenablösung.	Innenrotation.		
Während der Fuß den Standbeinfuß überholt.	Nullstellung.		
Kurz vor dem Fersenkontakt.	Außenrotation.	Außenrotation des Unterschenkels.	
Standbeinphase Fersenkontakt.	Außenrotation.		Inversion.
Bis zum Sohlenkontakt.		Innenrotation des Unterschenkels.	Eversion bis Nullstellung.
Das Standbeinhüftgelenk überholt das Standbeinkniegelenk.	Nullstellung.	Medialrotation (= Außenrotation im Kniegelenk) des Oberschenkels.	
Kurz vor der Zehenablösung.	Innenrotation.	Nullstellung.	

Zeitliche Reihenfolge des Bewegungsablaufs

Die Vorfußablösung macht das betreffende Bein zum Spielbein. Währenddessen ist das Standbein nach hinten geneigt. Als erstes überholt das Knie das annähernd vertikal stehende Standbein. Die Vorwärtsrichtung des Spielbeins muß durch koordinierte Muskelarbeit flexorisch und außenrotatorisch im Hüftgelenk des Spielbeins gesichert werden. Weiterlaufend wird das Becken auf der Spielbeinseite mitgenommen, es bewegt sich innenrotatorisch im Standbeinhüftgelenk. Dort verliert die Ferse den Bodenkontakt, und das Standbein neigt sich zunehmend nach vorn. Diese Bewegung findet extensorisch in den Zehengrundgelenken statt.

Das Spielbein hat den Überholvorgang so gestaltet, daß die Ferse den medialen Malleolus überholt und sich die funktionelle Fußlängsachse in Fortbewegungsrichtung einstellt. Während der Flexions- und Extensionsbewegungen in den Kniegelenken kommt es automatisch wegen der Form der Femurkondylen zu Rotationsbewegungen im Kniegelenk. *Bei der Flexion geschieht eine Innenrotation und bei der Extension eine Außenrotation.* Bewegt sich der *Unterschenkel in Spielfunktion* extensorisch im Kniegelenk, wie es beim Überholvorgang geschieht, dreht sich der Tibiakopf unter den Femurkondylen außenrotatorisch im Kniegelenk nach lateral. Bei der flexorischen Bewegung dreht der Tibiakopf unter den Femurkondylen innenrotatorisch im Kniegelenk nach medial.

Befindet sich das *Bein in Stützfunktion*, findet die Extension vom proximalen Gelenkpartner aus statt, weil der Unterschenkel durch den Stütz fixiert ist. Dabei drehen sich die Femurkondylen auf dem Tibiaplateau außenrotatorisch im Kniegelenk nach medial. Beim Gehen ist das in der Standbeinphase der Fall, wenn der Oberschenkel den Unterschenkel überholt und sich die Beinlängsachse nach vorne neigt.

Abweichungen
- Die flexorischen Bewegungstoleranzen des Spielbeins reichen nicht aus.
- Die Extension im Standbeinhüftgelenk reicht nicht aus.

Interpretation
- *Die flexorischen Bewegungstoleranzen des Spielbeins reichen nicht aus oder werden nicht genutzt, um das Bein optimal funktionell zu verkürzen:*
  Dann wird das Bein in Zirkumduktion (nicht geradlinig) nach vorn gebracht. Das seitlich und dann vorn angehängte Beingewicht veranlaßt den Körper ein Gegengewicht zu bilden. Häufig wird dazu außer den Körperabschnitten Becken, Brustkorb und Kopf auch noch der Arm der Gegenseite genutzt.
- *Die Extension im Standbeinhüftgelenk reicht nicht aus:*
  Wenn die Extension im Hüftgelenk fehlt bzw. die Nullstellung nicht erreicht wird, kann dies der Körper auf unterschiedlichste Arten kompensieren:
  ❑ Die Bewegung findet extensorisch in der Lendenwirbelsäule statt.
  ❑ Der Fuß dreht auf dem Boden nach außen (dies kann auch bei fehlender Innenrotation beobachtet werden).
  ❑ Die Fersenablösung geschieht zu früh. Im Knie- und Hüftgelenk bleibt die Flexionsstellung erhalten (leider relativ selten; dieser Hinkmechanismus hätte weniger Auswirkungen in transversalen Ebenen).
  ❑ Die Fersenablösung geschieht zu spät, und das Becken dreht auf der Standbeinseite nach hinten.
  ❑ Die Schrittlänge des überholenden Beins ist verkürzt.

4.7 Bewegungsverhalten beim Gehen

Tabelle 4.4. Aktivität großer Muskelgruppen während der Standbeinphase

	Hüftgelenk	Kniegelenk	Fuß
Fersenkontakt.	Ischiokrurale Muskulatur, M. gluteus maximus.	M. quadrizeps femoris, ischiokrurale Muskulatur.	Dorsalextensoren, Zehenextensoren.
Sohlenkontakt.	M. gluteus medius und minimus, M. gluteus maximus.	M. quadrizeps femoris.	
Fersenablösung.			M. gastrocnemius.

Muskuläre Koordination des Standbeins beim Gehen

Nach Inman et al. (1981) finden die höchsten Muskelaktivitäten zu Beginn und am Ende der Standbeinphase statt. In der Mitte der Standbeinphase sind zwar große Bewegungsausschläge zu beobachten, die muskulären Aktivitäten sind jedoch eher gering. Dies läßt den Schluß zu, daß diese Bewegungen durch die bestehende Vorlastigkeit der Körperabschnitte Brustkorb und Kopf und die Trägheit ihrer Masse unterhalten werden (Tabelle 4.4).

Wenn die Koordination von Fuß-, Knie- und Hüftgelenksicherung versagt, muß sich die Körperlängsachse nach vorne neigen, um das Gleichgewicht zu erhalten.

Beim normalen Gehen drückt sich der Fuß nicht vom Boden ab, sondern er rollt über die funktionelle Fußlängsachse ab. Nur wenn die Ferse in normaler Spurbreite auf dem Boden aufkommt, die Richtung nach vorn strikt eingehalten wird und die Fallverhinderung gut funktioniert, geschieht das Abrollen reaktiv. Das Abdrücken vom Boden ist ein hyperaktives Hinken. Das Knie bewegt sich durch Drehpunktverschiebung nach hinten, wie es beim Laufen für den Absprung vom Boden notwendig ist, und der Vorwärtsdrive geht zugunsten von Bewegungen nach oben verloren (**Abb. 4.41**).

> Für alle Hinkmechanismen gilt: Wenn ein Hinkmechanismus über längere Zeit bestanden hat, verliert der Patient die muskuläre Kondition und Koordination, die beim normalen Gehen permanent trainiert wird. Sind keine irreversiblen Schäden vorhanden, kann der Hinkmechanismus überwunden werden.

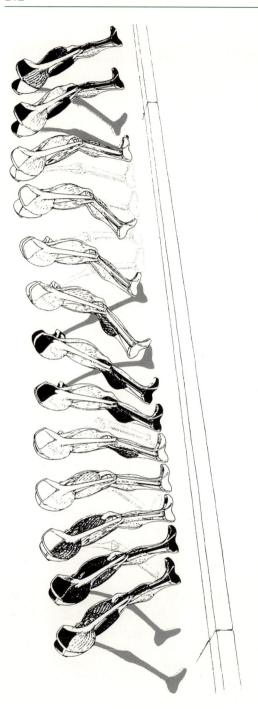

Abb. 4.41. Muskelaktivitäten beim Gehen (aus: Inman et al., 1981)

Armbewegungen als Reaktion auf die Gehbewegungen von Becken und Beinen

Im aufrechten Stand hängen die Arme am Schultergürtel. Daher reagieren sie bei standortkonstanten Bewegungsabläufen wie *hängende Pendel*, indem sie in 2 Richtungen hin und her schwingen. Beim Gehen wird der Standort verändert, und dabei wird aus dem hängenden Pendel ein *stehendes Pendel*, ähnlich einem Metronom. Ein Zurückpendeln des Arms würde Gewichte aus der Bewegungsrichtung bringen und wäre damit unökonomisch.

Die Arme sind das Gewicht des Körpers, das am besten reagieren kann. Durch die Gehbewegungen des Beckens und der Beine entsteht ein Ungleichgewicht zwischen rechts und links und zwischen vorn und hinten. Das zwingt die Arme, die entsprechenden Gleichgewichtsreaktionen auszuführen, die bei normaler Spurbreite, optimaler Schrittlänge und idealem Gangtempo von ca. 120 Schritten pro Minute am deutlichsten in Erscheinung treten. Wenn beim Gehen die Hände auf dem Brustkorb überkreuzt werden, kann man eine reaktive Gegendrehung zur Beckenbewegung beobachten.

Gangtypische Bewegungen bringen das Gewicht der Arme und des Schultergürtels nach vorn in die Bewegungsrichtung. Voraussetzung dafür ist, daß die Gehbewegungen der Beine automatisch ablaufen, der Schultergürtel auf dem Brustkorb abgelegt werden kann, die Arme reaktionsbereit neben dem Körper hängen und sich der Schultergürtel auf dem Brustkorb bewegen kann.

Reihenfolge des Bewegungsablaufs

Die Bewegungen des Standbeins und des Gegenarms (=Standarm) geschehen zeitgleich. Am Standarm beginnt die Bewegung proximal. Der Brustkorb wird in die Gelenke des Schultergürtels dorsalduktorisch (=Schulterblattadduktion) hineintransportiert. Weiterlaufend bewegt sich der Schultergürtel extensorisch im Humeroskapulargelenk.

Am Spielarm beginnt die Bewegung distal. Der Arm schwingt nach vorn, er bewegt sich flexorisch/außenrotatorisch im Humeroskapulargelenk und nimmt den Schultergürtel weiterlaufend ventralduktorisch (Schulterblattabduktion) mit nach vorn. Die Hand steht dann räumlich in gleicher Höhe wie der Fuß (**Abb. 4.42**).

> **Bei optimalen gangtypischen reaktiven Bewegungen der Arme dreht sich der Schultergürtel gegenläufig zum Becken.**

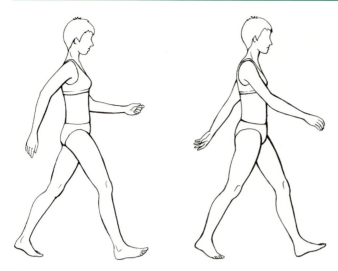

Abb. 4.42. Gangtypische Bewegungen des Körperabschnitts Arme als Reaktion auf die Gehbewegungen der Beine und des Beckens

Einstellung der Beuge-Streck-Achsen des Standbeins und Abrollweg

Um beim Gehen den größten Weggewinn zu erzielen, müssen sich die Beuge-Streck-Achsen von Hüft-, Knie- und Großzehengrundgelenken parallel und rechtwinklig zur Fortbewegungsrichtung einstellen lassen.

Untersuchung der Einstellung der Beuge-Streck-Achsen

Ausgangsstellung Rückenlage.

Der Therapeut stellt das Großzehengrundgelenk, das Knie- und Hüftgelenk in eine gemeinsame Sagittalebene ein und bewegt nun das Knie- und Hüftgelenk flexorisch und extensorisch, indem er den Fuß (dorsalextensorisch und plantarflexorisch) über die Ferse schaukeln läßt. Mit der anderen Hand greift er den Vorfuß und veranlaßt die Flexions- und Extensionsbewegungen im Großzehengrundgelenk durch Drehpunktverschiebung. Der Fuß muß sich bei Plantarflexion pronieren können, damit die Beuge-Streck-Achse des Großzehengrundgelenks weiterhin parallel und frontotransversal stehen kann (**Abb. 4.43**).

Besonders transversale Abweichungen der knöchernen Beinachsen können das Abrollen über die *funktionelle Fußlängsachse* verhindern (s. Kap. 1).

Abb. 4.43. Untersuchung der Parallelstellung der Beuge-Streck-Achsen des Beins

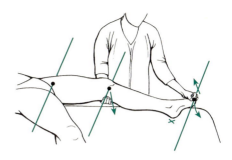

Untersuchung der Tibiatorsion

Der Untersucher schätzt die *Größe der Tibiatorsion* im Seitenvergleich in der Ausgangsstellung Rückenlage, indem er mit einer Hand die Querachse des Tibiakopfs (Beuge-Streck-Achse des Kniegelenks) parallel zur Unterlage einstellt und mit der anderen Hand die Malleolengabel umfaßt. Der Normwert der Tibiatorsion beträgt ca. 23° (Lanz u. Wachsmuth 1959; **Abb. 4.44**).

Beurteilung der Antetorsion

Im Hüftgelenk in Nullstellung beträgt die Innenrotation 40–50° und die Außenrotation 30–40°. Die um ca. 10° größere Innenrotation erklärt sich aus der Antetorsion, die normalerweise ca. 12° beträgt. Die im Stand um 12° medialrotierten Femurkondylen sind der sichtbare Ausdruck der Antetorsion (**Abb. 4.45**). Um die Nullstellung (Debrunner 1971) einnehmen zu können, müssen die Femurkondylen soweit außenrotiert werden, daß die Beuge-Streck-Achse frontotransversal steht, was sich bei der Messung an der größeren Innenrotation zeigt.

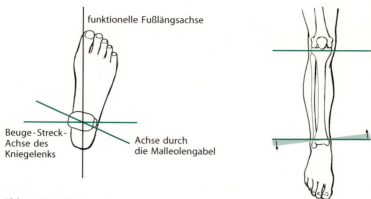

Abb. 4.44. Tibiatorsion

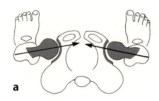

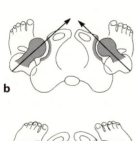

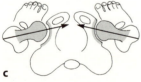

Abb. 4.45. Antetorsion des Femurs. (**a**) Norm. (**b**, **c**) Antetorsion (aus: Krämer, Orthopädie, 4. Auflage, Springer, S. 27)

Durch die Torsionen von Femur und Tibia divergiert die anatomische Fußlängsachse um ca. 12°. Damit kann der Fuß über die funktionelle Fußlängsachse abrollen, die vom lateralen Kalkaneus zum Großzehengrundgelenk verläuft. Durch die Einstellung der funktionellen Fußlängsachse in Fortbewegungsrichtung ist der Abrollweg am längsten und damit der Weggewinn am größten.

Wenn die Gelenke des Standbeins richtig übereinander angeordnet sind, werden alle bestehenden Bewegungstoleranzen nach unten durch das Körpergewicht fallverhindernd innerviert.

Abweichungen
Abweichungen führen typischerweise zur Überlastung der passiven Strukturen des Kniegelenks:
- + Divergenz der funktionellen Fußlängsachse,
- + Konvergenz der funktionellen Fußlängsachse,
- + Medial-/Lateralrotation der Femurkondylen.

Interpretation
- *Bei + Divergenz der funktionellen Fußlängsachse:*
  Das Abrollen geschieht über die Inversions- und Eversionsachse des Fußes. Dadurch ist der Abrollweg verkürzt und die Längswölbung wird allmählich zerstört.
- *Bei + Konvergenz der funktionellen Fußlängsachse:*
  Der Fuß rollt über die Kleinzehenkante ab, und der Abrollweg ist verkürzt.
- *Bei + Medial-/Lateralrotation der Femurkondylen:*
  Wenn die Beuge-Streck-Achse des Kniegelenks nicht rechtwinklig zur Fortbewegungsrichtung steht, überlastet dies die passiven Strukturen des Kniegelenks.

Spurbreite

Will man die normale Gangspur darstellen, projiziert man die Fortbewegungsrichtung als gerade Linie auf den Boden. Dann legt man im Abstand normaler Schrittlänge die Fußabdrücke mit den funktionellen Fußlängsachsen parallel dazu so auf den Boden, daß jeweils der mediale Teil der Ferse die Symmetrieebene tangiert (**Abb. 4.46**).

Norm

❑ **Definition.** Die *Spurbreite beim Gehen* ist durch den Abstand der funktionellen Fußlängsachsen definiert. Sie ist eine Konstante und so

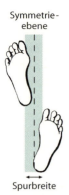

Abb. 4.46. Spurbreite beim Gehen

groß, daß das überholende Spielbein sich ohne Behinderung am Standbein vorbei bewegen kann.

Die Spurbreite beim Gehen ist schmaler als diejenige beim Stehen, da sich in der Fortbewegung das Becken in den Hüftgelenken und in der Wirbelsäule dreht und damit der auf den Boden projizierte Hüftgelenkabstand ebenfalls verkleinert wird.

Man beobachtet den Patienten von hinten und achtet darauf, daß der mediale Teil der Spielbeinferse beim Überholen den Standbeininnenknöchel gerade nicht berührt.

> Der Patient muß selber darauf achten, daß der Fuß, der das Standbein überholt, mit dem inneren Teil der Ferse den Knöchel des Standfußes beinahe berührt! Das kann der Patient leicht wahrnehmen, und er verbessert damit sein Gangbild spontan. Außerdem bewirkt man mit dieser Korrektur, daß die Ferse des Spielbeins automatisch mit ihrer lateralen Seite am Boden ankommt. Damit ist eine wichtige Voraussetzung für ein normales Abrollen des Fußes am Boden über die funktionelle Fußlängsachse erfüllt.

Abweichungen
- \+ Spurbreite.
- Nullspur.
- Minusspur (Kreuzgang).

Interpretation
- *Bei + Spurbreite:*
Beim *Breitspurgang* geht ein Teil des Weges zugunsten von Rechts-links-Bewegungen verloren, was die Schrittlänge verkürzt. Die Längsachse des Standbeins ist, entsprechend der Spurverbreiterung,

nach innen geneigt, und die Schritte sind nicht mehr reaktiv. Zur Erhaltung des Gleichgewichts geschieht entweder eine Translation oder Lateralflexion des Brustkorbs nach rechts und links, oder die Körperlängsachse neigt sich abduktorisch im Standbeinhüftgelenk zur Seite (Duchenne). Das Gangtempo verlangsamt sich, und es entsteht der Eindruck, als schwanke der Patient wie ein „Seemann auf einem Schiff".

Viele Patienten streben einen Breitspurgang an, weil dieser ihnen (scheinbar) ein Gefühl von Sicherheit gibt. Diese Sicherheit ist trügerisch, und der Patient trainiert einen chronischen Hinkmechanismus. In der Folge verliert er die muskuläre Kondition, die er für normales Gehen benötigt. Zusätzlich kommt es zu unterschiedlich ausgeprägten, konstitutionsabhängigen Überbelastungen der Fuß-, Knie-, Hüft- und Lendenwirbelgelenke.

Nur im Fall bestehender Schäden, die normales Gehen unmöglich machen – z. B. bei Paresen der Beinmuskulatur, wenn die notwendigen fallverhindernden muskulären Aktivitäten nicht mehr vorhanden sind –, muß das Breitspurgehen toleriert werden.

- *Bei Nullspur:*
  Beim *Nullspurgang* geht man auf einer Linie. Beim Versuch, mit nach vorn gerichteter funktioneller Fußlängsachse vorwärts zu gehen, stehen die Füße einander im Weg, und das Spielbein muß zum Überholen einen Umweg machen. Damit ist das Gehen nicht mehr reaktiv, die Schritte werden kürzer, das Gangtempo wird verlangsamt, und die Gleichgewichtslage ist sehr labil.
- *Bei Minusspur (Kreuzgang):*
  Beim Gehen überkreuzen sich die Füße. Diese Abweichung ist selten. Wenn sie sporadisch vorkommt, ist sie oft die Ursache für Stolpern. Auch beim sog. „*Kreuzgang*" ist das Gehen aktiv, die Schrittlänge verkürzt sich, und das Tempo nimmt ab. In der Standbeinphase steht das Kniegelenk immer lateral vom medialen Fußrand, und der Vastus medialis des M. quadriceps wird zwangsläufig fallverhindernd aktiviert. Aus diesem Grund kann der Kreuzgang den therapeutischen Zweck erfüllen, eine günstige Belastung des Kniegelenks zu erzielen.

ZUSAMMENFASSUNG

Bei den Abweichungen von der normalen Gangspur nimmt der Weggewinn ab. Das Verhältnis von Primärbewegung und Reaktion wird vertauscht. Wenn man das Gangbild eines Patienten normalisieren möchte, muß man von Anfang an darauf achten, daß er die *normale Gangspur* einübt.

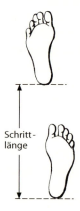

Abb. 4.47. Schrittlänge

Schrittlänge (Abb. 4.47)

Damit die Schrittlänge des normalen Gangs beobachtet werden kann, muß das Gangtempo von 120 Schritten pro Minute eingehalten werden. Die Rechts- und Linksschritte sind gleich lang (Inman et al. 1981). Jeder dieser Schritte bewirkt einen gleich großen Vorwärtstransport des Körpers zum Ziel und bedeutet damit Weggewinn.

Norm

❏ **Definition.** Die *Schrittlänge* ist der beobachtbare Abstand zwischen Zehen (des hinteren Fußes) und Ferse (des vorderen Fußes) in der Doppelbelastungsphase plus einer Fußlänge.

Die Schrittlänge ist abhängig von
- dem Abstand der Hüftgelenke,
- den rotatorischen und extensorischen Bewegungstoleranzen der Hüftgelenke,
- den rotatorischen Bewegungstoleranzen in der unteren Brustwirbelsäule,
- der Fuß- und Beinlänge.

Wenn die individuelle Schrittlänge ausgenutzt wird, ist der Weggewinn am größten. Unterschiedlich große Rechts-links-Schritte sind Merkmale eines Hinkmechanismus. Dafür gibt es sehr viele mögliche Ursachen, wie z. B. Paresen, Bewegungseinschränkungen der Gelenke, neurologisch bedingte Dysfunktionen, angeborene oder erworbene Längenunterschiede der Beine, Schmerzen usw. In der Regel scheint der Schritt des „gesunden" Beins verkürzt, da das „kranke" Bein die

Probleme in der Standbeinphase zeigt – das Abrollen über die funktionelle Fußlängsachse gelingt nicht. Dadurch wird das „gesunde" Bein am Überholen gehindert. Eine symmetrische Schrittverkürzung ist oft die beste Art, einen Hinkmechanismus zu vermeiden.

Abweichungen
- Nachstellschritt.
- Der „gesunde" Fuß setzt hinter dem „kranken" auf.
- Der „gesunde" Fuß setzt nur wenig vor dem „kranken" auf.

Interpretation
- *Beim Nachstellschritt:*
  Der „gesunde" Fuß setzt genau neben dem „kranken" auf und ist damit nicht am Weggewinn beteiligt (Weggewinn mit dem „gesunden" Bein = Null).
- *Wenn der „gesunde" Fuß hinter dem „kranken" aufsetzt:*
  Der nächste Schritt mit dem „kranken" Fuß hat schlechtere Startbedingungen. Der beobachtbare Abstand zwischen den Füßen ist kleiner als bei den Nachstellschritten (Weg*verlust* mit dem „gesunden" Bein).
- *Wenn der „gesunde" Fuß nur wenig vor dem „kranken" aufsetzt:*
  Der beobachtbare Abstand zwischen den Füßen ist kleiner (geringerer Weggewinn mit dem „gesunden" Bein).

Erhaltung der vertikal stehenden Körperlängsachse

„Warum soll ich nicht beim Gehen", sprach er, „in die Ferne sehen, schön ist es auch anderswo, und hier bin ich sowieso", sagt Wilhelm Busch sehr treffend.

Das „In-die-Ferne-Sehen" gehört zum aufrechten Gang. Hinzu kommt ein ökonomischer Aspekt: Die Bewegungsbereitschaft der Körperabschnitte Kopf und Becken bleibt erhalten, weil in den lordotischen Wirbelsäulenabschnitten keine überwiegend fallverhindernde Muskelarbeit stattfinden muß. Die Brustwirbelsäule ist extensorisch stabilisiert und bietet dem Schultergürtel eine stabile Unterlage.
Jede Abweichung der vertikalen Stellung der Wirbelsäule bringt Gleichgewichtsreaktionen mit sich, die entweder ungünstig beschleunigend oder bremsend auf das Tempo des Bewegungsablaufs wirken.

Norm
Die Körperabschnitte Becken, Brustkorb und Kopf bleiben beim Gehen in die vertikal stehende Körperlängsachse eingeordnet.

Abweichung
- Vorneigung der Körperlängsachse.
- Rückneigung der Körperlängsachse.
- Der Brustkorb translatiert oder neigt sich lateralflexorisch gegen das Becken zur Standbeinseite (Duchenne).
- Das Becken steht in bezug zu den Beinen nicht in Nullstellung.

Interpretation
- *Bei Vorneigung der Körperlängsachse:*
  Wenn die Körperlängsachse nach vorn geneigt ist, kann es entweder zu *Ausfallschritten* durch das Zuviel an vorderen Gewichten kommen, oder der Körper reagiert, indem er das *Becken als Gegengewicht* einsetzt. Damit wirkt aber jeder Schritt so, als ginge der Mensch bergauf. Diese Art der Gleichgewichtsreaktion hat jedoch eher das Ziel, die Unterstützungsfläche nicht zu verändern.
- *Bei Rückneigung der Körperlängsachse:*
  Dabei müssen die Beine aktive Schritte machen, während sie normalerweise auf die vorlastigen Gewichte des Brustkorbs und des Kopfes reagieren. Wenn der Mensch ein Bein anhebt, sind Primärbewegung und Reaktion vertauscht. Das angehängte Bein ist gleichbedeutend mit dem Anhängen eines vorderen Gewichts an das Spielbeinhüftgelenk. Als Gleichgewichtsreaktion kommt es zu einer Gewichtsverlagerung nach hinten. Dies ist ein Hinkmechanismus.
- *Der Brustkorb translatiert, lateralflektiert oder die Körperlängsachse neigt sich zur Standbeinseite:*
  Dieser Ausweichmechanismus wird auch als „Duchenne-Hinken" bezeichnet und ist eine häufige Reaktion auf eine vergrößerte Spurbreite, z.B. durch Bewegungseinschränkungen in den Hüftgelenken oder eine Schwäche der Abduktoren des Standbeinhüftgelenks. Das „Duchenne-Hinken" kann auch dem Schutz des Knorpels des Hüftgelenks dienen: Um die Strukturen zu schützen, werden Hüftkopf und Pfanne in eine andere Position zueinander gebracht (Entlastungshinken).
  In beiden Fällen (Reaktion auf + Spurbreite und Schutz des Knorpels) versucht der Körper, seinen Schwerpunkt über die Unterstützungsfläche zu transportieren – mit dem Erfolg, daß die Rechtslinks-Bewegungen das Vorwärtskommen verlangsamen und der Bewegungsablauf unökonomisch wird.

- *Das Becken steht in bezug zu den Beinen nicht in Nullstellung:*
  Diese Abweichung ist auf fehlende extensorische Beweglichkeit des Beckens in den Hüftgelenken zurückzuführen. Oft kann nicht einmal die Nullstellung eingenommen werden. Wenn durch die Beugekontraktur in den Hüftgelenken die Muskulatur der Lendenwirbelsäule ständig fallverhindernd arbeiten muß, fehlt dem Körperabschnitt Becken die potentielle Beweglichkeit. Bei jedem Schritt wird nun das Becken extensorisch in der Lendenwirbelsäule mitbewegt.

4.8 Atmung

Während der normalen Ruheatmung kann der Therapeut bestimmte Vorgänge beobachten, die der Patient auch an sich selbst wahrnehmen kann.

Norm
Während der Inspiration
- heben sich die Rippen,
- vergrößert sich der epigastrische Winkel,
- wölbt sich der Oberbauch vor, sobald sich das Zwerchfell senkt,
- vergrößern sich der frontotransversale und der sagittotransversale Brustkorbdurchmesser.

Bei der Ausatmung ist es umgekehrt:
- Die Atemfrequenz beträgt 16–20 Atemzüge pro Minute.
- Wenn die *Brustwirbelsäule* in ihrer Nullstellung *dynamisch stabilisiert* ist, können sich die Rippen beim Atmen in den Rippenwirbelgelenken heben und senken. Dadurch kann das Volumen optimal vergrößert oder verkleinert werden.

4.8.1 Funktionelle Fehlatmung

Die *funktionelle Fehlatmung* ist eine häufige Folge statischer Insuffizienz. Zwar heben sich die Rippen beim Einatmen, weiterlaufend wird jedoch die Brustwirbelsäule in Extension mitbewegt, und dadurch kommt es nur in geringem Maße zu einer Vergrößerung des Volumens. Bei der Ausatmung senken sich die Rippen, und die Brustwirbelsäule verformt sich weiterlaufend flexorisch. Bei einer funktionellen Fehlatmung muß der Körper auch schon bei wenig Belastung die Atemfrequenz erhöhen, weil sich das Volumen nicht vergrößert.

Wenn die dynamische Stabilisierung der Brustwirbelsäule in ihrer Nullstellung verlorengegangen ist, hat sie auch ihre Trägerfunktion für den Brustkorb verloren. Die Folge ist eine Störung der normalen kostalen Atembewegungen. Das Gewicht des Brustkorbs hängt vermehrt an den Mm. scaleni, und der Kopf steht in bezug zum Brustkorb zu weit vorn. Daraus ergeben sich weitere Tonusveränderungen der Muskulatur.

Die Schulter-Nacken-Muskulatur ist reaktiv auf das vorn stehende Kopfgewicht hyperton. Durch die Überlastung der Skaleni kann es sekundär zu einem Outlet-Syndrom in der Skalenuspassage kommen (s. Abschn. 4.2). Wenn die Mm. scaleni bereits in Ruheatmung hyperaktiv sind, weil der Brustkorb en bloc von ihnen gehalten werden muß, reduzieren sich die kostalen Atembewegungen. Die Exkursion des Zwerchfells ist verändert, weil die inspiratorische Erweiterung der unteren Thoraxapertur unterbleibt. Man beobachtet bei der Einatmung ein übermäßiges Vorwölben des Unterbauchs.

Wenn die Schultergürtelmuskulatur benutzt wird, um eine vermeintlich bessere Haltung herzustellen (militärische „Hab-acht"-Stellung), behindert diese die kostovertebralen Atembewegungen und schränkt gleichzeitig den Aktionsradius der Arme ein.

> Eine einmal angewöhnte Fehlatmung funktioniert ebenso automatisch wie die normale Ruheatmung. Die Folgen einer funktionellen Fehlatmung sind häufig weitreichender, als bisher angenommen wurde. Beim Atmen sind ersatzweise Muskeln beteiligt, deren eigentliche Aufgabe einerseits darin besteht, die Bewegungen der Arme und Hände differenziert und ökonomisch zu gestalten und andererseits Kopf und Becken in potentieller Bewegungsbereitschaft zu halten.

4.9
Abklärung neurologischer Krankheitssymptome

Regula Steinlin Egli

Eine gesicherte neurologische Diagnose durch den Arzt bzw. der Verdacht auf eine Beeinträchtigung des peripheren und/oder zentralen

Nervensystems erfordert eine differenzierte neurologische Untersuchung.

Mit Hilfe einer Bewegungsanalyse wird die spezifische Untersuchung der Sensomotorik durchgeführt. Sie ermöglicht dem Untersucher, Abweichungen im Bewegungsverhalten des Patienten zu erkennen und zu beurteilen.

Das Bewegungsverhalten kann aber auch aufgrund *neuropsychologischer Schwierigkeiten* der Patienten beeinträchtigt werden. Diese Schwierigkeiten können nicht mit Hilfe eines Analysenkonzeptes erfaßt werden, da dieses auf der Beobachtung und Beurteilung *motorischer* Fähigkeiten aufbaut. Zu ihrer Abklärung müssen dem Untersucher zusätzlich spezielle neuropsychologische Prüfungsverfahren bekannt sein.

Für die Untersuchung und Abklärung neurologischer Krankheitssymptome werden hier speziell die Prüfungen besprochen, für die die Kriterien der Funktionellen Bewegungslehre ideale Ansatzpunkte bieten. Das Untersuchungsschema erhebt nicht den Anspruch auf eine allumfassende neurologische Untersuchung und sollte zudem als Ergänzung zu den in Kap. 6 beschriebenen Untersuchungen verstanden werden.

4.9.1
Untersuchung der Sensomotorik

Zur Untersuchung der Sensomotorik zählen die Prüfungen
- des Tonus,
- der Sensibilität,
- der passiven Beweglichkeit,
- der Kraft,
- der Koordination,
- der Wahrnehmung.

Nachfolgend wird eine Zusammenfassung vorgestellt. Die jeweils empfohlene weiterführende Literatur zeigt dem interessierten Leser, wo wichtige ergänzende Informationen nachgelesen werden können (s. S. 251).

4.9.2
Tonusprüfung

Tonusanomalien können – mit Ausnahme der latenten diskreten Spastizität – bei passiven Gelenkbewegungen erkannt werden. Dabei ist

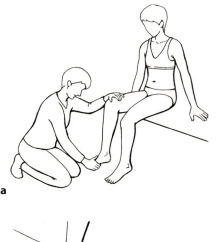

Abb. 4.48. Klonusprüfung im Sitz: ruckartige forcierte Dorsalextension im oberen Sprunggelenk zur raschen Dehnung der Achillessehne. Bei pathologisch erhöhtem Extensionstonus wird dadurch ein Klonus hervorgerufen. (Aus: Steinlin Egli 1998)

die Muskelspannung entweder erhöht (hyperton) oder vermindert (hypoton). (Weiterführende Literatur: Hüter-Becker 1998; Masuhr u. Neumann 1992; Masur 1995; Steinlin Egli 1998).

Spastizität

Ein pathologischer *Hypertonus im Sinne einer Spastizität* ist meist durch einen spürbaren Widerstand bei passiver Bewegung erkennbar.

Eine latente Spastizität bei diskreter Symptomatik kann aber bei passiver Bewegung nicht immer erkannt werden. Hier muß die Untersuchung durch die *Klonusprüfung* ergänzt werden (**Abb. 4.48**).

Mit Hilfe spezifischer Skalen, wie beispielsweise der *Spastik-Skala nach Ashworth*, dem *Spastik-Rating nach Gerstenbrand et al.* u.a., kann versucht werden, das Ausmaß der Spastizität zu quantifizieren. Eine allgemein verbindliche und innerhalb der neurologischen Rehabilitation übereinstimmende Skala liegt bis heute jedoch nicht vor. Wichtig bei der Beurteilung ist in erster Linie die Zuverlässigkeit sowie die möglichst einfache Handhabung der Skala.

Rigor

Hypertonus im Sinne des Rigor betrifft immer Agonist und Antagonist. Er ist unabhängig von der Lage des Körpers im Raum. Während passiver Bewegung besteht ein anhaltender zäher Dehnungswiderstand in beiden Bewegungsrichtungen. Häufig zeigt sich ein geringgradiges ruckhaftes Nachgeben während des Bewegens (Zahnradphänomen).

Hypotonus

Ein *Muskelhypotonus* zeigt sich beim Schütteln der schlaffen Extremität. Hypotonus infolge einer Läsion des zweiten Neurons zeigt zusätzlich eine frühzeitige Atrophie; dies im Unterschied zum Hypotonus infolge einer Läsion des Kleinhirns (efferenter und/oder afferenter Kleinhirnbahnen).

4.9.3 Prüfung der Sensibilität und Sensorik

Die Prüfung der Oberflächen- und Tiefensensibilität gehört zu jeder neurologischen Untersuchung (Masuhr u. Neumann 1992).

Folgende Qualitäten der Oberflächensensibilität müssen geprüft werden:
- Berührungs-/Druckempfindung: Feine Berührung mit einem Wattebausch bzw. Druck einer Fingerkuppe.
- Temperaturempfindung: Stimulation mit Kalt-warm-Reizen.
- Schmerzempfindung:
  - ❑ Aufsetzen einer Nadel,
  - ❑ zur Spitz-stumpf-Diskrimination: abwechselndes Aufsetzen von Spitze und Kopf.

> Bei der Prüfung der Berührungs- und Druckempfindung sind vor allem die Körperabschnitte, die im normalen Bewegungsverhalten häufig Kontakt mit einer Unterlage haben, von Bedeutung. Dies sind
> - die Handinnenflächen und die ventralen Fingerspitzen,
> - das Gesäß,
> - die dorsalen Anteile der Oberschenkel und
> - die Fußsohlen.

Ist die Berührungs- und/oder Druckempfindung an diesen Kontaktstellen vermindert oder gar nicht mehr vorhanden, fehlt in der Verarbeitung peripherer Reize die entsprechende Druckwahrnehmung. Dies führt zu Störungen des Gleichgewichts im Sinne einer sensiblen Ataxie bzw. zu Störungen der Feinmotorik.

Um die Konsequenzen für die Bewegungstherapie richtig beurteilen zu können, müssen folgende Qualitäten der Tiefensensibilität geprüft werden:
- Bewegungsempfindung: Prüfung der Bewegungsrichtung der Finger oder der Zehen.
- Lageempfindung: Prüfung durch Beschreibung einer bestimmten Gelenkstellung oder durch Imitation der Gelenkstellung auf der Gegenseite.

> **Bei der Prüfung der Lageempfindung durch Imitation der Gelenkstellung auf der Gegenseite muß unbedingt beachtet werden, daß diese nur dann sinnvoll eingesetzt werden kann, wenn die zu bewegende Seite keine motorischen Schwächen und keine Zeichen von Spastizität bzw. Koordinationsstörungen aufweist. Zeigt der Patient eine Para- bzw. Tetrasymptomatik, entfällt diese Prüfung.**

4.9.4
Prüfung der passiven Beweglichkeit

Bei pathologischer Tonuserhöhung als Folge pathologischer Reflexaktivität ist die Differenzierung zwischen tonusbedingten Einschränkungen und Einschränkungen ohne das Bremsen durch pathologischen Tonus notwendig (Steinlin Egli 1998).

In der praktischen Durchführung (s. Kap. 4) müssen deshalb folgende *Anpassungen* vorgenommen werden:
- *Die Ausgangsstellung ist primär reflexhemmend.* Ist trotzdem pathologisch erhöhter Tonus spürbar, so muß vor der Prüfung versucht werden, Tonus z. B. durch rhythmisches Bewegen zu reduzieren. Kann bremsender pathologischer Tonus für die Prüfung nicht ausgeschaltet werden, so muß dies zwingend bei der Notation vermerkt werden.
- *Der Griff soll weich, aber bestimmt sein.* Ein unangenehmer, harter Griff kann Schmerzen auslösen und damit zu unerwünschten Tonuserhöhungen führen.
  Auftretender Schmerz während der Prüfung muß zudem auf seine Abhängigkeit von Gelenkstellungen bzw. schmerzauslösenden Bewegungen ermittelt und notiert werden.
- *Der Patient muß über die geplante Bewegung informiert werden.* Nur dadurch kann er die Bewegung zulassen und damit eine uner-

wünschte Tonuserhöhung, die durch Unsicherheit ausgelöst werden kann, vermindern.

4.9.5
Prüfung der selektiven Kraft

Muskelschwächen können mit Hilfe einer Muskelkraftprüfung erfaßt werden (Daniels u. Worthingham 1992). Die manuellen Untersuchungstechniken bieten die Möglichkeit einer Bewertung nach standardisierten Kriterien (Wertskala 0–5, Daniels u. Worthingham 1992). Dabei wird die Muskulatur immer in Spielfunktion getestet.

> Aus funktioneller Sicht ist es notwendig und sinnvoll, die Muskelprüfung unter Berücksichtigung der funktionellen Hauptaufgabe der Muskulatur zu ergänzen. Zudem wird kein einzelner Muskel geprüft, sondern das Zusammenspiel mehrerer Muskelfunktionsgruppen (Steinlin Egli 1998).

Beispiel

Die Hauptaufgabe der Hüftgelenkabduktoren zeigt sich in Stützfunktion. Für eine gute Einbeinbelastung muß das Becken im Stand abduktorisch im Hüftgelenk am Oberschenkel verankert werden. Gleichzeitig muß das Becken auch kontralateral lateralflexorisch am Brustkorb verankert werden. Diese funktionelle Aktivität der Abduktoren im Zusammenspiel mit der kontralateralen Rumpfmuskulatur muß demzufolge durch die Prüfung einer kontrollierten Gewichtsverschiebung vom Paralellstand zum Einbeinstand geprüft werden.

Auch zentrale Läsionen können neben spastischen Paresen (reziproke Hemmung) schlaffe Paresen hervorrufen (z. B. zentrale Schwächen bei Multipler Sklerose). Hier hat die Differenzierung zwischen echten Paresen und Schwächen, bedingt durch reziproke Hemmung einen hohen Stellenwert. Bei der Durchführung der Prüfung sind folgende Kriterien maßgebend:
- spastikkontrollierende Ausgangsstellung,
- Halteauftrag statt Bewegungsausschlag,
- Beachtung der Selektivität und
- gezielter Einsatz von Widerstand.

Spastikkontrollierende Ausgangsstellung

Bei latent vorhandener pathologischer Tonuserhöhung als Folge pathologischer Reflexaktivität ist eine gute Spastikkontrolle in der Ausgangsstellung von entscheidender Bedeutung.

Beispiel

Für die Prüfung der Abduktoren müssen – im Beispiel eines pathologischen Extensionstonus – Hüft- und Kniegelenk in einer leichten Flexionsstellung stehen. Eine Extensionsstellung in Hüft- und Kniegelenk würde bei der Untersuchung leicht zu pathologischer Tonuserhöhung führen. Diese Anpassung ist notwendig, auch wenn dadurch die reine Abduktionsbewegung verlorengeht. Bei der Prüfung gegen die Schwerkraft muß deshalb beispielsweise mit zunehmender Flexionsstellung in Hüft- und Kniegelenk die vermehrte Kontrolle der Außenrotatoren im Hüftgelenk mitberücksichtigt werden.

> **Wird keine spastikkontrollierende Ausgangsstellung gefunden, kann auch keine selektive Muskelkraft geprüft werden. In diesem Fall überwiegt das primäre Symptombild der Spastizität auch im Bewegungsverhalten. Die klare Abgrenzung von zentralen Schwächen und reziproker Hemmung ist nicht mehr möglich.**

Halteauftrag statt Bewegungsauftrag

Die Durchführung der Prüfung mit einem Halteauftrag in einer gewünschten Endstellung anstelle des erforderlichen Bewegungsauftrags ist eine Anpassung für Patienten mit zentralen Paresen in Kombination mit Koordinationsstörungen.

Da mangelnde Bewegungsausführung auch Ausdruck von Koordinationsstörungen sein kann, darf sie nicht zwingend als zentrale Schwäche gewertet werden. Bei Koordinationsstörungen bedeutet die Kontrolle über eine Bewegungsausführung aber eine höhere Anforderung als die Kontrolle über einen Halteauftrag. Ist bei einer diskreten Koordinationsstörung die Verankerungsfähigkeit noch erhalten, kann durch einen Halteauftrag in einer gewünschten Endstellung die selektive Kraft geprüft werden.

Beachtung der Selektivität

Bei Halteaufträgen in der gewünschten Endstellung bzw. bei Bewegungsaufträgen muß speziell auf die gewünschte Selektivität der Mus-

Abb. 4.49. Prüfung der Hüftgelenkflexoren links aus dem Hochsitz. Der geforderte Halteauftrag für das Bein kann nur mit Hilfe von pathologisch erhöhtem Tonus erreicht werden. Dies darf nicht als selektive Kraft gewertet werden. (Aus: Steinlin Egli 1998)

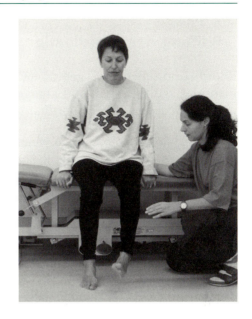

kulatur geachtet werden. Kompensationen im Sinne des Nutzens von pathologisch erhöhtem Tonus bzw. von pathologischen Synergien sind nicht erlaubt. Sie sind immer Ausdruck eines Selektivitätsverlustes und müssen als Dominanz der pathologischen Tonuserhöhung verstanden werden (**Abb. 4.49**).

Gezielter Einsatz von Widerstand

Bei latent erhöhtem pathologischem Extensionstonus bedeutet Widerstand primär potentielle Gefahr, daß die pathologische Tonuserhöhung zunimmt und dadurch Selektivität verlorengeht. Widerstand darf deshalb nur sehr dosiert und unter sehr strenger Beachtung des Erhaltens der Selektivität zur Prüfung genutzt werden.

Bei Patienten mit zentralen Paresen in Kombination mit Koordinationsstörungen bedeutet Widerstand hingegen Erleichterung. Kann der Patient den Halteauftrag mit Widerstand besser erfüllen, so zeigt dies wiederum die Differenzierung zwischen zentralen Schwächen und diskreten Koordinationsstörungen.

4.9.6
Prüfung der Koordination

Koordination bedeutet geordnete Bewegung, harmonisches Zusammenspiel agonistischer und antagonistischer Muskelgruppen. Es können 3 Gruppen von *Koordinationsstörungen* differenziert werden (Fürll-Rieder 1997):
- Störungen im Sinne der *Hyperkinesen:* Sie sind gekennzeichnet durch schnelle unwillkürliche Bewegungen. Die Muskulatur ist primär hypoton, sekundär tritt häufig ein Hypertonus auf. Je kleiner die Unterstützungsfläche einer Ausgangsstellung, desto deutlicher manifestieren sich die Hyperkinesen. Zu den bekannten Krankheitsbildern zählen die Chorea, der Ballismus und die Ataxie.
- Störungen im Sinne der *Dyskinese:* Sie sind gekennzeichnet durch eine gestörte Abstimmung von Spannung und Entspannung der Agonisten und Antagonisten. Es kommt zu unwillkürlichen, einschießenden Bewegungen, abgelöst durch kürzer oder länger andauernde Kontraktionen der Muskulatur. Dyskinesen betreffen vor allem die proximale Muskulatur. Die Kontraktionen erfolgen meist in synergistischen Mustern und ermöglichen keine funktionelle Bewegung. Zu den bekannten Krankheitsbildern zählen die Athetosen und dystone Syndrome.
- Störungen im Sinne der *Hypokinese/Akinese:* Sie sind gekennzeichnet durch einen deutlichen Mangel an willkürlicher Bewegung. Im Extremfall kommt es zur Bewegungsblockade. Die Muskulatur ist hyperton. Zu den bekannten Krankheitsbildern zählt das Parkinson-Syndrom.

Bei allen Formen der Koordinationsstörungen geraten das Maß und/oder die Geschwindigkeit einer Bewegung außer Kontrolle. Zielbewegungen und Haltung werden beeinträchtigt, Gleichgewichtsreaktionen der Norm sind erschwert bis unmöglich. Choreatische Bewegungen, Athetosen, Ballismus und Dystonien können physiotherapeutisch nicht beeinflußt werden. Im folgenden wird deshalb auf die Darstellung der weiterführenden Untersuchung verzichtet.

Demgegenüber kann die *zerebellare Ataxie*, als hyperkinetische Bewegungsstörung, durch gezielte Gleichgewichtsschulung beeinflußt werden. Auf die spezifischen Abweichungen im Bewegungsverhalten und gezielte Untersuchungsmethoden wird deshalb hier näher eingegangen (Masuhr u. Neumann 1992; Steinlin Egli 1998).

4.9 Abklärung neurologischer Krankheitssymptome

Je nach Lokalisation einer Läsion lassen sich klinisch unterschiedliche Formen von Ataxien voneinander abgrenzen:
- eine Läsion der peripheren sensiblen Nervenstränge führt zu einer *peripher-sensiblen Ataxie,*
- eine Läsion der Hinterstränge und/oder der spinozerebellaren Bahnen führt zur *spinal-sensiblen Ataxie* und
- eine Läsion des Kleinhirns zur *zerebellaren Ataxie.* Diese wiederum kann in eine Rumpfataxie (Läsion im Kleinhirnwurm) und eine Extremitätenataxie (Läsion in Kleinhirnhemisspäre) unterteilt werden.

Im Gegensatz zur zerebellaren Ataxie kann die *sensible Ataxie* durch optische Kontrolle teilweise kompensiert werden. Sie kann durch den *Romberg-Versuch* erkannt werden.

Bei der *zerebellaren Ataxie* wird das Bewegungsverhalten der Patienten im Sinne von primären Störungen der Gleichgewichtsreaktionen und der Feinmotorik deutlich beeinträchtigt. Dies kann mit Hilfe spezifischer funktioneller Untersuchungen geprüft werden. Folgende Beobachtungen geben deutliche Hinweise für das Vorhandensein einer *zerebellaren Ataxie:*
- inadäquater Einsatz von Gegengewicht,
- fehlende Begrenzungen weiterlaufender Bewegungen,
- inadäquater Druck bzw. Abdruck bei Gewichtsverschiebungen.

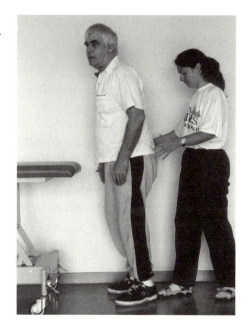

Abb. 4.50. Ein Patient mit zerebellarer Ataxie versucht eine Gewichtsverschiebung nach vorne zum Vorfußstand. Trotz erhöhter Unsicherheit werden die Arme nicht nach hinten, als adäquates Gegengewicht eingesetzt. Auch der Rumpf neigt sich deutlich nach vorne und wird nicht als Gegengewicht genutzt

Inadäquater Einsatz von Gegengewicht

Geprüft wird, ob der Patient bei einer deutlichen Verkleinerung der Unterstützungsfläche körpereigene Gewichte adäquat als Gegengewichte einsetzt. Patienten mit Koordinationsstörungen zeigen dabei einen unadäquaten Einsatz.

Ausgangsstellung: aufrechter Stand. Der Patient wird aufgefordert, sein Gewicht nach vorne in Richtung Vorfuß zu verschieben. Gleichzeitig wird die Bedingung gestellt, keinen Schritt zu machen.

Norm
Eine kontrollierte Gewichtsverschiebung zur Vorfußbelastung wird eingeleitet durch eine geradlinige Bewegung von rechtem/linkem Trochanterpunkt nach vorne/wenig oben, extensorisch in den Hüftgelenken durch Drehpunktverschiebung. Gleichzeitig bewegt sich auch die vertikal stehende Körperlängsachse nach vorne/wenig oben, die Fersen verlieren den Bodenkontakt, die Unterstützungsfläche verkleinert sich deutlich. Bei guter pronatorischer Verschraubung im Vorfuß nimmt der Druck unter dem Großzehengrundgelenk deutlich zu. Darf es zu keiner Schrittauslösung kommen, so werden die Arme, später auch Brustkorb und Kopf, spontan als reaktives Gegengewicht aus der Bewegungsrichtung nach hinten gebracht.

Abweichung bei Koordinationsstörungen
Trotz Verkleinerung der Unterstützungsfläche und dadurch zunehmender Unsicherheit werden die Arme nicht als sinnvolles Gegengewicht nach hinten gebracht. Auch der Rumpf wird nicht als spontanes Gegengewicht in eine leichte Rückneigung gebracht. Die Körperlängsachse neigt sich ebenfalls nach vorne (**Abb. 4.50**). Bei manueller Führung durch den Therapeuten kann dieser beim Versuch der Bewegungsausführung einen deutlichen Widerstand spüren.

Fehlende Begrenzungen weiterlaufender Bewegungen
Die Auswirkung einer primären Bewegung über einer unveränderten Unterstützungsfläche wird bei guter Koordination durch muskuläre Stabilisation bzw. durch eine Gegenbewegung begrenzt. Bei Patienten mit Koordinationsstörungen kann das Fehlen dieser spontanen Gleichgewichtsreaktionen beobachtet werden.

Beispiel

Ausgangsstellung: aufrechter Stand. Der Patient wird (bei guter Koordination der Arme in Spielfunktion) aufgefordert, einen aktiven alternierenden Armpendel zu initiieren.

Norm
Bei stabilisierter Brustwirbelsäule findet eine Begrenzung der weiterlaufenden Bewegung im unteren Rotationsniveau statt. Das Becken dreht im thorakolumbalen Übergang gegenläufig zur gleichseitigen Armbewegung. Rechte und linke Spina iliaca gehen alternierend nach ventral/medial bzw. dorsal/medial.

Abweichung bei Koordinationsstörungen
Es fehlt die spontane gegenläufige Beckendrehung. Das Becken wird entweder gleichsinnig von der weiterlaufenden Bewegung der Arme erfaßt oder durch aktive muskuläre Fixation an einer weiterlaufenden Bewegung gehindert.

Inadäquater Druck bzw. Abdruck bei Gewichtsverschiebungen

Beim Auftrag einer Druckzunahme an einer bestimmten Kontaktstelle, kommt es bei Koordinationsstörungen zu einer unzweckmäßigen Druckvermehrung der Gegenseite, die ihrerseits die Druckvermehrung an der gewünschten Stelle unmöglich macht.

Beispiel

Ausgangsstellung: aufrechter Stand. Der Patient wird aufgefordert, mehr Gewicht über das rechte Bein zu bringen.

Norm
Die kontrollierte Gewichtsverschiebung zum Einbeinstand wird eingeleitet durch eine Horizontalverschiebung des Beckens. Für den Einbeinstand rechts bewegen sich der rechte und linke Trochanterpunkt geradlinig nach rechts lateral, abduktorisch im linken Hüftgelenk, adduktorisch im rechten Hüftgelenk durch Drehpunktverschiebung. Gleichzeitig bewegt sich auch die vertikal stehende Körperlängsachse nach rechts. Das linke Bein kommt in Spielfunktion, es dient im Sinne einer Gleichgewichtsreaktion als Gegengewicht. Dabei hängt sich weiterlaufend der linke Unterschenkel flexorisch im Kniegelenk an den linken Oberschenkel, dieser im linken Hüftgelenk flexorisch an das Becken, dieses im rechten Hüftgelenk abduktorisch an den rechten Oberschenkel und lateralflexorisch linkskonkav an den Brustkorb. Der Druck unter der linken Fußsohle nimmt kontinuierlich ab, der Druck unter der rechten Fußsohle nimmt kontinuierlich zu.

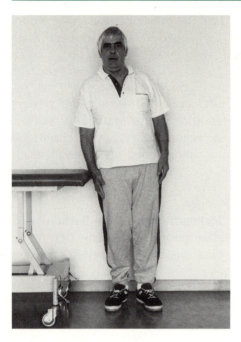

Abb. 4.51. Ein Patient mit zerebellarer Ataxie versucht eine Gewichtsverschiebung zum Einbeinstand rechts. Der Körperabschnitt Brustkorb bewegt sich initial translatorisch/lateralflexorisch. Die translatorische Verschiebung des Beckens im Niveau Hüftgelenk wird muskulär blockiert. Auch die Arme werden in deutlicher Fixationshaltung an den Körper gepreßt. Unter dem linken Fuß kommt es zu einer unzweckmäßigen Druckzunahme, so daß das linke Bein nicht als Gegengewicht eingesetzt werden kann

Beispiel

Abweichung bei Koordinationsstörungen
Unter dem linken Fuß kann eine unzweckmäßige Druckzunahme beobachtet werden. Das linke Bein kann dadurch den Bodenkontakt nicht verlieren und so nicht als reaktives Gegengewicht eingesetzt werden. Die Gewichtsverlagerung findet primär über eine Verschiebung des Brustkorbgewichts statt (**Abb. 4.51**). Bei manueller Führung am Becken des Patienten spürt der Therapeut einen deutlichen Widerstand bei der Bewegungsausführung.

Bei Verdacht oder gesicherter Diagnose einer Kleinhirnläsion muß die Differenzierung der Rumpf- bzw. der Extremitätenataxie untersucht werden.

Prüfung und Beurteilung der Rumpfaktivitäten

Dem Begriff „Rumpf" müssen 3 funktionelle Körperabschnitte (s. Kap. 3.1) zugeteilt werden:
- Körperabschnitt Kopf,
- Körperabschnitt Brustkorb,
- Körperabschnitt Becken.

Bei den Untersuchungen wird sinngemäß zwischen einer primären Stabilisationsfähigkeit und der Fähigkeit, weiterlaufende Bewegungen stabilisierend begrenzen zu können unterschieden. Sie können im spontanen Bewegungsverhalten des Patienten beobachtet werden. Ist die spontane Stabilisationsfähigkeit vermindert, muß anschließend die bewußte willkürliche Stabilisation getestet werden.

Prüfung der Stabilisationsfähigkeit

Geprüft werden (Steinlin Egli 1998)
- die rotatorische und lateralflexorische Stabilisationsfähigkeit zwischen Körperabschnitt Becken und Körperabschnitt Brustkorb und
- die extensorische Stabilisationsfähigkeit der Brustwirbelsäule.

Rotatorische Stabilisationsfähigkeit
zwischen Körperabschnitt Becken und Körperabschnitt Brustkorb

Eine Beobachtungsmöglichkeit im spontanen Bewegungsverhalten ist das *Drehen von Rückenlage in die Seitlage* (und umgekehrt).

Norm
Bei guter Koordination und Kraft wird im Bewegungsverhalten der Norm die Drehung zur Seitlage links durch den rechten Arm und/oder das rechte Bein eingeleitet und umgekehrt. Entscheidend ist dabei die Konstitution des Patienten. Eingeleitet durch die Armbewegung nach vorne/kranial, dreht sich der Brustkorb zusammen mit dem von der Unterlage abgehobenen Kopf auf die linke Seite. Das Brustkorbgewicht muß dabei gegen die Schwerkraft über die ventrale Rumpfmuskulatur am Becken muskulär verankert werden. Dadurch bewirkt die Drehung des Brustkorbes weiterlaufend auch eine Drehung des Beckens zur linken Seite.

Das rechte Bein kann die Drehbewegung durch Abdruckaktivität einleiten bzw. unterstützen. Es kann beschleunigend oder bremsend auf die Drehung einwirken. Soll die Drehung beschleunigend unterstützt werden, so wird das Bein sofort nach dem Abdruck ähnlich wie bei einer Schrittbewegung ebenfalls nach vorne gebracht. Besteht aber die Gefahr der zu großen Beschleunigung, wird das Bein während der Drehung als bremsendes Gewicht eingesetzt, indem es möglichst lange hinter dem auf der Unterlage liegenden Bein gehalten wird. Die Drehung soll dadurch harmonisch fließend und nicht ruckartig erfolgen (**Abb. 4.52**).

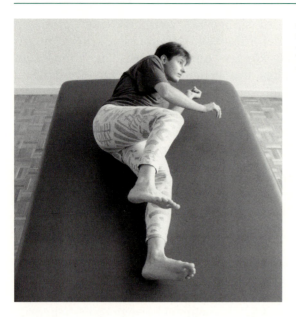

Abb. 4.52. Spontanes Drehverhalten der Norm von Rückenlage zur Seitlage. (Aus: Steinlin Egli 1998)

Abweichungen bei Koordinationsstörungen
Folgende Kompensationsmechanismen können häufig beobachtet werden:
- deutlich erhöhter Abdruck von Arm und Bein, um die fehlende Stabilisation zwischen Becken und Brustkorb zu kompensieren (**Abb. 4.53 a**),
- Festhalten an der Bettkante, um den Körper zur Seitlage zu ziehen (**Abb. 4.53 b**).

Lateralflexorische Stabilisationsfähigkeit zwischen Körperabschnitt Becken und Körperabschnitt Brustkorb

Als Beobachtungsmöglichkeit im spontanen Bewegungsverhalten bietet sich der *Bewegungsübergang vom Sitz zur Seitlage* (und umgekehrt) an.

Norm
Der Patient wird aufgefordert, aus der Ausgangsstellung Sitz in die Seitlage und anschließend wieder zurück zum Sitz zu kommen. Die Bewegung zur Seitlage rechts wird vom Brustkorb nach rechts unten eingeleitet. Dies bedeutet zunehmend exzentrisch fallverhindernde Aktivität lateralflexorisch links-konkav. Über das Abstützen der Arme wird deshalb möglichst rasch Gewicht abgenommen. Mit zunehmen-

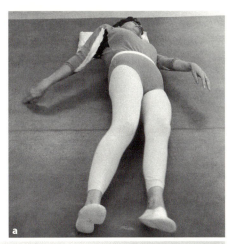

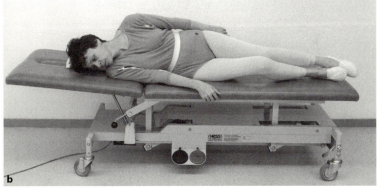

Abb. 4.53. a Drehen von Rückenlage zur Seitlage links: deutlich erhöhte Abruckaktivität rechts von Arm und Bein, um die fehlende rotatorische Stabilisation zwischen Becken und Brustkorb zu kompensieren. **b** Drehen von Rücklage zur Seitlage rechts: Die Patientin hängt sich mit dem rechten Arm an die Bettkante und versucht durch einen deutlichen Zug des rechten Arms die Drehung zur Seitlage einzuleiten und damit die fehlende rotatorische Stabilisation zwischen Becken und Brustkorb zu kompensieren. (Aus: Steinlin Egli 1998)

der Seitneigung verliert der linke Oberschenkel den Kontakt mit der Unterlage, bis das ganze Bein als Gegengewicht zum Brustkorb eingesetzt werden kann. Das Gewicht vom Bein wirkt dadurch bremsend auf die auszuführende Bewegung (**Abb. 4.54a**).

Das Aufsitzen aus der Seitlage erfordert folgende Kontrolle: Das Gewicht des Brustkorbes muß am Becken lateralflexorisch verankert werden. Über Abdruckaktivität einer oder beider Arme wird die initiale Verankerung erleichtert. Gleichzeitig bildet das Gewicht des obenliegenden Beines in Spielfunktion ein Gegengewicht zum Brust-

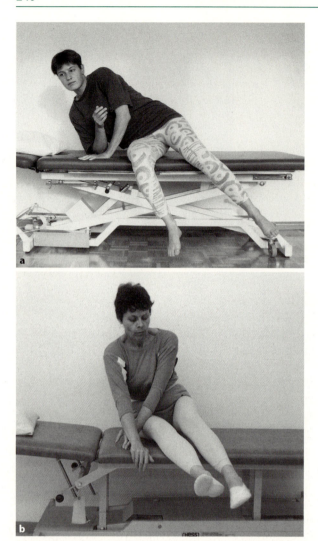

Abb. 4.54. a Lagewechsel der Norm von Seitlage zum Sitz. **b** Lagewechsel von Seitlage zum Sitz: Die mangelnde lateralflexorische Stabilisation zwischen Becken und Brustkorb wird über verstärkte Armaktivitäten kompensiert. Der Körper wird über die Arme hochgestoßen bzw. -gezogen. (Aus: Steinlin Egli 1998)

Beispiel

korbgewicht. Durch die frei hängenden Unterschenkel wird das Drehmoment verstärkt, indem Gewicht mit Beschleunigung aus der primären Bewegungsrichtung gebracht wird. Ein konstitutionell breites und schweres Becken und/oder viel Gewicht an den Beinen wirken sich für den Lagewechsel vom Sitz zur Seitlage und umgekehrt erleichternd aus.

4.9 Abklärung neurologischer Krankheitssymptome

Beispiel

Abweichungen bei Koordinationsstörungen

Beim Lagewechsel von der Seitlage zum Sitz kann ein verstärkter Einsatz der Arme in Stütz- und Abruckaktivität beobachtet werden. Die lateralflexorische Verankerung des Brustkorbs am Becken findet nicht oder nur teilweise statt. Das Brustkorbgewicht muß deshalb über die Armaktivität hochgestoßen werden. Eventuell wird zusätzlich Schwung genutzt (**Abb. 4.54 b**).

Beim Lagewechsel vom Sitz zur Seitlage kann durch die fehlende oder erschwerte lateralflexorische Verankerung des Beckens an den Brustkorb kein oder nur ungenügend Gegengewicht aktiviert werden. Das Gewicht vom Brustkorb muß deshalb über die vermehrte Stützaktivität der Arme aufgefangen und gesenkt werden.

Prüfung der extensorischen Stabilisationsfähigkeit der Brustwirbelsäule

Beispiel

Als Beobachtungsmöglichkeit des spontanen Bewegungsverhaltens dient der *freie Sitz bei eingeordneter Körperlängsachse*.

Die Krümmungen der Wirbelsäule sind physiologisch. Die Brustwirbelsäule ist in ihrer Nullstellung kyphosiert, Lendenwirbelsäule und Halswirbelsäule sind in ihren Nullstellungen lordosiert. Durch diesen dreifach gekrümmten Verlauf erfährt die Wirbelsäule ihre physiologische Belastung durch Stauchung in der Vertikalen. Im kyphotischen Bereich muß die dorsale Muskulatur einer konstanten Falltendenz entgegenwirken, da das Brustkorbgewicht vor den Flexions-Extensions-Achsen der Brustwirbelsäule liegt. Die Brustwirbelsäule muß im freien aufrechten Sitz dadurch konstant fallverhindernd extensorisch stabilisiert werden.

Bei der spezifischen Prüfung für die extensorische Stabilisationsfähigkeit der Brustwirbelsäule muß die korrekte Einordnung der Körperabschnitte im aufrechten Sitz bewertet werden (**Abb. 4.55 a**). Zusätzlich ausschlaggebend für die Bewertung ist auch die Ausdauer sowie das Ausmaß der Anstrengung für den Patienten. Bei guter Stabilisationsfähigkeit ist es dem Patienten möglich, über längere Zeit, eventuell durch gleichzeitige Ablenkung, wie beispielsweise angeregte Konversation, die geforderte Ausgangsstellung mühelos zu halten.

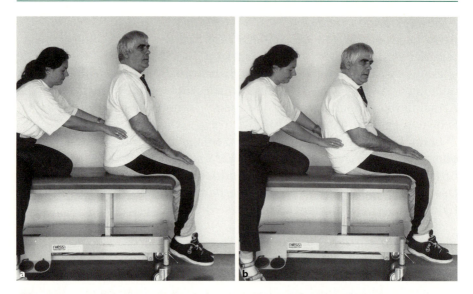

Abb. 4.55. a Freier Sitz: Prüfung der Einordnung der Körperabschnitte Becken, Brustkorb und Kopf in eine vertikal stehende Körperlängsachse. **b** Bei einer Gewichtsverlagerung im Sitz nach hinten kann der Patient der Aufforderung, die Einordnung der Körperlängsachse beizubehalten, nicht nachkommen. Es fehlt die extensorische Begrenzung der weiterlaufenden Bewegung innerhalb der Brustwirbelsäule

> Ein erhöhter Sitz erleichtert die Stabilisation der Brustwirbelsäule. Durch die Neigung der Oberschenkel kommt es zu einem Zug nach vorne unten. Dadurch kann das Becken leichter vertikal gehalten werden, und die potentielle Gefahr der Destabilisation der Brustwirbelsäule wird vermindert. Die Destabilisation durch Ermüdung tritt später ein.

Prüfung der Fähigkeit, weiterlaufende Bewegungen stabilisierend begrenzen zu können

Geprüft werden (Weiterführende Literatur: Steinlin Egli 1998)
- die Begrenzung innerhalb der Brustwirbelsäule bei distalen Bewegungsimpulsen von proximal,
- die Begrenzung innerhalb der Brustwirbelsäule bei selektiven Bewegungen in Lendenwirbelsäule und Hüftgelenken.

Prüfung der Begrenzung weiterlaufender Bewegungen innerhalb der Brustwirbelsäule bei distalen Bewegungsimpulsen

Eine Beobachtungsmöglichkeit im spontanen Bewegungsverhalten ist die *Fähigkeit, schnelle, beschleunigte Armbewegungen im freien Sitz auszuführen.*

Armbewegungen führen zu weiterlaufenden Bewegungen primär in der Brustwirbelsäule. So kommt es bei einer deutlichen Flexion im Humeroskapulargelenk in der Brustwirbelsäule weiterlaufend zur Extension. Soll die Brustwirbelsäule ihre Nullstellung beibehalten, so muß dieser weiterlaufende Bewegungsimpuls flexorisch stabilisiert werden. Die Stabilisierung der Brustwirbelsäule kann je nach Richtung der Primärbewegung in allen Ebenen stattfinden.

> **Beispiel**
> Bei der Prüfung wird der Patient aufgefordert, beide Hände symmetrisch beschleunigt und geradlinig nach oben bzw. nach unten zu bewegen und dort zu stoppen. Durch die beschleunigten und gestoppten Armbewegungen wird die Nullstellung der Brustwirbelsäule bewußt gefährdet. Wenn die Brustwirbelsäule ihre Nullstellung nicht verliert, haben die Extensoren die weiterlaufende Bewegung in Flexion und die Flexoren die weiterlaufende Bewegung in Extension stabilisierend begrenzt.

Prüfung der Brustwirbelsäule bei selektiven Bewegungen in Lendenwirbelsäule und Hüftgelenken

Eine Beobachtungsmöglichkeit im spontanen Bewegungsverhalten sind *Gewichtsverlagerungen im Sitz.*

> **Beispiel**
> Eine Gewichtsverlagerung im freien Sitz nach hinten wird eingeleitet über eine extensorische Bewegung des Beckens in den Hüftgelenken und bewirkt dadurch eine Flexion in der Lendenwirbelsäule.
> Wird dem Patienten die Bedingung gestellt, bei der geforderten Gewichtsverschiebung die Nullstellung der Brustwirbelsäule nicht zu verlieren, so muß die weiterlaufende Bewegung innerhalb der Brustwirbelsäule extensorisch begrenzt werden (**s. Abb. 4.55b**).

Prüfung und Beurteilung der Extremitäten

Den Extremitäten muß je nach Ausgangsstellung und Aktivität eine Stütz- bzw. eine Spielfunktion zugeschrieben werden. Entsprechend werden diese beiden Funktionen getestet (Weiterführende Literatur: Steinlin Egli, 1998).

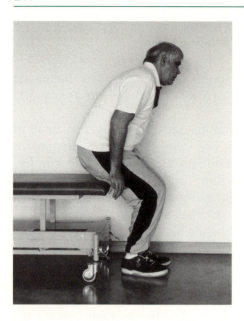

Abb. 4.56. Erschwerter Sitz-Stand-Übergang bei deutlicher zerebellarer Ataxie

Prüfung der Stützfunktion

Eine Stützfunktion wird gekennzeichnet durch
- die Druckzunahme der Extremität gegenüber der Unterlage und
- die gegensinnige Stabilisierung der Rotationskomponenten.

Durch die Abweichungen der Gleichgewichtsreaktionen bei Koordinationsstörungen (s. S. 233) werden diese beiden Hauptkriterien wesentlich beeinflußt. Es ist deshalb naheliegend, daß eine *Koordinationsstörung* sich auch in der Stützfunktion bemerkbar machen wird.

Die Stützfunktion kann in verschiedenen *Ausgangsstellungen* und *Bewegungsabläufen* geprüft werden (**Abb. 4.56**):
- untere Extremität:
  - ❏ Sitz-Stand-Übergang,
  - ❏ Stand,
  - ❏ Gewichtsverschiebungen im Stand;
- obere Extremität:
  - ❏ Gewichtsübertragung auf die Arme in unterschiedlicher Ausrichtung von Körperlängsachse und Armlängsachsen in bezug auf die Schwerkraft (Stützen im aufrechten Sitz, im Vierfüßlerstand, ventrales Abstützen im Stand usw.)

Folgende Abweichungen können beobachtet werden:
- Bedingt durch eine gestörte Druckwahrnehmung hat der Patient Schwierigkeiten, seine körpereigenen Gewichte gleichmäßig über einer Unterstützungsfläche auszubalancieren. Im Bewegungsablauf (z. B. Sitz-Stand-Übergang, Gang) kompensiert er mit Geschwindigkeit und Schwung. In der Haltung erfolgt die Kompensation über muskuläre Fixationen (sekundärer Hypertonus).
- Der primär verminderte Grundtonus sowie die Schwierigkeit der Koordination des muskulären Zusammenspiels in der Stabilisationsaufgabe zeigt sich durch einen spürbaren, bei zunehmendem Schwierigkeitsgrad sichtbaren Haltetremor.

Nach der Beobachtung des spontanen Bewegungsverhaltens wird dem Patienten zur Prüfung ein kontrollierter Bewegungsauftrag gegeben. Dabei wird beurteilt, inwieweit der Patient seine Koordinationsschwierigkeiten bei vermehrter Konzentration noch bewußt kontrollieren kann.

Prüfung der Spielfunktion

Bei der Untersuchung der Spielfunktion wird die Fähigkeit geprüft, Gewichte an proximalen Körperteilen zu halten, bzw. die Fähigkeit der dynamischen Bewegungsausführung. Eine gute *proximale Stabilisation* ist dafür Voraussetzung.

Bei der geforderten Halteaktivität wirkt sich bei Koordinationsstörungen das gestörte Zusammenspiel von Agonist und Antagonist aus. Bewegungsausschläge im Wechsel zwischen Agonist und Antagonist werden beobachtet. Bei zusätzlichen Bewegungsaufträgen nimmt dabei die Amplitude der zu beobachtenden Bewegungsausschläge zu. Höchste Anforderungen werden bei rhythmischer Bewegungsumkehr zwischen konzentrischer und exzentrischer Bewegung gestellt.

Bei der Prüfung der Spielfunktion einer Extremität ist die *proximale Stabilität* ausschlaggebend. Für die Ausgangsstellung wird deshalb eine möglichst große Unterstützungsfläche gewählt, in der die Gewichte nicht geprüfter Körperabschnitte möglichst optimal abgegeben werden können. Proximal beginnend, wird jedes Bewegungsniveau der Extremität einzeln geprüft.

Ist ein Bewegungsniveau von Koordinationsstörungen betroffen, wirkt sich dies auf alle Bewegungskomponenten des betroffenen Gelenks aus. Gleichzeitig wird sich im Sinne der verlorenen Stabilität eine proximal gelegene Koordinationsstörung automatisch auch auf die distal gelegenen Bewegungsniveaus auswirken.

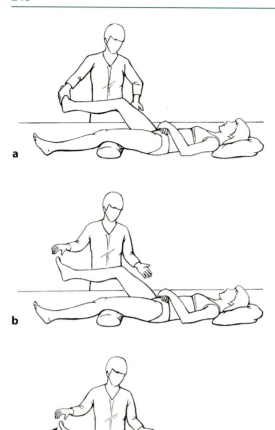

Abb. 4.57. a, b Ausgangsstellung zur Prüfung der flexorischen Verankerungsfähigkeit im Hüftgelenk rechts. Der Therapeut bringt das zu prüfende Bein in die gewünschte Position und übernimmt zuerst das volle Gewicht. Anschließend wird der Patient aufgefordert, die Stellung des Beins selbständig zu halten. Dabei überläßt der Therapeut das Beingewicht sukzessive (allmählich) dem Patienten, bis dieser zum Schluß versucht, das ganze Beingewicht in der vorgeschriebenen Stellung zu übernehmen. **c** Der Patient wird aufgefordert, das rechte Kniegelenk selbständig geradlinig Richtung rechte Schulter und wieder zurück zur Ausgangsstellung zu bringen. (Aus: Steinlin Egli 1998)

In der Durchführung werden 4 Schwierigkeitsstufen unterschieden (**Abb. 4.57 a–c**):
1. Halteaufträge mit Abnahme eines Teilgewichtes bis zur Übernahme des vollen Gewichts, z. B. Übernahme des Beingewichts bzw. eines Teilgewichts, flexorisch verankernd im Hüftgelenk.
   Beobachtungskriterium zur Beurteilung: Kann der Patient die Stellung ohne beobachtbares Zittern halten, oder beginnen antagonistische/agonistische Bewegungsausschläge?
2. Auftrag zu einer konzentrischen Bewegung, z. B. flexorischer Bewegungsauftrag im Hüftgelenk aus einer Nullstellung.

Beobachtungskriterium zur Beurteilung: Kann der Patient die Bewegung geradlinig ausführen? Oder können ein Zittern bzw. unkontrollierte laterale Bewegungsausschläge beobachtet werden?
3. Auftrag zu einer exzentrischen Bewegung, z.B. extensorische Bewegung im Hüftgelenk aus einer Flexionsstellung des Oberschenkels im Hüftgelenk.
Beobachtungskriterium zur Beurteilung: s. Stufe 2.
4. Rhythmische Bewegungsumkehr zwischen konzentrischer und exzentrischer Bewegung.
Beobachtungskriterium zur Beurteilung: Können die Bewegungsausschläge geradlinig, ohne Halt bei der Bewegungsumkehr, rhythmisch alternierend und ohne Zittern ausgeführt werden?

Wenn in einer beliebigen Stufe Koordinationsschwierigkeiten nachgewiesen werden, wird die Prüfung der nächsthöher gelegenen Schwierigkeitsstufe hinfällig.

Der Schwierigkeitsgrad der Stufe 1 kann beeinflußt werden durch:
- **die Hebellänge und**
- **das zu haltende Gewicht.**

Ein langer Hebelarm und zunehmendes Gewicht bedeuten *Erleichterung* bei Koordinationsstörungen.

Der Schwierigkeitsgrad der Stufen 2–4 kann beeinflußt werden durch:
- **Tempo,**
- **Größe der Bewegung und**
- **Länge des bewegten Hebels.**

Große Bewegungsausschläge bei langem Hebelarm bedeuten *Erleichterung* bei Koordinationsstörungen.

Langsame Bewegungsausführung bedeutet *Erschwerung* bei Koordinationsstörungen.

Die spezifische Prüfung des Bewegungsverhaltens der Extremitäten in Spiel- und Stützfunktion kann auch bei Patienten mit einer primären Symptomatik der Tonusanomalien angewendet werden. Mit der Prüfung kann untersucht werden, inwieweit die selektive Kontrolle im Bewegungsverhalten ohne pathologische Tonuserhöhungen bzw. ohne kompensatorische Ausweichmechanismen noch stattfinden kann.

Gleichzeitig können dabei auch spezifische Krankheitszeichen (wie beispielsweise die Hypokinese beim Parkinson-Syndrom oder das Auftreten eines Tremors) erkannt werden.

Prüfung der Feinmotorik

Unter Feinmotorik wird das Zusammenspiel von Agonisten und Antagonisten der distalen Extremitätenfunktionen verstanden. Dies bezieht sich sowohl auf die Handfunktionen als auch auf die Geschicklichkeit des Fußes.

Prüfung der Feinmotorik der Hand
Bei Störungen der Feinmotorik der Hand sind antagonistische Hand-/Fingerbewegungen verlangsamt oder gar unmöglich. Der Mediziner spricht von Dys- bzw. Adiadochokinese.
Die folgende Prüfungsauswahl kann Auskunft über das Ausmaß der Störung geben (Steinlin Egli 1998):
Ausgangsstellung: Sitz vor einer Behandlungsbank. Die Unterarme haben mit der ventralen Seite Kontakt mit der Behandlungsbank.
Bewegungsauftrag:
1. Der Patient wird aufgefordert, im zügigen Tempo (ca. 120/min) wiederholt die Hand hochzuziehen, dorsalextensorisch im Handgelenk, und anschließend wieder kontrolliert bremsend fallen zu lassen, volarflexorisch im Handgelenk, wie beim Taktschlagen. Der Kontakt des Handballens mit der Unterlage bleibt erhalten.
Beobachtungskriterium zur Beurteilung: Können die Bewegungen rhythmisch, ohne Halt bei der Bewegungsumkehr und in zügigem Tempo ausgeführt werden?
2. Der Patient wird aufgefordert, mit allen Fingern der Hand mit dem gleichseitigen Daumen rasch aufeinanderfolgend und alternierend zu tippen.
Beobachtungskriterium zur Beurteilung: Treffen die Fingerspitzen die Daumenkuppe, und kann das Tippen rasch und ohne Bewegungsunterbrechung durchgeführt werden?

Prüfung der Feinmotorik des Fußes
Bei Störungen der Feinmotorik des Fußes ist das antagonistische muskuläre Zusammenspiel pro-/supinatorisch, inversorisch und flexorisch/extensorisch beeinträchtigt. Dies beeinflußt die Gleichgewichtsreaktionen im Stand deutlich.
Folgende Prüfungsauswahl kann Auskunft über den Grad der Störung geben (Steinlin Egli 1998):

Ausgangsstellung: Sitz auf einem Stuhl, Becken und Brustkorb haben in leichter Rückneigung Kontakt mit einer dorsalen Lehne. Der zu prüfende Fuß steht wenig vor dem Kniegelenk.
Bewegungsauftrag:
1. Der Patient wird aufgefordert, in zügigem Tempo (ca. 120 min) wiederholt den Vorfuß hochzuziehen, dorsalextensorisch im oberen Sprunggelenk, und anschließend wieder kontrolliert bremsend fallen zu lassen, plantarflexorisch im oberen Sprunggelenk, wie beim Taktschlagen. Der Druck der Ferse am Boden bleibt erhalten.
2. Der Vorfuß bleibt räumlicher Fixpunkt, und die Ferse schlägt den Takt, plantarflexorisch bzw. dorsalextensorisch im oberen Sprunggelenk durch Drehpunktverschiebung.

Beobachtungskriterium zur Beurteilung: Können die Bewegungen rhythmisch, ohne Halt bei der Bewegungsumkehr und in zügigem Tempo ausgeführt werden? Findet der Aufschlag des Vorfußes bzw. der Ferse gut hörbar und dosiert statt?

> **Wenn nicht Koordinationsstörung, sondern pathologisch erhöhter Tonus die rhythmische Bewegungsumkehr beeinflußt, wird eine verlangsamte, zähflüssige Bewegung beobachtet.**

4.9.7
Prüfung der Wahrnehmung

Wahrnehmung ist ausschlaggebend für jede Bewegung, und Bewegung ist wichtig für die Wahrnehmung (Affolter 1997; Davies 1995; Shummway-Cook u. Wollacott 1995). Die Erforschung der Wahrnehmung ist komplex und läßt bis heute noch viele Fragen offen.

Für das motorische Bewegungsverhalten wird der *taktil-kinästhetischen Wahrnehmung* eine zentrale Bedeutung zugemessen. Der Ausdruck „taktil-kinästhetisch" nimmt Bezug auf Berührung und Bewegung.

Der Organismus kennt die Beziehung des Körpers und seiner Gliedmaßen zueinander und zum umgebenden Raum. Dazu sind Informationen aus Quellen des Organismus selbst und durch den direkten Kontakt mit der Umwelt erforderlich.

Die Informationen *über die Bewegung* können über die wechselnde Spannung der Muskeln, die Stellung der Gelenke (Propriozeption) und die Spannung tieferliegender Gewebestrukturen erfaßt werden. Die Information *über Berührung* erfolgt primär über die Oberflächensensibilität.

Die Prüfung der Oberflächensensibilität ist deshalb zur Erfassung von Wahrnehmungsstörungen wichtig, kann aber niemals allein aussagekräftig genug sein.

Um Wahrnehmungsstörungen, die das Bewegungsverhalten eines Patienten verändern, erfassen zu können, muß gefragt werden: Wie sucht der Patient taktil-kinästhetische Informationen, und wie geht er damit um?

Die Antwort darauf kann nur über das Beobachten des Verhaltens des Patienten in unterschiedlichen alltäglichen Situationen gefunden werden. So erkennen wir bei wahrnehmungsgestörten Patienten ganz primär, daß nur starke, maximale Widerstandsveränderungen wahrgenommen werden können (Affolter 1997).

In der Beurteilung der Wahrnehmung muß jede Äußerung des Patienten über abweichende Empfindungen aufgenommen werden.

Jedes Verhalten, jede Bewegung, die bizarr erscheint oder im Gegensatz zu dem steht, was vom Patienten erwartet werden kann, ist Ausdruck irgendeiner Wahrnehmungsstörung und steht entweder direkt oder indirekt in Beziehung zum taktil-kinästhetischen System (Davies 1995).

4.9.8
Interpretation der Untersuchungsergebnisse

Mit gezielten Prüfungen wird versucht, Abweichungen von einer hypothetischen Norm zu erfassen. Die Auswirkungen der sensomotorischen Aspekte müssen nun in bezug auf bestehende Schwierigkeiten bei alltäglichen Funktionen (Waschen, Essen, Anziehen, Transfermöglichkeiten usw.) beurteilt werden. Bei einer wiederholten Untersuchung dieser alltäglichen Funktionen können im weiteren Therapieverlauf auch die heute geforderten Erfolgskontrollen durchgeführt werden.

> **Oberstes Ziel der Behandlung neurologischer Störungen muß das Erhalten der größtmöglichen Selbständigkeit des Patienten sein. Es kann oft nicht Aufgabe und Ziel sein, ein Normbewegungsverhalten mit dem Patienten anzustreben. Vielmehr muß die detaillierte Untersuchung sorgfältig ausgewertet werden, um zusammen mit dem Patienten und eventuellen Bezugspersonen ein dem Behinderungsgrad angemessenes Bewegungsverhalten zu üben. Dies beinhaltet häufig das Akzeptieren sinnvoller Kompensationsbewegungen bzw.**

der sinnvolle Einsatz notwendiger Hilfsmittel. Bei großer Unselbständigkeit bis hin zu Bewußtseinstrübung oder Koma müssen für die optimale Pflege des Patienten adäquate Therapieziele und Behandlungsmaßnahmen ausgearbeitet werden. Auch hier werden in der Untersuchung Abweichungen von der hypothetischen Norm (z. B. Beweglichkeitsdefizite) erfaßt und notiert. In der Therapie stehen die Normwerte jedoch nicht mehr im Vordergrund.

Literatur

Zitierte Literatur

Fürll-Riede, K.Ch. (1997) Methodische Anwendung der Physiotherapie in der Neurologie – eine neue Struktur der theoretischen Lehr-Lerninhalte. Krankengymnastik 10:7–16

Weiterführende Literatur

Affolter F (1997) Wahrnehmung Wirklichkeit und Sprache. Neckar, Villingen-Schwenningen
Daniels L, Worthingham C (1992) Muskeltest. Manuelle Untersuchungstechniken, 6. Aufl. Gustav Fischer, Stuttgart
Davies P (1995) Starting again. Springer, Berlin Heidelberg
Hüter-Becker A (1998) Physiotherapie, Lehrbuchreihe Band 1. Thieme, Stuttgart
Masuhr KF, Neumann M (1992) Neurologie, 2. Aufl. Hippokrates, Stuttgart
Masur H (1995) Skalen und Scorces in der Neurologie. Thieme, Stuttgart
Shummway-Cook A, Woollacott M (1995) Motor Control. Theory and practical applications. Williams and Wilkins, Baltimore
Steinlin Egli R (1998) Physiotherapie bei MS. Thieme, Stuttgart

4.10 Interpretation der Untersuchungsergebnisse

Aus den gesammelten Einzelergebnissen der Untersuchung leitet der Therapeut das *Problem* ab. Er stellt sich die Frage „Was kann der Patient warum nicht?" und interpretiert die Funktionsstörungen und Schmerzen des Patienten als Folge der notierten Abweichungen.

Das Aufstellen einer Hypothese über die Ursachen des funktionellen Problems ist die Grundlage der physiotherapeutischen Behandlung des Patienten.

Die *ärztliche Diagnose* gibt dem Physiotherapeuten einen bestimmten Rahmen vor. Ihre Bedeutung muß im Zusammenhang mit dem funktionellen Problem deutlich formuliert werden, z.B. die Belastbarkeit einer Struktur, eines rheumatischen Gelenks, der Atmung oder des Kreislaufs.

Beispiel

Beispiele funktioneller Zusammenhänge
- Die *Konstitution* muß bei der Lagerung in Ruhestellung berücksichtigt werden. Zum Beispiel braucht ein Patient mit bestehenden lumbalen Beschwerden in Seitenlage eine Höherlagerung des Beckens und der Beine, wenn er folgende Konstitution hat: „+ *frontotransversalen Thoraxdurchmesser bei – Beckenbreite*".
- *Konstitutionelle Mehrgewichte* tragen häufig dann zum funktionellen Problem bei, wenn sie sich *oberhalb des Schmerzbereichs* befinden.
- *Hyper-* und *Hypomobilität* bedingen sich oft gegenseitig und sind die Ursache oder Folge einer Haltungsabweichung.
- Wenn *Abweichungen der Statik* bereits in einer sog. aufrechten Haltung Schmerzen verursachen, kommen Schubbelastungen und die reaktive Hyper- oder Hypoaktivität der Muskulatur für die Schmerzen in Frage, die meist gemeinsam auftreten.
  ❑ Die *Schubbelastungen* treffen die passiven Strukturen des Bewegungsapparats, wenn die Gelenke nicht mehr axial belastet werden. Bänder und Kapseln reagieren auf propriozeptive Reize. Wenn sie dauerbelastet, d.h. überlastet werden, ist die Reaktion Schmerz. Wird der Warnruf überhört (Bagatellisierung) oder der Schmerz durch Medikamente betäubt, kommt es zu Verschleißerscheinungen.
  ❑ Die *Hyperaktivität reaktiv auf ein Gewicht* ist die normale Reaktion (Fallverhinderung) einer gesunden Muskulatur auf eine schlechte Haltung. Die Muskulatur ist jedoch für diese Dauerbeanspruchung nicht prädestiniert und reagiert mit Verkrampfungen und Durchblutungsstörungen.
- Abweichungen der Statik *unterhalb des schmerzenden Bereichs* sind als schlechter Unterbau zu verstehen.
  ❑ *Veränderte Beinachsenbelastung*, läßt die Beine zum schlechten Unterbau für die Wirbelsäule werden.
  ❑ Eine *abweichende Stellung des Beckens* ist ein schlechter Unterbau für den Brustkorb.
  ❑ Eine *Fehlhaltung der Brustwirbelsäule* ist ein schlechter Unterbau für den Schultergürtel und den Körperabschnitt Kopf.

4.11 Planung der Therapie

Die Planung einer Behandlung setzt ein Therapieziel voraus. Ohne die Kenntnis darüber, was der *Patient* erreichen möchte, besteht die Gefahr, daß der Therapeut am Patienten vorbei „be"-handelt.

Folgende Fragen können den Therapeuten bei der Therapieplanung leiten:
- Was will der Patient erreichen?
  Der Therapeut und der Patient formulieren ein gemeinsames Therapieziel.

Beispiel

Der Patient möchte:
- ❑ wieder ohne Hilfsmittel gehen lernen,
- ❑ sich selbständig anziehen können,
- ❑ ohne Schmerzen arbeiten,
- ❑ alleine seine Körperpflege durchführen usw.

- Was können Patient und Therapeut tun, damit der Patient an seinem Ziel ankommt (s. Kap. 5 und 6)?
  Der Therapeut formuliert für den Patienten ein oder mehrere Behandlungs- und Lernziele. (*Was* tut der Therapeut *wo* und mit *welchem Ziel/wozu*? Was muß der Patient *lernen/üben*?)

Beispiel

Der Therapeut soll mit Hilfe
- ❑ der mobilisierenden Massage (*was*) der Hüftgelenkadduktoren rechts (*wo*) die Abduktion des rechten Hüftgelenks erweitern (*wozu*),
- ❑ der widerlagernden Mobilisation in Flexion (*was*) beider Hüftgelenke (*wo*) die Haltung im Sitzen verbessern (*wozu*),
- ❑ einer heißen Rolle und Packegriffen (*was*) am Brustkorb (*wo*) den Gewebetonus senken, um die Atemexkursionen zu verbessern (*wozu*).

Der Patient soll lernen,
- ❑ geeignete Entlastungsstellungen (*was*) für die Lendenwirbelsäule (*wo*) einzunehmen, um die Belastung des lumbosakralen Übergangs zu reduzieren (*wozu*).
- ❑ bei Vorneigung der Körperlängsachse und gleichzeitigen Armbewegungen (*was*) die Brustwirbelsäule (*wo*) extensorisch dynamisch zu stabilisieren, um damit im Alltag eine bestimmte Tätigkeit ausüben zu können.

4.11.1
Richtlinien

Die Konstitution ist unveränderlich. Die Abweichungen müssen in Kauf genommen werden, und es müssen Entlastungsstellungen für die durch die Abweichung betroffenen Strukturen gefunden werden.

Entlastungsstellungen müssen dem Patienten frühzeitig instruiert werden, damit er sie sofort mit Einsetzen der Beschwerden einnehmen kann.

Teilsteifigkeiten müssen mobilisiert werden. Die Dauer und der Erfolg der Therapie ist abhängig von Ursache und Ausmaß der Bewegungseinschränkung.

Um die Statik zu verbessern, muß der Patient die Fehlhaltung und ihre Korrektur wahrnehmen können. Die Haltungskorrektur hebt die Schubbelastungen und die reaktive Hyperaktivität der Muskulatur auf, geht aber mit Hyperaktivität einher, die von einer funktionellen Fehlatmung begleitet sein kann. Diese Hyperaktivität baut sich mit zunehmendem Lernfortschritt ab. Zur Korrektur der Haltung im Stand veranlaßt der Therapeut im Idealfall nur eine Gewichtsverschiebung, die dann automatisch ein Gegengewicht in Gang setzt, wenn die Belastung unter den Füßen gleich bleibt.

4.11.2
Selektives Muskeltraining

Ein selektives Muskeltraining setzt die Koordination muskulärer Aktivitäten voraus, d.h., die bei einer Bewegung involvierten Muskeln müssen harmonisch zusammenwirken. Die Selektion kann einen bestimmten Muskel, aber auch eine Muskelgruppe betreffen. Bewegungsanalytisch ist es wichtig zu wissen, in welcher Art und Weise die Muskeln aktiviert werden. Der Therapeut entscheidet je nach Ziel und erlaubter Belastung darüber, ob und wie Muskulatur

- Gewichte bewegen oder halten soll,
- durch die Art der Verbindung des Körpers mit der Umwelt das Körpergewicht gegen die Schwerkraft halten soll,
- durch die Vorstellung von nicht existenten Gewichten, Widerständen oder Zügen arbeiten soll,
- die über mehrere Drehpunkte verläuft, dort verkürzt, verlängert oder längenstabil bleiben soll,
- mit Hilfe des Tempos belastet oder Muskelschwächen dadurch überspielt werden sollen.

4.11 Planung der Therapie

Umgang mit Gewichten

Muskeln können mit dem *eigenen Körpergewicht* oder mit *Fremdgewichten*, z. B. Hanteln oder Expandern, belastet werden (s. Kap. 1.9).

Beispiel
- *Belastung mit dem Körpergewicht:* Ausgangsstellung Sitz, die Fäuste stützen neben dem Körper.
- *Belastung mit Fremdgewicht:* Ausgangsstellung Rückenlage: Eine Langhantel wird zur Decke gehoben.

Aus der Art und Weise, wie der Körper seine eigenen Gewichte bewegt oder stabilisiert, resultiert die *Hubbelastung*. Muskeln können
- mit positivem Hub bewegen und Gewichte nach oben heben,
- mit negativem Hub bewegen und Gewichte bremsend nach unten senken,
- hubfrei bewegen und Gewichte horizontal verschieben,
- stabilisierend arbeiten und die Gewichte am Fallen hindern.

Beispiel
Die unterschiedliche Hubbelastung soll am Beispiel des Quadrizepstrainings verdeutlicht werden:
Hubfrei: Ausgangsstellung Seitlage.
Stabilisierend: Ausgangsstellung Stand mit flektierten Kniegelenken.
Positive Hubbelastung: Treppe hinaufsteigen.
Negative Hubbelastung: Treppe hinuntergehen.

Muskeln, die ein Gelenk mit *mehr als einem Freiheitsgrad* überbrücken, können auf diese Weise unterschiedlich belastet werden.

Beispiel
- Ausgangsstellung Einbeinstand:
Das Becken auf der Spielbeinseite soll sich alternierend nach vorn und hinten drehen, innen- und außenrotatorisch im Standbeinhüftgelenk. *Die Rotatoren arbeiten hubfrei.*
Gleichzeitig wird das Becken auf der Spielbeinseite abwechselnd nach oben und unten bewegt, ab- und adduktorisch im Standbeinhüftgelenk. *Die Ab- und Adduktoren arbeiten abwechselnd mit positiver und negativer Hubbelastung.*
- Ausgangsstellung Sitz:
Die Körperabschnitte sind in die vertikal stehende Körperlängsachse eingeordnet, die Hände liegen auf dem Brustbein.
Der Brustkorb dreht sich nach links und rechts (positiv und negativ rotatorisch) in der unteren Brustwirbelsäule und in der Halswirbelsäule. *Die Rotatoren der Wirbelsäule arbeiten hubfrei.*

> **Beispiel**
> Mit der Neigung der Körperlängsachse nach vorn nimmt die stabilisierende Aktivität der Extensoren der Wirbelsäule zu. *Die Rotatoren der Wirbelsäule arbeiten im Wechsel konzentrisch.*

Verbindung des Körpers mit der Umwelt

Aus der Art der Verbindung des Körpers mit der Umwelt (s. Kap. 3) resultieren gegen die Schwerkraft gerichtete muskuläre Aktivitäten. Die Entscheidung darüber, ob ein Muskel in offener oder geschlossener Kette arbeiten soll, ist z.B. von seiner Funktion im Alltag abhängig.

> **Beispiel**
> - Die Abduktoren des Hüftgelenks müssen beim Gehen das Becken am Standbeinhüftgelenk verankern. Aus diesem Grund ist die Ausgangsstellung Stand der Seitlage, bei der das obenliegende Bein abgehoben werden soll, vorzuziehen.
> - Die Extensoren der Hüftgelenke sind beim „bridging" in *Brückenaktivität*. Wenn im Vierfüßlerstand ein Bein nach hinten oben gehoben wird, arbeiten sie in *Spielfunktion*.

Vorstellung von Gewichten oder Widerständen

Durch die Vorstellung von nicht existenten Gewichten oder Widerständen (s. Kap. 2) wird die gelenkumgebende Muskulatur im Sinne einer Kokontraktion innerviert und das Gelenk somit stabilisiert.

> **Beispiel**
> Ausgangsstellung Sitz. Die Vorstellung, den am Boden festgeklebten Fuß nach vorn verschieben zu wollen, das aber nicht zu können, innerviert simultan die Flexoren/Extensoren des oberen Sprunggelenks, des Knie- und Hüftgelenks und der Wirbelsäule; außerdem die Ab- und Adduktoren des Hüftgelenks, die Lateralflexoren der Wirbelsäule sowie die Rotatoren des Hüftgelenks und der Wirbelsäule.

Arbeitsweise mehrgelenkiger Muskeln

Für eine physiologische Verkürzung der Bauchmuskulatur und im Interesse einer ökonomischen Haltung und Atmung müssen bei einem selektiven Muskeltraining die kaudalen Anteile des M. rectus abdominis verkürzt werden, während die kranialen Anteile ihre Länge beibehalten sollen. Nur so kann der M. transversus mit den Mm. obliquii die optimale Spannung aufbauen.

Einsatz von Tempo

Mit Hilfe von Temposteigerung kann man gezielt bestimmte Muskelgruppen entlasten und/oder Insuffizienzen überspielen.

Beispiel

Ausgangsstellung Sitz. Wenn man die Hände schnell nach vorn/oben bewegt, wird das Aufstehen erleichtert, und die Extensoren der Knie- und Hüftgelenke werden entlastet.

Durch eine Temposteigerung kann man eine Leistungssteigerung für bestimmte Muskelgruppen bewirken.

Beispiel

Die dynamische Stabilisierung der Brustwirbelsäule in ihrer Nullstellung wird erhöht, wenn mit den Armen beschleunigende, gestoppte Bewegungen ausgeführt werden („kurz und bündig").

4.12 Fragen

1. Die Beobachtungskriterien, die für die Erhebung des funktionellen Status notwendig sind, orientieren sich an der hypothetischen Norm.
   Erläutern Sie, wann Abweichungen von der hypothetischen Norm als pathologisch bezeichnet werden?

2. Im funktionellen Status wird die Kondition anhand von Beurteilungskriterien beurteilt. Die sorgfältige Schmerzanamnese ist ein wichtiger Bestandteil der Kondition.
   Nennen Sie die Fragen zur Schmerzanamnese und begründen Sie deren Bedeutung für die physiotherapeutische Arbeit.

3. Die Konstitution beinhaltet unveränderliche Proportionen des Patienten. Die hypothetische Norm gibt ein funktionell günstiges Verhältnis der Längen, Breiten, Tiefen und Gewichtsverteilungen vor.
   Beurteilen Sie die möglichen funktionellen Auswirkungen bei folgenden Abweichungen:
   - + Oberlänge (+ Körperabschnitt Brustkorb),
   - − Abstand der Schultergelenke,
   - + Abstand der Schultergelenke,
   - + Gesichtsschädel.

4. Bei der Beweglichkeitsuntersuchung beurteilt der Therapeut Quantität und Qualität der Bewegungen und mögliche Auswirkungen auf die Statik. Es werden bestimmte Prinzipien bei der Untersuchung eingehalten.
   Begründen Sie folgende Prinzipien:
   - Gewichtsabnahme,
   - Instruktion der geplanten Bewegung,
   - Bewegen von proximal.

5. Interpretieren Sie folgende Notation:
   - *EXT:* LWS X, BWS XX, HWS C5 ∞,
   - *LAT FLEX:* LWS rechts konkav X, BWS beidseits XX,
   - *ROT:* BWS beidseits X,
   - *Translation* des Brustkorbs nach links schmerzhaft XX, *Translation* des Kopfes nach rechts schmerzhaft X.

6. Nennen Sie typische Konstitutionsabweichungen beim vertikalen und horizontalen Bücktyp.

7. Zeichnen Sie folgende Abweichungen von der Seite und interpretieren Sie die Abweichungen:
   a) + Dorsalextension, + FLEX im Kniegelenk, + FLEX des Oberschenkels im Hüftgelenk.
   b) + Plantarflexion, + EXT im Kniegelenk, + Vorneigung der Oberschenkel und Beckenlängsachse, LWS (++ untere), BWS (+ untere, -- obere), Kopf in bezug zum Brustkorb vorn bei ++ funktioneller Nackenkyphose.
   c) + EXT des Oberschenkels im Kniegelenk, ++ FLEX des Beckens im Hüftgelenk, ++ LWS, Brustkorb nach hinten geneigt, Kopf in bezug zum Brustkorb vorn.

8. Zeichnen Sie die Schubbelastungen (**Abb. 4.58 a**) und die Muskulatur ein, die eine reaktive Hyperaktivität zeigen müßte (**Abb. 4.58 b**).

9. Was könnten die Ursachen für folgende Abweichungen sein?
   - Fußvorstand rechts
   - ++ Belastung links
   - + Innenrandbelastung beidseits
   - + Divergenz der funktionellen Fußlängsachsen
   - + Schulterhochstand links
   - Extensionssyndrom der Schultergelenke

Abb. 4.58 a, b. Schubbelastungen und reaktive Hyperaktivität

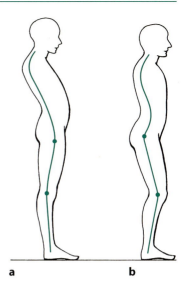

10. Was darf der Therapeut durch Instruktion am Gehen verändern?

11. Welche Konsequenzen haben eine Temposteigerung und eine Tempoverminderung auf das Gehen?

12. Welche Konsequenzen hat es, wenn sich der Brustkorb beim Gehen gegen das Becken dreht?

13. Welche Konsequenzen hat es, wenn die Beuge-Streck-Achsen der Großzehengrundgelenke, Kniegelenke und Hüftgelenke nicht frontotransversal eingestellt werden können?

14. Welche Konsequenzen hat es, wenn die Körperlängsachse beim Gehen nicht mehr vertikal steht?

15. Erläutern Sie mögliche Untersuchungsmethoden, um Tonusanomalien zu erkennen.

16. Erklären Sie, weshalb auch bei Patienten mit pathologischer Tonuserhöhung eine Prüfung der selektiven Muskelkraft durchgeführt werden muß? Nennen Sie die Kriterien, die dabei berücksichtigt werden müssen.

17. Erläutern Sie das Bewegungsverhalten bei Patienten mit zerebraler Ataxie. Nennen Sie die Untersuchungen, mit denen Abweichungen von Norm-Gleichgewichtsreaktionen zu erkennen sind.

5 Behandlungstechniken

Jede funktionelle oder strukturelle Beeinträchtigung des Bewegungssystems verändert das Bewegungsverhalten. Diese Veränderungen sind Anpassungen an Störungen und in vielerlei Hinsicht sogar nützlich.
- Sie dienen dem *Schutz* einer gestörten Struktur im Sinne einer teilweisen oder kompletten „Funktio-Laesa-Reaktion". Dabei setzen veränderte Bewegungsmuster bereits ein, bevor die Störung dem Menschen bewußt wird (Brügger 1986). Das klassische Beispiel ist das Hinken, wenn der Schuh drückt. Die Haut an der Stelle, an der sich eine Blase bilden würde, wird geschützt.
- Sie helfen *Schmerzen* zu *vermeiden*.
- Sie ermöglichen, daß *Ziele erreicht* werden, auch wenn die eigentliche Bewegung zur Zielverwirklichung nicht möglich ist.

Laien können die veränderten Bewegungsmuster genauso gut erkennen wie Physiotherapeuten. Der Mensch ist mit seinem „artgerechten" Bewegen vertraut (vgl. Klein-Vogelbach 1995). Die Beobachtungskriterien der Funktionellen Bewegungslehre Klein-Vogelbach (s. Kap. 1 und 3) ermöglichen dem Therapeuten eine gezielte Analyse des veränderten Bewegungsverhaltens, der sog. *Ausweichmechanismen*.

> **Der Begriff „ausweichen" ist neutral zu verstehen; auf keinen Fall soll vor der Untersuchung von einem negativen oder positiven Verhalten ausgegangen werden. Sich Schonung zu gewähren und dadurch Heilung zu ermöglichen ist ein sinnvolles Vorgehen des Körpers.**

Ausweichmechanismen (AWM) sind allerdings problematisch, wenn folgende Faktoren zutreffen:
- Gesunde Strukturen werden durch die Ausweichmechanismen mehr beansprucht. Je nach Dauer und Intensität der Überlastung können sie selbst beeinträchtigt werden und Schonung verlangen. Der Verlust der ökonomischen Aktivität (s. Kap. 1) erfordert mehr Aktivität und beansprucht die passiven Strukturen vermehrt.

- Die veränderten Bewegungsmuster werden gelernt und automatisiert. Selbst wenn die primäre Ursache beseitigt ist, bestehen sie weiter. In der Folge werden z.B. bestimmte Bewegungstoleranzen der betroffenen Gelenke nicht genutzt. Der für alle Strukturen des Körpers wichtige Bewegungsreiz fehlt. Ohne die Bewegung treten die bekannten Veränderungen ein, wie z.B. der Verlust der Dehnfähigkeit der Muskulatur.
- Angst vor einer Bewegung, die schmerzhaft oder z.B. nach einem Trauma gar nicht erlaubt war, führt dazu, daß Ausweichmechanismen bestehen bleiben.

> **Ausweichmechanismen sind unbewußt und bleiben häufig auch nach der Beseitigung der Ursache noch eine Zeitlang bestehen.**

Es gehört zu den wichtigsten Aufgaben der Physiotherapeuten, bei der Untersuchung nach der Ursache der Ausweichmechanismen zu suchen und, falls möglich, die Ursache zu behandeln. Zeigt das Untersuchungsergebnis, daß eine weitere Schonung einzelner Gelenke nicht mehr notwendig ist oder daß mit reduzierter Belastung in größerem Umfang bewegt werden darf, als der Patient es tut, müssen ihm vorhandene Ausweichmechanismen bewußtgemacht werden. Sie werden dann zu Bewegungen *stigmatisiert*, die den Heilungsprozeß oder die Besserung der Beschwerden verzögern.

5.1
Stellenwert der Behandlungstechniken im Gesamtkonzept der Therapie

Der Vorteil der Behandlungstechniken *widerlagernde Mobilisation, hubfreie Mobilisation* und *mobilisierende Massage* ist das *perzeptiv-manipulativ-didaktische Konzept* (s. Kap. 2). Das selektive Training, z.B. die Reduzierung der Bewegung auf ein Gelenk, fördert die Fähigkeit des Patienten, die Kontrolle über einen Bewegungsablauf wiederzuerlangen.

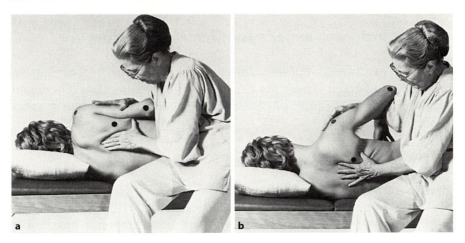

Abb. 5.1 a, b. Widerlagernde Mobilisation des Schultergelenks in Abduktion/Adduktion

5.2 Widerlagernde Mobilisation

Ein Ziel der *widerlagernden Mobilisation* (Abb. 5.1 a, b) ist es, den Patienten zu lehren, einzelne Bewegungsniveaus selektiv, bewußt und kontrolliert ohne Ausweichmechanismen zu bewegen. Dieser Lernprozeß braucht Zeit und muß vom Therapeuten planmäßig gefördert werden (s. auch Klein-Vogelbach et al., 2000: Behandlungstechniken in der Funktionellen Bewegungslehre. Springer, Berlin Heidelberg).

Weitere Indikationen für die widerlagernde Mobilisation ergeben sich aus den *Wirkungsweisen*, die das Bewegen unter verschiedenen therapeutischen Gesichtspunkten hat:
- Üben des derzeitig möglichen Bewegungsausmaßes,
- Verbessern der Beweglichkeit,
- Üben der Koordination und Reaktionsbereitschaft der Muskulatur,
- Förderung der selektiven kinästhetischen Wahrnehmung,
- Selbstkontrolle des Patienten,
- Abbauen bzw. Verhindern von Ausweichmechanismen,
- Schmerzlinderung.

5.2.1
Das Prinzip der widerlagernden Mobilisation

Die widerlagernde Mobilisation nutzt das Prinzip der Begrenzung einer weiterlaufenden Bewegung durch Gegenbewegung. Der Therapeut benötigt Kenntnisse über das beobachtbare Bewegungsverhalten eines Gelenks (s. Kap. 1.6).

Scharniertyp

Man bestimmt den Drehpunkt und an den beiden Gelenkpartnern einen distalen und einen proximalen Distanzpunkt (DP). Die günstigste Form der widerlagernden Mobilisation ist erreicht, wenn proximaler und distaler Distanzpunkt und der Drehpunkt in Bewegung versetzt werden. Ist das der Fall, können sich entweder die beiden Distanzpunkte voneinander entfernen, und der Drehpunkt schiebt sich dazwischen, oder die beiden Distanzpunkte nähern sich an, und der Drehpunkt weicht ihnen aus. Es sollten mindestens 2 Punkte bewegt werden. Vorteilhaft ist es, wenn der Drehpunkt einer dieser beiden bewegten Punkte ist.

Rotationstyp

Die Bewegungsachse ist die Drehachse, die Gelenkpartner sind der proximale und distale Zeiger. Die günstigste Form der widerlagernden Mobilisation ist die gegenläufige Bewegung *beider* Zeiger. Der Therapeut muß darauf achten, daß die Bewegungsachse immer so weit parallel verschoben wird, daß keine zusätzlichen, ungewollten Bewegungskomponenten mobilisiert werden.

Translationstyp

In der Wirbelsäule werden die Körperabschnitte Becken, Brustkorb und Kopf auf einer Verschiebeebene gegeneinander bewegt. Die Bewegungen finden in mehreren Segmenten der Wirbelsäule statt. Bei Translationen nach rechts/links sind lateralflexorische Bewegungstoleranzen nötig, und Translationen nach vorn/hinten setzen sich aus kombinierten Flexions-/Extensionsbewegungen zusammen.

5.2.2
Ausführung

Der Therapeut muß das *Gewicht* der bewegten Körperteile *übernehmen,* um unerwünschte muskuläre Aktivitäten gegen die Schwerkraft zu vermeiden. Die Grifftechnik ist nicht prinzipiell festgelegt. In benachbarten Gelenken müssen entsprechende Bewegungstoleranzen vorhanden sein. *Zuerst* sollte der *proximale Gelenkpartner* bewegt werden, da dieser die geringere Bewegungstoleranz hat und Ausweichmechanismen noch vor dem Entstehen verhindert (s. Kap. 4, Beweglichkeitsuntersuchung, Bewegen von proximal).

Das *Tempo* ist zuerst langsam und richtet sich nach dem Patienten und dem Bewegungsausmaß. Bei kleiner Bewegungsamplitude wird ein Tempo von 120/min angestrebt. Der Therapeut entscheidet – je nach Ziel –, ob er am Bewegungsende oder in einer submaximalen Gelenkstellung arbeiten möchte.

Von Anfang an ist die *Instruktion* der geplanten Bewegung ein Teil der Behandlung (s. Kap. 2):
- Der Therapeut informiert den Patienten über die Richtung der Distanzpunkte und bewegt den proximalen Gelenkpartner, während der distale nur seine Lage im Raum verändert.
- Er hält den proximalen Gelenkpartner in der gewünschten Position. Dann bewegt er den distalen Gelenkpartner in die Gegenrichtung (widerlagernd, gegenläufig).
- Er bewegt beide Gelenkpartner widerlagernd hin und her (das Tempo kann variiert werden).

Es können in der Endstellung *statische Widerstände* gegeben werden, um das erreichte Bewegungsausmaß zu stabilisieren, und/oder *dynamisch exzentrische* und *konzentrische Widerstände an beiden Gelenkpartnern gleichzeitig* gegeben werden.

Später soll der Patient die widerlagernden Bewegungen selbständig zuerst hubfrei, dann mit zunehmender Hubbelastung durchführen können.

5.3
Hubfreie Mobilisation

Ziel der *hubfreien Mobilisation* (**Abb. 5.2**) ist es, die Belastung auf artikuläre und periartikuläre Strukturen in bezug auf bestimmte Bewegungskomponenten zu reduzieren. Dies geschieht durch die Vermin-

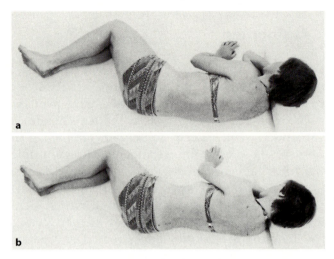

Abb. 5.2 a, b. Hubfreie Mobilisation der Lendenwirbelsäule in Flexion/Extension

derung der Hubbelastung und eine niedrige Intensität der Aktivität. Die Geschicklichkeit der lokalen Muskulatur, die die Feinregulation der Gelenke vornimmt, wird gefördert (siehe Kap. 7).

5.3.1
Prinzip der hubfreien Mobilisation

Bei der hubfreien Mobilisation stehen die Bewegungsachsen vertikal. Die bewegten Teilgewichte des Körpers sollen sich mit möglichst geringem Reibungswiderstand nur horizontal bewegen. Die Gewichte der Körperabschnitte werden horizontal bewegt. Agonist und Antagonist arbeiten im Wechsel dynamisch konzentrisch. Für die Wirbelsäule bedeutet dies in der Ausgangsstellung
- *Seitlage*: Mobilisation in *Flexion, Extension* und *Translation nach ventral/dorsal*;
- *Rückenlage* (gelegentlich auch *Bauchlage*): Mobilisation in *Lateralflexion, Translation nach rechts/links*;
- *Sitz*: Mobilisation in *Rotation*.

Die Indikationen ergeben sich aus der *Wirkungsweise*, die Bewegung auf heilendes, neu wachsendes Gewebe hat:
- Reduktion des Schmerzes durch ein Herabsetzen der periartikulären Gewebsspannung, dadurch Verbesserung der Beweglichkeit und des Bewegungsgefühls,

- Verbesserung der intermuskulären Koordination,
- Verbesserung der Orientierung am eigenen Körper,
- reflektorische Senkung des Spannungszustandes der Muskulatur durch Reizung der lokalen Mechanorezeptoren,
- Verbesserung der Durchblutung,
- Verbesserung des Aufbaus und der Trophik des Gewebes.

5.3.2
Ausführung

Der Patient wird über die geplante Bewegungsrichtung der Distanzpunkte instruiert (s. Kap. 2) und soll in zügigem Tempo (120/min) kleine Hin- und Herbewegungen durchführen. Zum Lernen kann der Therapeut die Bewegung manipulieren. Diese Hilfe muß sehr subtil vorgenommen werden und darf keinesfalls für den Patienten zu einem Widerstand werden, der den Ausweichmechanismus verstärken würde. Die Bewegungen sollen in angrenzenden Körperabschnitten durch stabilisierende Muskelaktivitäten begrenzt werden (s. auch Klein-Vogelbach et al., 2000: Behandlungstechniken in der Funktionellen Bewegungslehre. Springer, Berlin Heidelberg).

5.4
Mobilisierende Massage

Bei der *mobilisierenden Massage* (**Abb. 5.3**) werden die Muskeln und umliegenden Gewebeschichten eines Gelenks bearbeitet, um die Bewegungsqualität und die Gewebeverschieblichkeit zu verbessern.

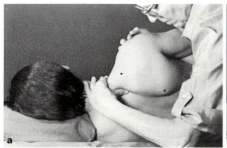 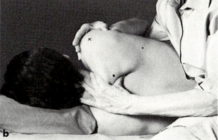

Abb. 5.3 a, b. Mobilisierende Massage des oberen Trapecius und Levator scapulae

5.4.1
Prinzip der mobilisierenden Massage

Bei der mobilisierenden Massage gibt es *bewährte Ausgangsstellungen* und *Handgriffe*. Allerdings muß jeder Therapeut bei jedem neuen Patienten die notwendigen Anpassungen vornehmen (wegen der unterschiedlichen Körperproportionen von Patient und Therapeut).

Die *Wirkungsweise* einer mobilisierenden Massage liegt darin, daß
- die Trophik verbessert wird,
- der Spannungszustand der Muskulatur herabgesetzt wird,
- die Gewebeverschieblichkeit zunimmt,
- sich die kinästhetische und taktile Wahrnehmung des Patienten verbessert,
- die intra- und intermuskuläre Koordination verbessert wird,
- das Bewegungsausmaß und die Bewegungsqualität zunehmen.

5.4.2
Ausführung

Die Muskulatur wird nicht in einer bestimmten Stellung der Gelenke bearbeitet, sondern durch manipulierte Gelenkstellungsänderungen abwechselnd gedehnt, gelockert und gleichzeitig bearbeitet:
- Der Therapeut unterstützt verbal, taktil und manipulativ die Ausführung der Bewegung (s. auch Klein-Vogelbach et al., 2000: Behandlungstechniken in der Funktionellen Bewegungslehre. Springer, Berlin Heidelberg).
- Der Therapeut bewegt den Gelenkpartner in Zugrichtung des Muskels und bleibt dabei submaximal, damit Ausweichbewegungen unterbleiben.
- Die Muskulatur wird in der gelockerten Phase quer zum Faserverlauf bearbeitet.
- Das Tempo muß anfangs sehr langsam sein und kann nach einer Einspielphase gesteigert werden.

6 Analysenkonzept

Voraussetzung für erfolgreiches therapeutisches Üben ist die Wahl einer geeigneten Übung.

> **Das Analysenkonzept ist ein Hilfsmittel zum Verständnis der therapeutischen Übung.**

Mit dem Analysenkonzept lernt der Therapeut,
- das *Lernziel* zur Überwindung eines funktionellen Problems zu formulieren,
- eine klar umrissene *Grundvorstellung* von einer therapeutischen Modellübung zu gewinnen,
- eine mögliche *Übungsanleitung* kennen, um den Bewegungsablauf in die gewünschte Form zu bringen,
- konkrete *Hilfestellungen* anzubieten,
- *Anpassungen* auszuwählen,
- die *Ausgangsstellung* und den *Bewegungsablauf* zu analysieren.

Dieses Hilfsmittel für den Therapeuten wird nachfolgend exemplarisch an der therapeutischen Übung „Das Klötzchen-Spiel" dargestellt. Diese Grundübung für statisch bedingte Wirbelsäulen- und Hüftgelenkprobleme eignet sich besonders, um dem Patienten eine ökonomische Haltung zu vermitteln. Eine Vielzahl von Modellübungen finden sich im Buch „Therapeutische Übungen zur Funktionellen Bewegungslehre" (s. auch Kap. 2, „Bewegungsvermittlung").

6.1
Lernziele der therapeutischen Übung „Das Klötzchen-Spiel"

Der Patient soll lernen
- die Körperabschnitte Becken, Brustkorb und Kopf in die vertikal stehende Körperlängsachse einzuordnen.
- durch Selbstpalpation das Gefühl für eine ökonomische Haltung wiederzufinden.
- die Körperlängsachse auch dann zu erhalten, wenn sie sich aus der Vertikalen neigt.

6.2
Lernweg

Der gedankliche Entwurf enthält alle *therapeutischen Überlegungen*, die sich aus dem Lernziel ergeben.

> **Die Planung, *wie* bestimmte Strukturen be- oder entlastet werden und welche Reaktionen gewünscht werden, bestimmt die Ausgangsstellung.**

Der *Lernweg* beinhaltet
- die Erfindung (Konzeption) der Übung,
- eine mögliche Übungsanleitung,
- Hinweise aus der Praxis und
- Anpassungen an den Patienten.

6.2.1
Konzept

Um die Körperabschnitte Becken, Brustkorb und Kopf in die vertikal stehende Körperlängsachse einordnen zu können, soll der Patient über Eck auf einer Kiste oder einem Hocker sitzen. Dann haben die dorsalen Seiten der Oberschenkel keinen Kontakt mit der Sitzfläche, und der Körperabschnitt Becken ist in den Hüft- und Lendenwirbelsäulengelenken potentiell beweglich (**Abb. 6.1 a**).

Wenn sich die 3 Körperabschnitte gemeinsam nach vorn und hinten, flexorisch und extensorisch in den Hüftgelenken, bewegen, muß

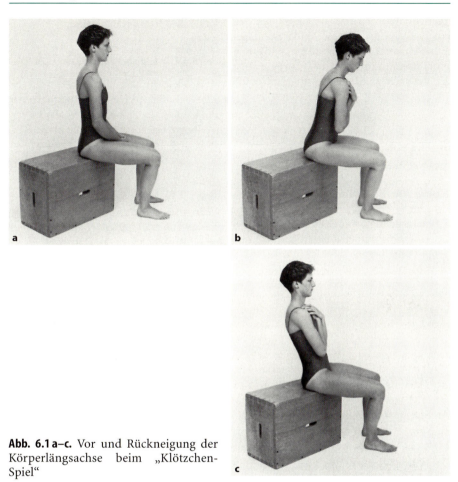

Abb. 6.1 a–c. Vor und Rückneigung der Körperlängsachse beim „Klötzchen-Spiel"

die Muskulatur die Körperlängsachse dynamisch stabilisieren. Wenn der Blick weiter nach vorn gerichtet bleiben soll, sind minimale Bewegungen in den oberen Kopfgelenken erforderlich. Um bei Bewegungen nach hinten Abscherbelastungen im lumbosakralen Übergang zu vermeiden, müssen dort ebenfalls minimale Gelenkstellungsänderungen geschehen (**Abb. 6.1 b, c**).

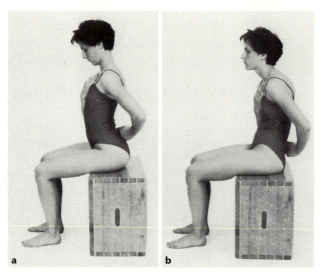

Abb. 6.2 a, b. Wahrnehmung der Becken, Brustkorb- und Kopfbewegungen

6.2.2
Übungsanleitung

Ausgangsstellung: „Setzen Sie sich über Eck auf eine Kiste. Die Fersen stehen unter den Kniegelenken und die Oberschenkel und die Füße schauen ein wenig nach außen."

„Wenn Sie das Becken abwechselnd nach vorn und nach hinten bewegen, spüren Sie, wie sie größer und kleiner werden und einmal vor und einmal hinter den Sitzknochen (Sitzbeinen, Sitzhöckern) sitzen. Wenn Sie hinter den Sitzknochen sitzen, sinkt auch der Brustkorb ein wenig nach unten. Wenn Sie weiterhin nach vorn blicken, wird der Hals vorne lang. Wenn Sie sich wieder davor setzen, hebt sich der Brustkorb, und der Nacken wird hinten lang." (**Abb. 6.2 a, b**)

„Immer dann, wenn Sie genau auf den Sitzknochen sitzen, sind Sie am größten. Das ist die richtige Position für die 3 Klötzchen Becken, Brustkorb und Kopf."

Bewegungsablauf: „Eine Hand faßt mit Daumen und Mittelfinger den Abstand vom Bauchnabel zum Schambein und die andere den Abstand vom Bauchnabel zur Brustbeinspitze. Wenn sich das Türmchen nach vorn bewegt, müssen die Abstände immer gleich groß bleiben. Wenn es sich nach hinten neigt, darf der Unterbauch etwas kürzer werden."

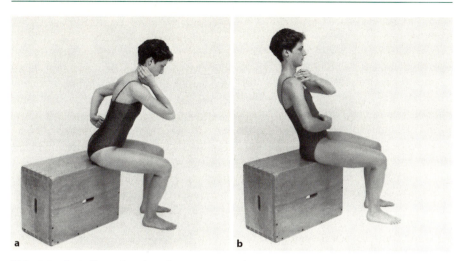

Abb. 6.3 a, b. Selbstpalpation der automatisch einsetzenden Aktivität der lumbalen und zervikalen Muskulatur

„Nun legt sich eine Hand auf den Bauch, die andere auf den Rücken. Immer, wenn sich das Türmchen nach vorn neigt, nimmt der Druck unter den Füßen zu, bei der Rückneigung nimmt er ab. Wenn die Muskeln am Rücken fester werden, sagen Sie „Schnipp", und wenn sie am Bauch anspringen, sagen Sie „Schnapp". Jetzt wird die Bewegung immer kleiner, dafür schneller. Zwischen der Hin- und Herbewegung gibt es einen Moment, in dem die Muskeln am Rücken und am Bauch gleich wenig arbeiten müssen. Dann ist das Türmchen senkrecht, und Sie sitzen gerade." **(Abb. 6.3 a, b)**

6.2.3
Hinweise für den Therapeuten

- Der Therapeut kann das Brustkorbgewicht teilweise übernehmen. Damit reduziert sich in der Ausgangsstellung die stabilisierende Aktivität der Extensoren der Brustwirbelsäule und bei der Vor- und Rückneigung diejenige der Bauch- und Rückenmuskulatur **(Abb. 6.4 a, b)**.
- Um flexorische und extensorische oder translatorische Bewegungen in der Wirbelsäule zu verhindern, kann der Therapeut Brustkorb und Becken „schienen" und das Ausmaß der Bewegung begrenzen. Das ist vor allem dann der Fall, wenn die Primärbewegung vom Brustkorb eingeleitet wird und die Abstände am eigenen Körper

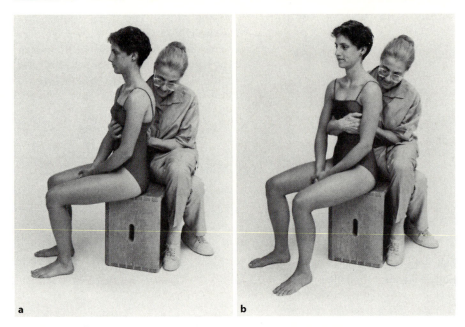

Abb. 6.4a, b. Übernahme des Brustkorbgewichts durch den Therapeuten

nicht beibehalten werden. Der Therapeut kann dann die Primärbewegung vom Becken aus instruieren und manipulieren („Wenn sich das Steißbein zum Boden bewegt, nimmt das Becken den Brustkorb mit nach hinten." oder: „Das Becken hat ein wenig Vorsprung und nimmt den Brustkorb mit nach vorn.").
- Die Translation des Kopfs nach vorn und hinten kann der Patient vermeiden, indem er mit einer Hand den Abstand der Incisura jugularis zum Kinn prüft.
- Ein Stab, vom Patienten selbst den Rücken gehalten, eignet sich nicht, um den Bewegungsablauf zu lehren.
    ❏ Zum einen erfassen die weiterlaufenden Bewegungen der Arme die Wirbelsäule (flexorisch und lateralflexorisch), und der Patient kann die „Klötzchen" nicht in die Körperlängsachse einordnen.
    ❏ Die erforderlichen minimalen Gelenkstellungsänderungen werden in den Kopf- und Lendenwirbelgelenken begrenzt.
    ❏ Die Wahrnehmung wird auf einen Gegenstand außerhalb des Körpers gelenkt. Der Patient erhält also keinerlei Informationen, was er an seinem eigenen Körper verändern oder beibehalten muß. Er kann weder Abstände tasten noch die Anspannung der Bauch- und Rückenmuskulatur palpieren.

❏ Oft muß außerdem die Nullstellung der Lendenwirbelsäule zugunsten einer vermehrten Lordose aufgegeben werden, weil sonst die Hand dort den Stab nicht umgreifen kann.
- Ein Spiegel kann bei deutlichen Ausweichbewegungen hilfreich sein. Allerdings muß dem Therapeuten bewußt sein, daß die Augenkontrolle (zudem seitenverkehrt) eine geringe Lernhilfe bedeutet. Sowie die optische Kontrolle fehlt, müssen andere Wahrnehmungsmechanismen, z.B. *sich am eigenen Körper orientieren* (s. Kap. 2.1, „Orientierung des Menschen") an deren Stelle treten.

6.2.4
Anpassungen

Ein Flexionsdefizit der Hüftgelenke kann die Ursache sein, wenn es bei der Vorneigung zu einer Flexion von Lenden- und Brustwirbelsäule kommt. Dann muß die Sitzhöhe entsprechend angepaßt werden (**Abb. 6.5**).

Bei einer Insuffizienz der Bauchmuskulatur beobachtet man häufig, daß bei der Rückneigung die extensorische Bewegung des Beckens in den Hüftgelenken gestoppt wird und statt dessen eine dorsaltranslatorische Ausweichbewegung im lumbothorakalen Übergang stattfindet, während der Kopf nach ventral translatiert. Das Bewegungsausmaß nach hinten muß dann verringert werden, damit die Übung noch gelingt (**Abb. 6.6**).

Freies Bewegen der Hände während des Klötzchen-Spiels ist der Übergang zum normalen Bewegungsverhalten. Die weiterlaufenden

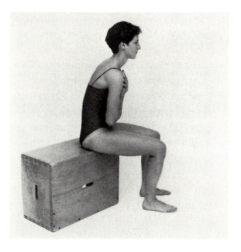

Abb. 6.5. Ausweichmechanismus bei einem Flexionsdefizit der Hüftgelenke

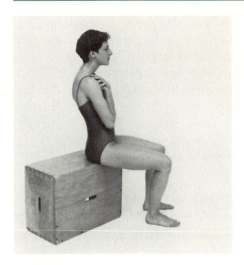

Abb. 6.6. Ausweichmechanismus bei Insuffizienz der Bauchmuskulatur: Dorsaltranslation des Brustkorbs und Ventraltranslation des Kopfs

Bewegungen der Arme auf die Brustwirbelsäule müssen begrenzt werden. Asymmetrische Armbewegungen zur Seite erfordern dynamische stabilisierende Aktivitäten der Wirbelsäulenrotatoren. Armbewegungen nach kranial verlängern den Lastarm; die Aktivität der Bauch- und Rückenmuskeln nimmt zu.

Wenn die Bewegung *klein gehalten* wird, ist es einfacher, die Körperlängsachse zu stabilisieren.

Wenn die Bewegung *ausgeweitet* wird, so daß einmal die Füße und einmal das Gesäß den Kontakt zur Unterlage verlieren, ist das eine Vorbereitung zum funktionellen Beinachsentraining. Der Therapeut muß – je nach Oberschenkellänge (s. Abschn. 4.2.1, „Konstitution (Oberschenkellänge)"; Abschn. 5.4.2, „Sitzverhalten (Anpassung an die Konstitution und Beweglichkeit)") – zulassen, daß die Füße weiter nach hinten gestellt werden.

6.3 Analyse der Übung

6.3.1 Ausgangsstellung

Gelenkstellungen: Die Körperlängsachse steht vertikal. Die Hüftgelenke befinden sich in ca. 90° Flexion/transversaler Abduktion, die Kniegelenke in 90° Flexion.

Kontaktflächen des Körpers mit der Umwelt: Die Gewichte der Körperabschnitte Becken, Brustkorb, Kopf und Arme lasten auf der Sitzfläche. Die Beine stehen mit ihrem Eigengewicht auf dem Boden. Die *Unterstützungsfläche* wird von den Kontaktstellen der Füße mit dem Boden und der Kontaktstelle des Gesäßes mit der Sitzfläche gebildet. Der Körperschwerpunkt befindet sich über der Kontaktstelle Gesäß/Sitzfläche.

Muskuläre Aktivitäten: Die *Beine* müssen gegen die Tendenzen, nach innen und/oder außen zu fallen, stabilisiert werden. Die Intensität dieser Aktivität ist sehr gering. Der Körperabschnitt *Becken* ist in Hüft- und Lendenwirbelsäulengelenken potentiell beweglich. Es müssen keine hohen Aktivitäten aufgebracht werden, um die Balance zu halten. Am Körperabschnitt *Brustkorb* ist die Brustwirbelsäule in Nullstellung dynamisch stabilisiert. Der Körperabschnitt *Kopf* balanciert über dem Brustkorb und ist potentiell beweglich. Am Körperabschnitt *Arme* ist der Schultergürtel auf dem Brustkorb abgelegt. Die *Hände* liegen auf den Oberschenkeln.

6.3.2 Bewegungsablauf bis in die Endstellung

Durch die *horizontale* Komponente der Primärbewegung kommt es zu deutlichen Gleichgewichtsreaktionen.

Primärbewegung

- *Vorneigung:*
  Der kritische Distanzpunkt der Primärbewegung, Incisura jugularis, bewegt sich nach vorn/unten, flexorisch in den Hüftgelenken.
- *Rückneigung:*
  Der kritische Distanzpunkt der Primärbewegung, Incisura jugularis, bewegt sich nach hinten/(zuerst oben, dann unten), extensorisch in den Hüftgelenken.

Reaktionen

- *Veränderung der Unterstützungsfläche:*
  Es gibt bei der Rückneigung eine minimale Vergrößerung der Kontaktstelle des Körpers mit der Sitzfläche. Bei der Vorneigung wan-

dert der Schwerpunkt innerhalb der Unterstützungsfläche in Richtung der Füße.
- *Einsetzen von Gewichten:*
Bei der Rückneigung hängt sich das Gewicht der Beine flexorisch in den Hüftgelenken an das Becken und wirkt bremsend auf den Bewegungsablauf.
- *Stabilisierung:*
Damit sich die Abstände am Körper nicht verändern, muß sich die Wirbelsäule in ihrer Nullstellung dynamisch stabilisieren; bei der Vorneigung mit zunehmender Intensität der ökonomischen Aktivität extensorisch, bei der Rückneigung flexorisch.
In den Hüftgelenken stabilisieren die transversalen Ab- und Adduktoren den Abstand zwischen den Knien.

Bedingungen

Wenn die Reaktionen nicht in der gewünschten Form erfolgen, kann der Therapeut folgende Bedingungen stellen:
- *gleichbleibende Abstände zwischen körpereigenen Punkten:*
  ❑ Bauchnabel/Symphyse,
  ❑ Bauchnabel/Processus ensiformis,
  ❑ (Incisura jugularis/Kinnspitze bei der Vorneigung),
  ❑ rechte/linke Patella;
- *räumliche Fixpunkte:*
  ❑ Füße/Boden,
  ❑ Gesäß/Sitzfläche,
  ❑ Blickrichtung nach vorn während der Rückneigung;
- *Bewegungstempo:*
  ❑ Eine Vor- und Rückneigung dauert etwa 2 Sekunden.

6.3.3
Endstellung und zurück in die Ausgangsstellung

Die Körperlängsachse bewegt sich alternierend flexorisch und extensorisch in den Hüftgelenken. Das Bewegungsausmaß ist variabel.

7 Stabilität – eine vielfältige Aufgabe

Christine Hamilton, Carolyn Richardson

7.1
Einleitung

Der Erfolg einer physiotherapeutischen Behandlung hängt davon ab, wie geschickt und genau der Therapeut dem Patienten dazu verhelfen kann, sich wieder adäquat, sicher, wirksam und effizient zu bewegen. Viele Übungen und Techniken der Funktionellen Bewegungslehre versuchen daher, sich in gleichem Maß auf die nebeneinander bestehenden Notwendigkeiten einer effizienten Mobilität und einer adäquaten Stabilität zu beziehen. Die muskuläre Funktion ist in gewisser Weise gegensätzlich, insofern als neuromuskuläre Aktivität Bewegung sowohl in Gang setzt als auch einschränkt. Aber es ist die Beschränkung von Bewegungen, die Stabilität und Schutz der Gelenke im wesentlichen bestimmt (Hogan 1990; Dynamische Stabilisierung). Andererseits verursacht mangelnde Beschränkung von Bewegungen Instabilität, was allgemein als eine Ursache für chronische Schmerzen gilt (Panjabi 1992a). Dies ist besonders offensichtlich im Bereich der Lendenwirbelsäule, wo hohe Stabilitätsanforderungen bestehen (White u. Panjabi 1990) und wo es häufig zu Schmerzen kommt (Andersson 1981; Troup et al. 1981). Wirksame Methoden für Test und Behandlung einer Instabilität der Wirbelsäule sind daher für Prävention und Behandlung wiederkehrender Schmerzen im Lumbalbereich („low back pain", LBP) von besonderem Interesse.

Klinische Tests hinsichtlich der Stabilität der Lendenwirbelsäule sehen sich großen Schwierigkeiten gegenüber. Tests übermäßiger Beweglichkeit der Wirbelsäule sind entweder unzuverlässig (Herzog et al. 1989), lassen sich nur *in vivo* durchführen (Panjabi 1992b) und/oder ergeben Testwerte, die keine Korrelation mit Kreuzschmerz aufweisen (Kirkaldy-Willis 1988). Auf ähnliche Schwierigkeiten stoßen Tests der Muskelfunktion, etwa Tests von Kraft und Flexibilität (Mandell et al. 1993). Dieses Dilemma zeigt, wie inadäquat der Versuch ist, mittels einzelner Messungen von Funktionen das komplexe Zusammenspiel von Muskeln, Nerven und Gelenken bei der Stabilisierung der Wirbelsäule beleuchten zu wollen (Panjabi 1992a).

Obwohl alle Rumpfmuskeln sowohl zu Mobilität als auch zu Stabilität der Wirbelsäule beitragen können, scheinen manche Muskeln doch besonders für eine ganz bestimmte Aufgabe geeignet zu sein (Bergmark 1989; Hogan 1990; Oddson u. Thorstensson 1990). Neuerdings richtet sich die wissenschaftliche Aufmerksamkeit auf Funktion und Koordination der kleinen intersegmentalen Muskeln der Wirbelsäule bei der Stabilisierung der Wirbelsäulensegmente (Bergmark 1989; Oddson u. Thorstensson 1990; Crisco u. Panjabi 1991; Wilke et al. 1995; Hodges u. Richardson 1997a; Richardson et al. 1999). Diese sog. lokalen Muskeln sind sehr gut dafür ausgerüstet, wie feste, aber dynamische Federn zu wirken, die schädliche Bewegung zwischen den Gelenkoberflächen beschränken – eine These, die durch immer mehr Daten erhärtet wird (Bergmark 1989; Oddson u. Thorstensson 1990; Crisco u. Panjabi 1991; Wilke et al. 1995; Hodges u. Richardson 1997a; Richardson et al. 1999). Mehrere Untersuchungen lassen außerdem vermuten, daß es einen direkten Zusammenhang gibt zwischen einer Dysfunktion lokaler Muskeln der Lendenwirbelsäule wie dem M. transversus abdominis und dem M. multifidus und Rückenschmerzen (Hides et al. 1996; Hodges u. Richardson 1996, Hodges u. Richardson 1997b) und daß sich eine Behandlung, die spezifisch bei diesen Muskeln ansetzt, für den langfristigen Umgang mit Rückenschmerzen als äußerst wirksam erweist (Rantanen et al. 1993; Hides u. Richardson 1996; O'Sullivan et al. 1997).

Die gegenwärtig benutzten klinischen Tests und Behandlungstechniken zur Funktion lokaler Muskeln für die Lendenwirbelsäule wurden von Richardson und anderen gut dokumentiert (Richardson u. Jull 1995; Richardson et al. 1999). Wichtigstes Element dieser Art des Testens und Trainierens von Muskeln ist die Anforderung einer anhaltenden statischen Kokontraktion lokaler Lendenmuskeln (M. transversus abdominis und M. multifidus) auf niedrigem Niveau, ohne daß zugleich die längeren, stärkeren oberflächlicheren Rumpfmuskeln aktiviert werden. Diese selektive Koaktivierung der lokalen Muskeln scheint der ausschlaggebende Faktor für den Erfolg eines spezifischen Trainings lokaler Muskeln bei der Behandlung von Rückenschmerzen zu sein (Jull et al. 1998). Unglücklicherweise ist eine derart präzise Koordinierung der Rumpfmuskulatur nicht nur für den Patienten schwierig zu lernen, sondern auch für den Therapeuten schwierig zu lehren. Die tiefe Lage und geringe Größe der lokalen Muskeln komplizieren die Aufgabe noch mehr. Unter diesen Umständen bedarf es einer Reihe von Tests und Behandlungsmethoden, um die Funktion lokaler Muskeln in der klinischen Situation zuverlässig und genau zu klären.

Die beiden therapeutischen Konzepte des spezifischen Trainings lokaler Muskeln (Richardson u. Jull 1995; Richardson et al. 1999) und bestimmter Übungen der Funktionellen Bewegungslehre, wie z. B. das „Klötzchenspiel" (s. Kap. 6), unterscheiden sich zwar hinsichtlich Ziel und Durchführung der Übungen, zeigen aber im Übungsaufbau viele gemeinsame Elemente. Wegen solcher Ähnlichkeiten lassen sich Übungen der Funktionellen Bewegungslehre als zusätzliche Test- und Behandlungsmöglichkeiten für die Funktion lokaler Muskeln einsetzen (Hamilton u. Richardson 1998).

Dieses Kapitel beschreibt die Entwicklung von Übungen der Funktionellen Bewegungslehre, mit denen sich die Funktion lokaler Muskeln anhand ihrer Steuerung der Neutralhaltung möglicherweise testen läßt (Hamilton u. Richardson 1998). Eine derartige Entwicklung erfordert ein gründliches Verständnis der Interaktion von *passiv strukturellen*, *aktiv muskulären* und *neurologischen Steuerungselementen* bei der Stabilisierung der Wirbelsäule. Außerdem müssen die Funktion neuromuskulärer Aktivität lokaler Muskeln bei segmentaler Stabilisierung und die Beziehung zwischen entsprechender Dysfunktion und Rückenschmerzen erkannt werden, und es muß konkretisiert werden, welche Verbindung zwischen dem Aufbau vorhandener klinischer Tests lokaler Muskeln, der Funktion bzw. Dysfunktion lokaler Muskeln und den Parametern von Übungen der Funktionellen Bewegungslehre besteht.

Zur Überprüfung einer solchen Verbindung muß die Übungsleistung quantifiziert, ein Leistungsdefizit bei Patienten mit Schmerzen im Lumbalbereich festgestellt und ein Zusammenhang zwischen diesem Defizit und der Dysfunktion lokaler Muskeln evaluiert werden. Die gegenwärtig vorliegenden Daten, die eine solche Beziehung untermauern, sind notwendigerweise sehr unterschiedlich und diffus (Hamilton u. Richardson 1995 b; Hamilton 1997; Hamilton u. Richardson 1998). Aktuelle Untersuchungen sprechen jedoch dafür, Übungen, die die Kontrolle einer lumbopelvischen Neutralstellung beinhalten, als ein gültiges klinisches Instrument zur Behandlung von Rückenschmerzen anzusehen (Hamilton u. Richardson 1998), und deuten darauf hin, daß weitere Untersuchungen der Beziehung zwischen der Funktion lokaler Muskeln und Stabilisierungsübungen der Funktionellen Bewegungslehre zweckmäßig sind.

7.2
Stabilisierendes System

Viele klinische Tests bezüglich Instabilität setzen bei einer Verbindung zwischen spinaler Integrität und spinaler Mobilität an. Diese Methoden beruhen auf der Annahme, übermäßige Beweglichkeit sei mit einem instabilen Gelenk gleichzusetzen. Es gibt viele verschiedene Verfahren der Messung von Hypermobilität, sie reichen von allgemeinen Flexibilitätstests des Abstands von den Fingerspitzen zum Boden (Hildebrandt et al. 1997) bis zu komplexen radiologischen Messungen momentaner Rotationsachsen (Pearcy u. Bogduk 1988). Eine Beziehung zu Auftreten und Schwere von Rückenschmerzen und Funktionsstörung haben sie jedoch nicht erkennen lassen, und dies illustriert die Tatsache, daß Instabilität in ihrer Komplexität nicht adäquat durch Hypermobilität widergespiegelt wird (Kirkaldy-Willis 1988; Bogduk 1997). Panjabi (1992a) hat ein alternatives Konzept vorgestellt: das stabilisierende System (**Abb. 7.1**).

In einer Dissertation über das stabilisierende System legt Panjabi (1992a) dar, Stabilität sei das Ergebnis eines Zusammenspiels von drei grundlegenden Subsystemen (s. Abb. 7.1):
- des passiven,
- des aktiven und
- des steuernden.

Das *passive Subsystem* besteht aus Knorpeln, Bändern, Gelenkkapseln, Zwischenwirbelscheiben und aus den passiven Komponenten der

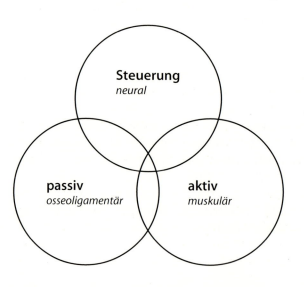

Abb. 7.1. Stabilisierendes System. (Nach Panjabi 1993)

Muskeln, die Bewegung leiten und Last verringern. Das *aktive Subsystem* wird gebildet durch das kontraktile Element der Muskeln. Muskeln erzeugen Zugkraft und bieten mechanischen Widerstand, sie initiieren Bewegung und beschränken sie. Das *steuernde Subsystem* beinhaltet die wahrnehmenden und steuernden Funktionen des peripheralen und zentralen Nervensystems. Dieses Subsystem kann auch psychische Faktoren beinhalten, etwa Angst oder Strategien zum Umgang mit Schmerz, die die stabilisierende Wirkung des Systems als Ganzes beeinflussen können (Hildebrandt et al. 1997; Vlaeyen et al. 1998). Interaktion dieser Subsysteme bedeutet, daß ein Defizit in irgendeinem der drei Elemente nicht unbedingt zum Verlust der Gesamtstabilität führen muß. Die Gesamtwirkung des stabilisierenden Systems wird bestimmt durch die Fähigkeit der jeweils anderen Subsysteme zur Kompensierung eines Defizits und durch die Fähigkeit des betroffenen Subsystems, sich zu regenerieren (Panjabi 1992a).

Beispielsweise stellt Spondylolisthese (Wirbelgleiten) einen offensichtlichen Mangel an Stabilität beim passiven Subsystem dar. Panjabi (1992a) argumentiert, daß sich in gesteigerter Aktivität der Rumpfmuskulatur und der allmählichen Entwicklung von Osteophyten (knöchernen Auswüchsen) der Versuch des aktiven und des passiven Subsystems zeige, der mangelhaft eingeschränkten Gelenkbeweglichkeit durch einen knöchernen Defekt entgegenzuwirken. Die Kompetenz, mit der das muskuläre System das strukturelle Defizit kompensiert und/oder mit dem die Wirbelsäule mit der äußeren Belastung fertig wird, bestimme die Entwicklung von Schmerz und Funktionsstörung. Diese Hypothese bietet eine Erklärung für die wiederholt berichteten schwachen Korrelationen zwischen physischen oder radiologischen Anzeichen einer Schädigung passiven Gewebes und dem Schweregrad von Symptomen wie Schmerz (Andersson 1981; Troup et al. 1981; Kirkaldy-Willis 1988; Bogduk 1997). Ganz eindeutig kompensieren manche Leute erfolgreicher als andere.

Deshalb scheitert das stabilisierende System, wenn die Stabilitätsanforderungen seine Fähigkeiten, zurechtzukommen und zu kompensieren, übersteigen. Dies kann die Folge eines übermäßig großen primären Defizits sein (beispielsweise einer massiven Verletzung von Knochen und Bändern oder einer neurologischen Verletzung) oder der mangelhaften Möglichkeiten eines oder mehrerer Subsysteme zu kompensieren (Panjabi 1992a). Als Maß für die inadäquate Bewältigung der Anforderungen des täglichen Lebens durch das stabilisierende System läßt sich die Entwicklung von chronischem Schmerz und Funktionsstörung nehmen (Kirkaldy-Willis 1988; Panjabi 1992a). Daraus folgt, daß Therapie nicht nur darauf abzielen sollte, ein strukturelles

Defizit zu heilen (strukturelle Stabilisierung), sondern auch darauf, kompensatorische Strategien und eine Wiederherstellung der Stabilität des Systems als Ganzes zu fördern (funktionelle Stabilisierung).

> **Instabilität ist das Ergebnis einer komplexen Interaktion verschiedener Elemente des stabilisierenden Systems und nicht einfach die Folge eines strukturellen Versagens.**

Ein derartiges Konzept kompliziert die Aufgabe einer Diagnose von Instabilität. Im Falle von Rückenschmerzen kann ein Funktionsdefizit in jedem der Subsysteme gesucht werden und/oder in dessen Interaktion mit den anderen. Aus einer solchen Sicht muß die stabilisierende Fähigkeit eines jeden Subsystems und auch seine Fähigkeit, mit andern Subsystemen zu interagieren und sie zu ersetzen, untersucht werden.

7.2.1
Passives System

Im passiven System wird die Beschränkung der Beweglichkeit der Wirbelsäule hauptsächlich bewirkt durch Form und Ausrichtung der Gelenkverbindungen zwischen den Wirbelfortsätzen und durch Festigkeit und Ausrichtung der Gelenkkapseln, der bandartigen Fasern und der faserknorpligen Zwischenwirbelscheiben (Twomey u. Taylor 1979). Die viskoelastischen Eigenschaften dieser passiven Strukturen bestimmen weitgehend deren Fähigkeit zur Stabilisierung. Infolgedessen führt ein Verlust solcher passiver Beschränkung zu nicht vorgesehenen Bewegungen und Instabilität.

Trotz ihres geläufigen Gebrauchs sind klinische Messungen von Bewegungsausmaß und Flexibilität kaum in der Lage, Hinweise auf Rückenschmerz zu geben. Zuverlässige und wiederholbare Messungen der groben Beweglichkeit der Wirbelsäule, etwa des Abstands der Fingerspitzen zum Boden (Hildebrandt et al. 1997), oder der Flexibilität der Wirbelsäule (Clarkson u. Gilewich 1989) sind nützlich, um Behandlungsfortschritte zu quantifizieren, weisen aber keine erkennbare Korrelation zu den Rückenschmerzen auf. Mit andern Worten: Sowohl steife als auch flexible Personen scheinen gleich häufig unter Schmerzen im Lumbalbereich zu leiden (Andersson 1981). Im Gegensatz dazu scheinen Messungen, die sich mehr auf die Verlagerung einzelner Wirbelsäulensegmente beziehen, etwa Messungen der neutralen Zone,

7.2 Stabilisierendes System

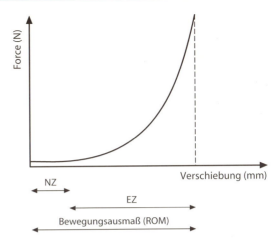

Abb. 7.2. Neutrale Zone (*NZ*), elastische Zone (*EZ*). Die Summe von EZ und NZ ergibt das totale Bewegungsausmaß eines Segments in eine bestimmte Richtung. Die Festigkeit eines Gelenks hat die Funktion, seiner Verschiebefähigkeit zu widerstehen. Dadurch kann der Festigkeitsgrad als Funktion der Neigung der EZ-Kurve betrachtet werden. Je steiler die EZ-Kurve, desto fester ist das Gelenk

stärker mit einer strukturellen Schädigung zu korrelieren (Panjabi 1992 b).

Die *neutrale Zone* wird definiert als jener Bereich einer Verlagerung aus der Neutralstellung, in dem der Widerstand gegen Gelenkbewegung minimal ist (Panjabi 1992 b). Diese Zone wird dargestellt durch den Anfangsbereich (Fußregion) der nichtlinearen Kurve, die Kraft und Verlagerung bei einer Gelenkbewegung beschreibt (**Abb. 7.2**). Verlagerung wird in allen Bewegungsrichtungen gemessen und läßt sich als der Bereich minimalen Gelenkspiels in der unverriegelten Stellung des Gelenks auffassen (Panjabi 1992 b).

In einer Reihe von Experimenten wies Panjabi (1992 b) nach, daß die neutrale Zone ein primärer Indikator für strukturelle Schädigung ist. Eine Verletzung der Zwischenwirbelscheiben oder Bänder vergrößerte sowohl das Ausmaß physiologischer Bewegung als auch die neutrale Zone. Der Größenzuwachs der neutralen Zone war jedoch entschieden stärker als der des Bewegungsausmaßes („range of movement", ROM). Umgekehrt verkleinerte eine äußerliche Fixierung oder eine simulierte Aktivität tiefer intersegmentaler Muskeln die neutrale Zone des Segments deutlich stärker als das Bewegungsausmaß.

In der klinischen Praxis ist die neutrale Zone ein problematisches Maß für Instabilität. Sie kann noch nicht in vivo gemessen werden. Darüber hinaus hat dieses Maß für die Instabilität eines Segments die

Form einer relativen Größenveränderung der neutralen Zone und nicht die eines absoluten Wertes (Panjabi 1992b). Normen für Grenzwerte des Bereichs einer physiologischen neutralen Zone müssen also erst noch bestimmt werden. Ob sich aus Bemühungen, die Hyper- oder Hypomobilität der lumbalen Segmente manuell zu palpieren, brauchbare Werte für einen derartigen Bereich der neutralen Zone ableiten lassen, ist noch fraglich. Gegenwärtig sind Intertester-Zuverlässigkeit und Intratester-Wiederholbarkeit solcher manuellen Tests noch gering (Potter u. Rothstein 1985; Herzog et al. 1989), was auf die Schwierigkeit bei der Beurteilung solcher klinischer Parameter hindeutet. Außerdem läßt sich, im Unterschied zu Labormessungen in vitro, bei manueller Palpation ein Einfluß neuromuskulärer Aktivität auf den Bereich der neutralen Zone nicht ausschließen. Dennoch bleibt die neutrale Zone ein wichtiger Parameter für zukünftige Forschungen zur Evaluation struktureller Instabilität.

7.2.2
Aktives System

Während alltäglicher Aktivitäten erfüllen Muskeln zwei scheinbar widersprüchliche Anforderungen: Sie setzen Bewegungen in Gang, und sie beschränken sie (Twomey u. Taylor 1979). Einschränkung der Bewegung ist die grundlegende Funktion der Stabilisierung (s. Kap. 1, Dynamische Stabilisierung). Die Muskelaktivität, die nötig ist, um ein Hinfallen zu verhindern, ist ein Beispiel schützender Bewegungseinschränkung, und so wird aktive Stabilisierung der Wirbelsäule üblicherweise als die Fähigkeit des Rumpfes begriffen, das Gleichgewicht zu halten. Wie Andersson (Andersson u. Winters 1990) aber zeigt, ist die einfache Erhaltung des Gleichgewichts nur teilweise für die Stabilität der Wirbelsäule verantwortlich. Auch die Integrität einzelner Wirbelsäulensegmente muß gewährleistet sein. So gesehen, erfüllt das aktive Muskelsystem drei separate Funktionen gleichzeitig:
- Es setzt Bewegungen in Gang,
- es erhält das Gleichgewicht und
- es schützt die Gelenke.

Obwohl alle Muskeln in gewissem Maß zu jeder dieser drei Funktionen beitragen können, machen anatomische und physiologische Merkmale bestimmte Muskeln besonders geeignet für eine spezifische Aufgabe (Oddson u. Thortensson 1990).

7.2 Stabilisierendes System

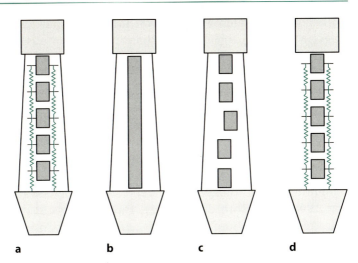

Abb. 7.3 a–d. Globales und lokales Muskelsystem. **a** Das stabilisierende System wird unterteilt in ein globales und lokales aktives stabilisierendes System. **b** Das globale System besteht aus langen, oberflächlichen Muskeln zwischen Becken und Brustkorb – ein biomechanisches Gleichgewichtsmodell, in dem die Muskeln mit den Spanndrähten eines Segelmastes verglichen werden, deren Funktion es ist, den Mast aufrecht zu erhalten. **c** Globale Muskeln sind anatomisch gut plaziert, um Gleichgewicht und Bewegung des gesamten Rumpfs wirksam zu regulieren. Sie haben aber nur begrenzte Fähigkeit, Segmente zu stabilisieren. **d** Lokale Muskeln sind kurz, klein, tiefliegend und verlaufen zwischen einzelnen Segmenten der Wirbelsäule. Diese Muskeln können mit gespannten Federn verglichen werden, die die segmentale Stabilität gewährleisten

Bergmark (1989) trug dieser Eignung für spezifische Aufgaben Rechnung, als er die Rumpfmuskulatur in 2 Muskelsysteme (**Abb. 7.3**) unterteilte:
- das globale und
- das lokale.

Die Unterteilung orientiert sich an anatomischen Eigenschaften der Rumpfmuskeln und ihrer entsprechenden Funktion bei der Stabilisierung der Wirbelsäule. *Globale Muskeln* sind im allgemeinen lange, oberflächliche Muskeln zwischen Brustkorb und Becken, *lokale Muskeln* hingegen sind kurz, klein, tiefliegend und verlaufen zwischen einzelnen Segmenten der Wirbelsäule. Nach Bergmark (1989) sind globale Muskeln anatomisch gut plaziert, um Gleichgewicht und Bewegung wirksam zu regulieren, sie haben aber eine begrenzte Fähigkeit, Segmente zu stabilisieren. Im Gegensatz dazu sind die kleinen, tiefliegenden lokalen Muskeln von ihrer Lage her kaum imstande, Bewegung und Gleichgewicht zu steuern, aber gut ausgestattet zur Stabilisierung und zum Schutz von Gelenken.

Vieles spricht für diese funktionelle Unterteilung der Rumpfmuskeln. Außerdem verknüpfen neuere Untersuchungen eine Dysfunktion des Systems der lokalen Muskeln mit dem Auftreten von Rückenschmerzen im Lumbalbereich (Mattila et al. 1986; Roy et al. 1989; Biedermann et al. 1991; Hides et al. 1994; Hodges u. Richardson 1996). Hinzu kommt, daß sich Rehabilitationstechniken, die speziell bei lokalen Muskeln ansetzen, als bemerkenswert wirkungsvoll zur Behandlung von Rückenschmerzen erwiesen haben (Hides u. Richardson 1996; O'Sullivan et al. 1997). Das Wissen um die Rolle der Muskeln des globalen und lokalen Systems, das wir in jüngster Zeit hinzugewonnen haben, hat sehr zum Verständnis aktiver Stabilisierung der Wirbelsäule und zur Entwicklung wirksamer Behandlungsmethoden für Rückenschmerzen beigetragen.

Globales Muskelsystem und Gleichgewicht

Um das Gleichgewicht zu erhalten, müssen Muskeln Belastungen entgegenwirken. Dies wiederum hängt von der Fähigkeit der Muskeln ab, Zugkraft zu erzeugen. Die Rolle von Muskelkraft zur Erhaltung des Gleichgewichts bestimmt man in erster Linie mit einem biomechanischen Gleichgewichtsmodell, das es ermöglicht, die für eine beliebige Aufgabe erforderliche Muskelkraft genau zu berechnen (Aspden 1992). Die Wirbelsäule wird dabei als ein einziger Hebel behandelt, auf den die Muskelkräfte einwirken. Die Muskeln werden mit den Spanndrähten eines Segelmastes verglichen, deren Funktion es ist, den Mast aufrecht zu halten (s. Abb. 7.3).

Die Fähigkeit der Muskeln, Belastungen entgegenzuwirken, hängt weitgehend von ihrer Fähigkeit zur Erzeugung von Zugkraft ab. Die erzeugte Kraft wächst mit der Anzahl der aktivierten motorischen Einheiten (Basmajian 1978). Einige andere Variablen spielen jedoch für die Berechnung der Muskelkraft ebenfalls eine Rolle: die Richtung der Muskelfasern, die Länge des Kraftarms, die Fläche des Querschnitts und die Muskellänge (McGill u. Norman 1986). So gesehen, können die oberflächlicheren dickeren, längeren globalen Muskeln wirksamer Zugkraft erzeugen als die tieferliegenden kleineren Muskeln, da sie allgemein einen längeren Kraftarm und eine größere Querschnittsfläche haben und ihre Fasern parallel zur Richtung der primären Gelenkbewegung verlaufen (McGill u. Norman 1986; Macintosh et al. 1993). Globale Muskeln wie M. erector spinae pars thoracis, M. rectus abdominis und M. obliquus externus erfüllen diese Kriterien und werden als wichtigste Rumpfbeweger angesehen (Bergmark 1989).

Nach dem Gleichgewichtsmodell kann ein Muskel das Gleichgewicht um so besser erhalten, je stärker er ist. Muskelschwäche würde also die Fähigkeit zur Stabilisierung der Wirbelsäule verringern. Diese Überlegung hat eine Flut von Untersuchungen zur Rolle von Muskelschwäche bei Rückenschmerzen ausgelöst. Zum großen Teil wollten diese Untersuchungen genaue, zuverlässige und klinisch anwendbare Meßverfahren für die muskuläre Zugkraft verschiedener Muskelgruppen entwickeln. Von den abgestuften isometrischen Haltetests (Kendall et al. 1993) bis zu komplizierten isokinetischen Tests (Beimborn u. Morissey 1988) wurde ein breites Spektrum von Muskeltests entwickelt und verfeinert.

Die unterschiedliche Stärke der Rumpfmuskulatur bei Personen ohne Rückenschmerzen und solchen mit Schmerzen im Lumbalbereich ist wiederholt aufgezeigt worden (Beimborn u. Morissey 1988; Cassisi et al. 1993). Nach Anwendung vieler verschiedener Verfahren zum Testen der Muskelstärke machten Mandell et al. (1993) jedoch deutlich, daß diese Ergebnisse trügerisch sein können, da sie eher die allgemein schlechte Kondition der Testpopulation widerspiegeln als deren Rückenschmerzen. Unterschiedliche Muskelkraft hängt enger mit Art und Niveau der Aktivität zusammen als mit dem Vorhandensein von Schmerzen im Lumbalbereich (Mandell et al. 1993). Aufgrund desselben Arguments sagt zunehmende Muskelkraft während aktiver Rehabilitationsprogramme bei Rückenschmerzen noch nichts über einen positiven Ausgang der Behandlung aus (Hildebrandt et al. 1997). Insgesamt scheint zwischen einer Dysfunktion globaler Muskeln, etwa Muskelschwäche, und der Entwicklung von Rückenschmerzen kaum ein Zusammenhang zu bestehen. Der Grund für dieses enttäuschende Ergebnis mag darin liegen, daß das Gleichgewichtsmodell allein den komplexen multisegmentalen Charakter der Wirbelsäule nur sehr schlecht wiedergeben kann. Es bedarf eines alternativen Modells, das auch die muskuläre Beschränkung einzelner Wirbelsäulensegmente einbezieht (s. Abb. 7.3).

Lokales Muskelsystem und segmentale Stabilisierung

Segmentale Stabilisierung soll übermäßige Bewegungen zwischen den Gelenkoberflächen beschränken (Panjabi et al. 1989; Hogan 1990). Es

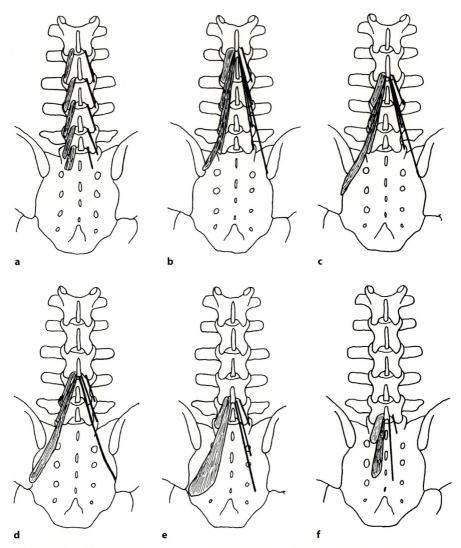

Abb. 7.4 a–f. Anordnung der Fasern des M. multifidus: **a** tiefe Fasern des M. multifidus brevis; **b–f** von den Fasern L1–5 ausgehendes Faserbündel. (Aus Bogduk u. Twomey 1991, S. 106)

ist klar, daß diese Aufgabe wirksam nur von jenen lokalen Muskeln erfüllt werden kann, die dicht am Gelenk ansetzen (Bergmark 1989). Im Bereich der Lendenwirbelsäule gehören die segmentalen Muskeln M. multifidus und M. transversus abdominis zum lokalen Muskelsystem. Der M. multifidus ist ein tiefer dorsaler Rumpfmuskel, der fächerartig in Bündeln anterolateral von den Dornfortsätzen der

7.2 Stabilisierendes System

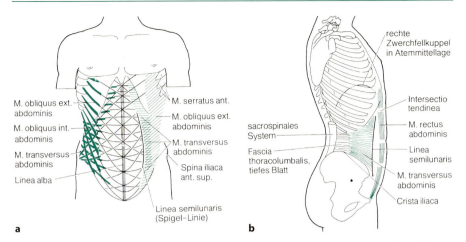

Abb. 7.5 a, b. Bauchmuskeln von der Seite: M. transversus, transversale Richtung der Fasern und Ansatz an der Lendenwirbelsäule via Fascia thoracolumbalis. (Aus Schiebler 1995, S. 244, Abb. 10.12 b)

Lendenwirbel zu nachfolgenden lumbalen und sakralen Segmenten zieht (**Abb. 7.4**). Seine tiefste Schicht bildet einen Teil der hinteren Gelenkkapsel jedes Zwischenwirbelgelenks und wird oft als die Rotatorenmanschette des Zwischenwirbelgelenks bezeichnet (Bogduk 1997).

Der M. transversus abdominis ist der tiefstliegende und dünnste der abdominalen Muskeln. Seine nahezu horizontalen Fasern verlaufen von der Linea alba und der inneren Oberfläche der unteren Rippen über die thorakolumbale Faszie zu den Segmenten der Lendenwirbelsäule (Lacote et al. 1987; **Abb. 7.5**). Die Nähe dieser Muskeln zum Zentrum der Gelenkrotation und/oder die Querrichtung ihrer Fasern machen sie ineffizient bei der Erzeugung von Zugkraft, aber wirksam bei der Stabilisierung der Gelenke (Bergmark 1989; Crisco u. Panjabi 1991).

Muskeln zur segmentalen Stabilisierung müssen anatomisch geeignet liegen und zusätzlich einem Gelenk wirksam Halt bieten können (Crisco u. Panjabi 1991), genügend ausdauernd sein (Biedermann et al. 1991), auf eine große Vielfalt von Bewegungen und Stellungen reagieren können (McGill 1991) und gut koordiniert sein (Damiano 1993; Hodges u. Richardson 1996). Vieles spricht dafür, daß die lokalen Muskeln der Lendenwirbelsäule diese Eigenschaften aufweisen (Peck et al. 1984; Sirca u. Kostevc 1985; Biedermann et al. 1991; Crisco u. Panjabi 1991; McGill 1991).

Muskeln und ihre Federsteifigkeit:
Einfluß auf den Festigkeitsgrad der Muskulatur

Aktivität der lokalen Muskeln entlastet die passiven Strukturen des Gelenks, indem sie übermäßige segmentale Verlagerung einschränken (Hogan 1990). Auf diese Weise beschränken die Muskeln die Grenzen der neutralen Zone und verhindern so wiederholte Mikrotraumen und eine langfristige Schädigung des Gelenks (Crisco u. Panjabi 1991).

Auf welche Weise tragen Muskeln zur Bewegungseinschränkung von Gelenken bei? Eine Möglichkeit wäre die, daß Muskeln den zwischen den Gelenkflächen auftretenden Scherkräften entgegenwirken. Sie gewährleisteten somit eine Art Mikrogleichgewicht in der Nähe des Rotationszentrums oder eine „Zentrierung des Gelenks" („joint centering"; Hogan 1990; Shadmehr 1993). Obgleich biomechanisch vertretbar, ist diese Hypothese aber neurophysiologisch nicht zu halten. Hogan und andere (Hogan 1990; Johansson und Sojka 1991) legen dar, daß Gleichgewichtsreaktionen zu langsam ablaufen, als daß ein Gelenk dadurch adäquat geschützt werden könnte. Nach Hogan (1990) hätte ein Feedbackschaltkreis zwischen Rückenmark und oberen Extremitäten eine Feedbackrate von maximal 1,7 Hz, während die Rate transkortikaler Schaltkreise mit höchstens 0,5 Hz noch begrenzter wäre. Die Interaktion zwischen Fuß und Boden bei normalem ruhigem Gang erfordert jedoch, wie berechnet wurde, Raten von 15 Hz (Antonsson u. Mann 1985). Dies überschreitet eindeutig die Fähigkeiten des neuralen Feedbacksystems. Hier muß ein anderer neuromuskulärer Mechanismus wirken.

Ein alternativer neuromuskulärer Mechanismus, der schnellen Gelenkschutz bietet, ist der Federsteifigkeitsgrad (Stiffness) der Muskulatur. Dieser ermöglicht es lokalen segmentalen Muskeln, wie steife Federn zu wirken, die das Gelenk umgeben (Hogan 1990; Johansson u. Sojka 1991; s. Abb. 7.3). Die Spannung in diesen Federn setzt einer anomalen Verlagerung im Gelenk einen sofortigen mechanischen Widerstand entgegen. So kann man sich die Muskeln als eine zusätzliche und dynamische Gelenkkapsel vorstellen (Basmajian 1978), die die passive Bewegungseinschränkung des Gelenks ergänzt (Hogan 1990; Johansson u. Sojka 1991).

Man mißt den Festigkeitsgrad eines Muskels, indem man berechnet, inwieweit ihm seine viskoelastischen Eigenschaften ermöglichen, einer Deformation, beispielsweise einer Dehnung, Widerstand zu leisten. Mathematisch ist Federsteifigkeit (Steifheitsgrad) zum großen Teil eine Funktion der Steigung der Kraftverlagerungskurve (elastische Zone) (s. Abb. 7.2). Je steiler die Kurve ansteigt, desto steifer ist die Struktur. So operieren Muskeln wie elastische Bänder. Einzelne lange, dünne elastische Bänder sind weniger steif und leichter dehnbar als ein kurzes dickes Gummirohr. Der strukturelle Aufbau des dikken Rohrs bietet mehr mechanischen Widerstand und widersteht somit leicht einer Dehnung. Wie bei Kapseln und Bändern hängt auch beim Muskel diese sog. *intrinsische Steifheit* (Federfestigkeitsgrad) von den ihm innewohnenden viskoelastischen Eigenschaften ab. Es gibt daher einen Bezug zwischen der Größe der intrinsischen Steifheit eines Muskels und seinem Aufbau hinsichtlich der Art von Kollagen, der Anordnung des Bindegewebes, der Richtung der Fasern und der Länge seiner sehnigen Verbindung mit dem Knochen.

Anders als bei Bändern hängt aber der mechanische Widerstand eines Muskels nicht allein von seiner intrinsischen Steifheit ab. Neuromuskuläre Aktivität ermöglicht es dem Muskel, den Grad der intersegmentalen Spannung einzustellen, um so destabilisierenden Kräften mehr oder weniger Widerstand entgegenzusetzen. Muskeln können ihren Federsteifigkeitsgrad einstellen, indem sie ihre Aktivität steigern oder verringern (Andersson u. Winters 1990). Diese neuromuskulär vermittelte Änderung des mechanischen Widerstands wird als *extrinsische Steifheit* bezeichnet.

Immer mehr spricht dafür, daß die Einstellung der extrinsischen Steifheit eng mit den Gammaschleifen zusammenhängt (Nichols u. Houk 1976; Hoffer u. Andreassen 1981; Hogan 1990). Dieser Mechanismus erlaubt es dem Körper, den langen Schaltkreis neuralen Feedbacks zu übergehen und schnell auf eine Störung zu reagieren (Bergmark 1989; Hogan 1990).

Alle Muskeln können ihre Festigkeit (Federsteifigkeitsgrad) regulieren, aber die Wirksamkeit, mit der Muskeln Festigkeit an Zwischenwirbelgelenke weitergeben, nimmt ab, wenn man Faktoren wie die Muskellänge, den Grad der elastischen Komponente (Hoffer u. Andreassen 1981) und die Flexibilität des Wirbelbogens in Betracht zieht (Farfan 1973). Aus dieser Sicht sind kurze, tiefe lokale Muskeln, die nahe beim Gelenk liegen, wirksamere segmentale Stabilisierer als lange, oberflächliche Muskeln. Die Wirksamkeit, mit der der M. multifidus segmentweise Federsteifigkeit herstellt und die neutrale Zone begrenzt, wurde wiederholt festgestellt (Bergmark 1989; Crisco u. Panjabi 1991; Wilke et al. 1995). Im Gegensatz dazu ist selbst eine unbegrenzte Steigerung der neuromuskulären Aktivität des langen M. erector spinae nicht in der Lage, einzelne lumbale Segmente zu stabilisieren (Bergmark 1989).

Gesteigerte muskuläre Aktivität erhöht zwar allgemein die extrinsische Steifheit der Muskeln, der damit verbundene Gewinn an mechanischem Widerstand ist aber begrenzt. Nach den Berechnungen von Hoffer und Andreassen (1981) steigt der von einem Muskel erzeugte mechanische Widerstand nur marginal bei Steigerungen der neuromuskulären Aktivität um mehr als 25% der maximalen willkürlichen Muskelkontraktion („maximal voluntary muscle contraction", MVC). Zunehmende Aktivierung motorischer Einheiten oberhalb von 25% MVC erhöht merklich die Fähigkeit eines einzelnen Muskels zur Erzeugung von Zugkraft, aber nicht nennenswert seine Federsteifigkeit. Das Hinzufügen eines einzigen Antagonisten aber kann den mechanischen Nettowiderstand um ein Gelenk effektiv verdoppeln (Hoffer u. Andreassen 1981; Hogan 1990). Dies impliziert, daß eine steigende Anzahl von Muskeln, die sich um das Gelenk herum kokontrahieren, dessen Stabilität erhöht.

Das Ausmaß der Kokontraktion spielt bei schützender Gelenkstabilität eine größere Rolle als die Größe der Muskelkraft.

Wenn Kokontraktion den mechanischen Widerstand des Gelenks steigert (Hogan 1990), dann folgt, daß die segmentale Stabilität um so größer ist, je mehr Muskeln an der Kokontraktion beteiligt sind. Ein hohes Maß an Kokontraktion hat aber hinsichtlich des Energieaufwands einen schweren Nachteil: Antagonistische Aktivität wirkt grundsätzlich entgegengesetzt zu primärer Bewegung (Hogan 1990; s. auch Kap. 3, Begrenzung der weiterlaufenden Bewegung). Infolgedessen muß ein Muskel für eine gewünschte Bewegung bei hoher Kokontraktion nicht nur ausreichend Zugkraft für die Aufgabe hervorbringen, sondern auch den antagonistischen Widerstand überwinden. Übermäßige Kokontraktion macht daher die Bewegung ineffizient. Trotz dieses Energieaufwandes ist Kokontraktion auf niedrigem Niveau rund um ein Gelenk bei alltäglichen Aktivitäten üblicher als isolierte agonistische Kontraktionen (Schenau et al. 1990). Diese Beobachtung spricht auch für die schützende Rolle von Kokontraktion. Es ist also wichtig, die Kokontraktion so zu regulieren, daß der Energieaufwand bei gleichzeitigem Schutz der Gelenke niedrig gehalten wird (Damiano 1993; s. auch Kap. 1, Ökonomische Aktivität).

Hinsichtlich der Effizienz einer Bewegung sind die *Gelenknähe* und der *Querverlauf der Fasern* lokaler Muskeln von Vorteil. Mit ihrem kurzen Kraftarm und ihrer querverlaufenden Zugrichtung bringen lokale Muskeln nur eine schwache Zugkraft hervor, sind aber optimal plaziert, um einer Verlagerung des Gelenks mechanischen Wi-

7.2 Stabilisierendes System

> derstand entgegenzusetzen (Crisco u. Panjabi 1991). So kann eine Kokontraktion lokaler Muskeln bei 25% MVC das Gelenk maximal stabilisieren, während die kontraproduktive Wirkung ihrer antagonistischen Aktivität auf die Hervorbringung effizienter Zugkraft durch das globale System möglichst klein gehalten wird.

Beobachtungen des paradoxen Verhaltens der tiefliegenden lokalen Rumpfmuskeln (d.h. ihrer zur primären Bewegung antagonistischen Aktivität) bekräftigen, daß diese Muskeln durch Kokontraktion und die Erzeugung von Gelenkfestigkeit wesentlich als segmentale Stabilisierer wirken und nicht in erster Linie als Beweger. Im Gegensatz dazu wechseln die globalen Rumpfmuskeln zwischen Aktivität und Inaktivität auf eine Weise, die für den Agonisten einer primären Bewegung angemessen ist (Donisch u. Basmajian 1972; Pope et al. 1986; Cresswell 1993).

Mechanische Insuffizienz

Ein weiterer Vorteil von *Gelenknähe* und *Querverlauf der Fasern* lokaler Muskeln ist die minimale Veränderung der Muskellänge während des ganzen Bewegungsablaufs. Nach Macintosh et al. (1993) kann eine 20%ige Verlängerung oder Verkürzung der Ruhelänge eines Muskels zu mechanischer Insuffizienz führen. Da der M. multifidus nah bei den Rotationszentren liegt, ändert er selbst bei extremen Positionen seine Ruhelänge (neutrale Länge) um weniger als 20%. Entsprechend ändern auch andere Muskeln, die quer zur primären Bewegung verlaufen (Lacote et al. 1987), etwa der M. transversus abdominis, ihre Länge während Rumpfbewegungen unwesentlich. Es ist daher viel unwahrscheinlicher, daß lokale Muskeln – im Gegensatz zu ihren oberflächlicher liegenden globalen Pendants (McGill 1991) – mechanisch insuffizient werden, gleich welche Stellung die Wirbelsäule einnimmt (Macintosh et al. 1993). Diese Eigenschaft lokaler Muskeln garantiert, daß im ganzen Bewegungsbereich und bei allen Körperhaltungen ein wirksamer Gelenkschutz nicht durch mechanische Insuffizienz beeinträchtigt wird.

7.2.3 Steuerndes System

Die Koordination der Muskelaktivität durch das steuernde Subsystem muß den entsprechenden Anforderungen bezüglich Zugkrafterzeugung, Gelenkschutz und minimalem Energieaufwand genügen (Klein-

Vogelbach 1990; Pedotti u. Crenna 1990). Regulierung der Kokontraktion und zeitliche Abstimmung muskulärer Aktivität gewährleisten einen schnellen Schutz der Gelenke und minimieren unnötigen Energieaufwand. In unsicheren Situationen, etwa bei Angst zu fallen, ändern sich auch die Anforderungen an die Stabilisierung (Damiano 1993). Das steuernde System muß fähig sein, solche veränderten Stabilitätsanforderungen zu erkennen und entsprechend zu handeln (Damiano 1993).

Kokontraktion

Die *Regulierung der Kokontraktion* wird von vielen verschiedenen Faktoren beeinflußt: von Geschwindigkeit, Belastung und erforderlicher Genauigkeit einer Bewegung, von Gelenkkompression und Gelenkstellung, von Geschicklichkeit und Alter einer Person, ihrem psychischen Zustand wie Angst oder Aufregung (Damiano 1993). Allgemein erhöht sich die Kokontraktion bei schnellen Bewegungen mit größerer Belastung (Cholewicki u. McGill 1996), bei Gelenkkompression in neutraler Stellung (Cholewicki u. McGill 1996), bei starker Angst und bei hohen Anforderungen an die Genauigkeit (Damiano 1993). Beispielsweise fördern dunkle Räume und vereiste oder unebene Oberflächen eine verstärkte Koaktivierung von Muskeln (Damiano 1993), während isoinertiales und isokinetisches Training mit offener Kette das Niveau der Kokontraktion senken (Richardson u. Bullock 1986; Baratta et al. 1988).

Kennzeichnend für motorisches Lernen ist ein Abnehmen der Kokontraktion mit zunehmender Geschicklichkeit (Basmajian 1977; Damiano 1993; s. Kap. 2.4). Mit wachsender Geschicklichkeit werden die Bewegungen flüssiger, ästhetischer und weniger anstrengend. Beispielsweise beginnt ein Kind, das auf einem Bein zu hüpfen lernt, damit, daß es das freie Bein vor dem Körper hält. Es landet hart, springt ruckartig und in unregelmäßigem Rhythmus (Getschell u. Roberton 1989). Es wirkt unbeholfen und wird schnell müde. Mit zunehmender Reife und Geschicklichkeit wird das freie Bein weiter hinten gehalten, die Landung wird weicher und elastischer und der Rhythmus regelmäßiger. Das Kind wirkt souveräner und ermüdet nicht so schnell. Hier zeigt sich die Regulierung der Kokontraktion in der Qualität der Bewegungen (Getschell u. Roberton 1989).

> **Die Faktoren, die das Niveau der Kokontraktion beeinflussen, sollten beim Umgang mit Patienten in der Klinik nicht unterschätzt werden.**

Schmerz, Angst, Unvertrautheit mit der Umgebung und mangelnde Geschicklichkeit ändern notwendigerweise das Niveau der Kokontraktion des Patienten und damit die Effizienz seiner Bewegungen. So zeigen beispielsweise Patienten, die mit einem offenbar komplexen isokinetischen Apparat die Kraft des M. quadriceps zu trainieren beginnen, oft schon nach wenigen Trainingstagen bemerkenswerte Verbesserungen. Diese Verbesserungen ergeben sich jedoch eher aus der wachsenden Vertrautheit des Patienten mit dem Apparat und der Verbesserung seiner Geschicklichkeit als aus einer Hypertrophierung des Muskels, denn ein solcher Prozeß verläuft allgemein langsamer. Insbesondere muß der Therapeut sich der Tatsache bewußt sein, daß diese offenbar verbesserte Muskelfunktion sich nicht notwendig auf andere Umgebungen übertragen läßt (Damiano 1993). Das heißt, ein Patient, der mit einem isokinetischen Gerät offenbar die Stärke seines Quadrizeps verbessert hat, kann nicht unbedingt auch leichter eine steile Treppe hinuntergehen.

ZUSAMMENFASSUNG

Zusammenfassend läßt sich sagen, daß Kokontraktion beinahe bei allen funktionellen Alltagsaufgaben vorkommt (Schenau et al. 1990; Cholewicki u. McGill 1996). Sie ist ein schneller und wirksamer Schutzmechanismus für die Gelenke. Im Übermaß kostet sie allerdings Energie, und Bewegung wird ineffizient (Damiano 1993). Eines der Ziele der Physiotherapie ist es, Patienten zur Entwicklung jenes Maßes an Kokontraktion zu verhelfen, das ihren gleichzeitigen Ansprüchen an Stabilität und effiziente Mobilität optimal entspricht (s. Kap. 1, Dynamische Stabilisierung). Funktionelle Einschätzungen, die nur auf die rein biomechanischen Eigenschaften der Muskelfunktion Gewicht legen, verfehlen u. U. dieses Ziel.

Zeitliche Abstimmung

Eine gute Koordination gewährleistet, daß die schützende Muskelaktivität zeitlich richtig abgestimmt ist und Energie effizient eingesetzt wird. Was nützt ein starker Muskel, wenn seine Aktivität zu spät einsetzt, um das Gelenk zu schützen. Das klassische Beispiel für eine Verletzung aufgrund zeitlicher Verspätung ist der verstauchte Knöchel (Troop et al. 1984).

Feedforward-Mechanismen machen die Muskeln bereit, potentiell destabilisierenden Kräften entgegenzuwirken (Bouisset u. Zattara 1981). Diese Mechanismen sind für das Gebiet der Ganganalyse

(Grasso et al. 1998) und für die Vorbereitung der Landung nach einem Sprung (Gollhoffer u. Kryolainen 1991) ausführlich beschrieben worden. Beispielsweise zeigen EMG-Untersuchungen eine Aktivität des Quadrizeps und der vorderen Unterschenkelmuskulatur, deutlich bevor die Ferse den Boden berührt (Grasso et al. 1998). Diese antizipatorische Muskelaktivität bereitet die Tendenz der reaktiven Kräfte vor, während des Fersenauftritts das Knie zu beugen und den Fuß plantar zu flektieren (Grasso et al. 1998). Das Zentralnervensystem antizipiert dann die Richtung der Belastung und aktiviert die passende Muskelgruppe, um einen Sturz zu verhindern (Brown u. Frank 1987).

Ähnliche Resultate findet man für den Rumpf (Oddson u. Thorstensson 1990; Cresswell et al. 1994; Hodges u. Richardson 1997a). Wird der Rumpf im Stehen nach vorn belastet, so führt dies zu einer frühen Aktivierung der langen Rumpfextensoren. Entsprechend rufen Belastungen nach hinten eine antizipatorische Aktivität der vorderen Bauchmuskeln hervor. Wird eine Belastung mit unbekannter Richtung erwartet, so wird das Niveau der Kokontraktion der Rumpfmuskulatur erhöht (Cresswell et al. 1994). Diese Art der Vorprogrammierung soll die Muskeln darauf vorbereiten, Belastungen auszubalancieren und das Gleichgewicht des Rumpfes zu erhalten.

Der Schutz der Gelenke durch aktive segmentale Stabilisierung scheint ebenfalls zeitlich passend abgestimmt werden zu müssen (Lavendar et al. 1993; Hodges u. Richardson 1997a). Laut Hodges und Richardson steigt als Vorbereitung zum Gelenkschutz vor einer Belastung des Rumpfes auch die Aktivität der lokalen Muskeln der Wirbelsäule an (Hodges u. Richardson 1997a). Die beiden Forscher konnten mit einer Fein-Draht-EMG-Untersuchung zeigen, daß der M. transversus abdominis der erste Bauchmuskel war, der vor einer schnellen Armbewegung aktiviert wurde. Darüber hinaus fand die antizipatorische Aktivierung dieses lokalen Muskels unabhängig von der Belastungsrichtung statt. Im Gegensatz dazu änderten globale Muskeln wie M. obliquus internis und M. obliquus externis, M. rectus abdominis und M. erector spinae die zeitliche Abstimmung ihrer Aktivierung so, wie es die Kontrolle des Rumpfgleichgewichts erforderte (Hodges u. Richardson 1997a). Diese *nicht richtungsspezifische* antizipatorische Aktivierung des M. transversus abdominis vor einer Armbewegung (Richardson et al. 1999) untermauert die Hypothese, daß dieser Muskel die Segmente der Wirbelsäule eher dadurch stabilisiert, daß er die Festigkeit der Gelenke verstärkt, und nicht durch eine Steuerung des Gleichgewichts (Hodges u. Richardson 1997a).

Die konstante Koaktivierung des M. transversus abdominis während wechselnder Belastungen des Rumpfes bekräftigt noch zusätzlich die nicht richtungsspezifische Rolle dieses tiefliegenden Bauchmuskels bei der segmentalen Stabilisierung (Cresswell 1993). Fehlt eine solche schützende Vorprogrammierung der Muskeln, so könnte dies theoretisch dazu führen, daß die Segmente schädigenden Kräften, die während einer Bewegung auftreten, unvorbereitet und verletzbar ausgesetzt sind (Richardson et al. 1999).

Ausdauer

Die häufig beschriebenen Kokontraktionen der lokalen Muskeln auf niedrigem Niveau während der meisten der Schwerkraft entgegengerichteten Haltungen, Rumpfbewegungen und Gangarten deuten darauf hin, daß diese Muskeln während alltäglicher Aktivitäten nahezu ständig arbeiten (Morris et al. 1962; Pauly 1966; Donisch u. Basmajian 1972). Somit wäre die potentielle Ausdauer und nicht die potentielle Kraft einer der begrenzenden Faktoren der Funktion lokaler Muskeln zur segmentalen Stabilisierung.

Die Fähigkeit eines Muskels zur Ausdauer hängt weitgehend von seiner aerobischen Kapazität ab (Jorgensen et al. 1993). Diese wiederum ist weitgehend eine Funktion der Muskelfasern vom Typ I und ihrer Sauerstoffversorgung. Der große Anteil von Fasern vom Typ I und eine hohe Dichte des kapillaren Netzes (Sirca u. Kostevc 1985; Jorgensen et al. 1993) bei den tiefliegenden paraspinalen Lendenmuskeln stimmen mit einer tonischen Muskelfunktion überein (Vink et al. 1987). Langsame Fasern vom Typ I halten, wie man annimmt, leicht einer Ermüdung stand (Duchateau et al. 1987). Untersuchungen des EMG-Musters im Zeitablauf ergaben, daß der M. multifidus während Ausdauertests bei Rumpfstreckung dauernd aktiv blieb, andere paraspinale Extensoren hingegen zeigten eine wechselnde Aktivität (Dieen et al. 1993). Dies bestätigt die Fähigkeit des M. multifidus, mit Ermüdung fertigzuwerden. Verliert dieser lokale Muskel seine Fähigkeit zur Ausdauer, so nimmt möglicherweise seine Fähigkeit zur dauernden Unterstützung der Wirbelsäule ab.

7.2.4
Dysfunktion lokaler Muskeln

Anders als für ihre globalen Gegenüber hat sich für lokale Muskeln der Lendenwirbelsäule gezeigt, daß eine Dysfunktion in direktem Zusammenhang mit Schmerzen im Lumbalbereich steht. Zwischen histologischen Veränderungen dieser Muskeln, ihrer Ermüdbarkeit, Koordination und Querschnittsfläche und Rückenschmerzsymptomen wurde eine eindeutige Korrelation beschrieben (Mattila et al. 1986; Roy et al. 1989; Flicker et al. 1993; Hodges u. Richardson 1995; Hides et al. 1996). Unklar ist, ob derartige Veränderungen Folge oder Ursache des Rückenschmerzes sind (Richardson u. Jull 1995). Unabhängig davon können solche Veränderungen der Muskelfunktion mit einer mangelnden Kompetenz der Muskeln zu segmentaler Stabilisierung und einem Wegfall ihrer Schutzfunktion einhergehen (Richardson u. Jull 1995). Zur Untersuchung der Dysfunktion lokaler Muskeln wurden mehrere Forschungsmethoden entwickelt.

Es wird behauptet, die Ermüdbarkeit von Muskeln sei ein wichtiger Faktor in der Krankheitsgeschichte von Rückenschmerzen (deVries 1968). Studien zur Ermüdbarkeit untersuchen die Disposition des Muskels hinsichtlich Erschöpfung. Üblicherweise erforschen solche Untersuchungen die Fähigkeit eines Muskels, mäßige bis maximale Belastungen über bestimmte Zeiträume hinweg zu ertragen. Klinische Tests der Ermüdung messen im allgemeinen, wie lange eine Person eine vorgegebene Belastung ertragen kann (Gardner Morse et al. 1995). Unglücklicherweise werden solche Messungen durch Faktoren wie die Tageszeit und die Motivierung beeinflußt. Dies stellt die Zuverlässigkeit solcher klinischer Tests in Frage (Ng et al. 1995). Außerdem ist es ethisch fragwürdig, Patienten mit chronischen Rückenschmerzen bis an die Grenze der Erschöpfung zu testen, da dies die Symptome verstärken kann.

Neuere Entwicklungen auf dem Gebiet der Elektromyographie, etwa eine Spektralanalyse, ermöglichen die Untersuchung spektraler Veränderungen der EMG-Frequenzen über einen bestimmten Zeitraum (Roy et al. 1989; Ng u. Richardson 1996). Solche Messungen können Ermüdungsmuster aufzeigen, ohne die betreffende Person zu erschöpfen, und umgehen somit das Problem klinischer Ausdauertests. Mit Hilfe der Untersuchung spektraler Veränderungen des EMG der paraspinalen Muskeln ließ sich zeigen, daß Personen mit Schmerzsymptomen Anzeichen rascherer Ermüdung der Rückenextensoren aufweisen als Personen ohne Lumbale Rückenschmerzen (Roy et al. 1989; Biedermann et al. 1991). Die meisten Unterschiede zwischen den beiden Personengruppen sind jedoch auf den M. multifidus zurückzuführen, beim M. erector spinae sind die Unterschiede weniger offensichtlich. Biedermann et al. (1991) nehmen an, daß diese Ergebnisse auf ein Funktionsdefizit der Muskelfasern vom Typ I hindeuteten.

Auch die von Mattila et al. (1986) beschriebenen histologischen Veränderungen des M. multifidus stützen diese Hypothese. Gewebsproben des M. multifidus, die vor einer operativen Behandlung der Bandscheiben bei Patienten mit chronischem Rückenschmerzen entnommen wurden, zeigten innere pathologische Veränderungen der Faserstrukturen vom Typ I. Darüber hinaus korrelierten vermehrte pathologische Veränderungen der Fasern vom Typ I stark mit einem langfristig negativen Behandlungsausgang (Mattila et al. 1986).

Mehrere weitere Studien beschreiben Veränderungen von Größe und histologischem Aufbau bei den Mm. multifidi im Zusammenhang mit Rückenschmerzen (Laasonen 1984; Hides et al. 1994). Hides et al. (1994) verglichen eine symptomfreie Personengruppe mit einer Gruppe von Personen, die zum ersten Mal an akuten einseitigen Rückenschmerzen litten. Bei letzteren zeigte sich ein rapider Schwund der Querschnittsfläche des M. multifidus. Dieser Schwund stimmte mit der Seite der Symptome ebenso wie der Höhe des betroffenen Segments überein. Wurde diese Atrophie nicht behandelt, so blieb sie bestehen, obwohl sich der Patient völlig erholte und weder Schmerz noch Funktionsstörung verspürte (Hides et al. 1996). In einer einjährigen Nachfolgestudie zeigte sich aber ein starker Zusammenhang zwischen diesem verbleibenden Defizit des segmentalen M. multifidus und einem langfristig negativen Behandlungsausgang (Hides u. Richardson 1996).

Auch zwischen einer Dysfunktion des M. transversus abdominis und dem Auftreten von lumbalem Rückenschmerz zeigt sich ein deutlicher Zusammenhang. Hodges und Richardson (1996) beschreiben mangelhafte Koordination und zeitliche Abstimmung des M. transversus abdominis bei Personen mit chronischen Schmerzen im Lumbalbereich. Bei diesen Personen fehlte die normale antizipatorische Aktivität des M. transversus abdominis vor einer Belastung des Rumpfes (s. Abschn. 7.2.3, Zeitliche Abstimmung). Bei einer schnellen Armbewegung zeigte sich bei ihnen stets eine bis zu 450 ms verzögerte Aktivierung des M. transversus abdominis (Hodges u. Richardson 1996). Dieses spezifische Defizit fand sich bei allen untersuchten Personen mit Rückenschmerzen und schien in keinem Zusammenhang mit radiologisch oder klinisch nachgewiesenen strukturellen pathologischen Veränderungen zu stehen (Hodges u. Richardson 1996).

Außerdem verlor bei Personen mit lumbalen Rückenschmerzen die zeitliche Abstimmung der Aktivierung des M. transversus abdominis auch ihren normalen, richtungsunabhängigen Charakter (Hodges u. Richardson 1996). Anders als bei beschwerdefreien Personen änderte hier der M. transversus abdominis die zeitliche Abstimmung seines Einsetzens entsprechend der Belastungsrichtung und der Gleichgewichtsanforderungen (Hodges u. Richardson 1996; Richardson et al.

1999). Noch gibt es nur Vermutungen über die Gründe dieser Dysfunktion des M. transversus abdominis. Sie reichen von Reflexinhibierung bis zu einer Verletzung des peripheren Nerven. Hodges und Richardson (1996) halten jedoch ein Defizit der motorischen Kontrolle für die wahrscheinlichste Erklärung (Richardson et al. 1999).

Neuere Untersuchungen legen nahe, daß Personen mit Rückenschmerzen sich tendenziell ruckartiger bewegen und Aufgaben mit dem Einsatz größerer Muskelaktivität bewältigen als beschwerdefreie Vergleichspersonen (Masset et al. 1998). Diese Bewegungseigenschaften erwiesen sich in einer prospektiven Untersuchung als prädiktiv für Rückenschmerzen (Masset et al. 1998). Sie spiegeln möglicherweise Veränderungen der muskulären Koordination, der Ermüdbarkeit der Muskeln und/oder der Regulierung von Kokontraktion und Bewegungsökonomie wider (Getschell u. Roberton 1989; Damiano 1993).

> Schmerzen im Lumbalbereich erweisen sich als eng und konsistent verknüpft mit einer Dysfunktion lokaler Muskeln der Lendenwirbelsäule. Angesichts des wachsenden Beweismaterials dafür, daß lokale Muskeln die Funktion segmentaler Stabilisierung haben, ist anzunehmen, daß Dysfunktionen zu einer inadäquaten Beschränkung von Verschiebungen im Gelenk führen (Richardson et al. 1999). Diese segmentale Instabilität wiederum kann zu wiederholten Mikrotraumen der Gelenkstrukturen und zu der chronischen Degeneration beitragen, die chronische Rückenschmerzen bewirkt (Kirkaldy-Willis 1988).

7.2.5
Wirksamkeit der Behandlung lokaler Muskeln

Eine persistierende Dysfunktion lokaler Muskeln korreliert eng mit einem langfristig negativen Ausgang von Rückenschmerzbehandlungen (Rantanen et al. 1993; Hides u. Richardson 1996). Daraus folgt, daß die Behandlung von Rückenschmerzen Übungen zur Verringerung der Defizite lokaler Muskeln umfassen sollte. Richardson und andere (Richardson u. Jull 1995; Hamilton u. Richardson 1997; Hides et al. 1997; Richardson et al. 1999) haben zu diesem Zweck Übungen entwickelt. Die Wirksamkeit dieser Übungen spezifischer lokaler Muskeln für den Behandlungsausgang wurde in 2 kontrollierten randomisierten Untersuchungen geprüft (Hides u. Richardson 1996; O'Sullivan et al. 1997).

Für eine Gruppe von Personen mit akuten, erstmalig auftretenden einseitigen Rückenschmerzen beschreiben Hides et al. (1996) eine

Asymmetrie der Mm. multifidi mit einer Atrophie des Muskels auf der betroffenen Seite von bis zu 30%. In einer randomisierten kontrollierten Interventionsstudie wurde allen Personen ihrem Schmerz entsprechend Schmerzmittel gegeben. Die behandelte Gruppe machte jedoch zusätzlich noch für das dysfunktionale Segment spezifische Übungen mit statischer Kontraktion des M. multifidus (Hides u. Richardson 1996). Diese Übungen werden von Richardson und anderen detailliert beschrieben (Richardson u. Jull 1995; Hamilton u. Richardson 1997; Hides et al. 1997; Richardson et al. 1999). Bei beiden Gruppen verschwanden Schmerz und Funktionsstörung innerhalb von vier Wochen. Trotz dieser Genesung von Symptomen blieben bei der nur medikamentös behandelten Gruppe die Querschnittsfläche der Mm. multifidi deutlich asymmetrisch (Hides et al. 1996). Im Gegensatz dazu hatten die Mm. multifidi bei der Übungsgruppe ihre Symmetrie ihrer Querschnittsfläche zurückgewonnen (Hides et al. 1996). Es scheint, daß ein Defizit bei lokalen Muskeln, das bei einem ersten Auftreten von Rückenschmerzen entsteht, sich trotz des Verschwindens der Symptome nicht spontan zurückbildet.

Die Bedeutung dieses verbleibenden Muskeldefizits wird klar, wenn man die langfristigen Behandlungsausgänge vergleicht (Hides u. Richardson 1996). Ein Jahr nach dem Auftreten der Rückenschmerzen war bei der Kontrollgruppe eine Rückfallrate von 80% zu verzeichnen. Bei der Gruppe, die zusätzlich mit spezifischen Übungen für den M. multifidus behandelt worden war, kam es hingegen nur in 30% zu Rückfällen. Außerdem waren diese Rückfälle weniger schwer und weniger häufig als jene der Kontrollgruppe (Hides u. Richardson 1996). Diese Ergebnisse stützen die These, daß jene tiefliegenden lokalen Muskeln den Gelenkschutz bieten können, der zur Kompensation von Verletzungen nötig ist. Daher scheinen spezifische Übungen zur Rückgewinnung der vollen Funktion der lokalen Muskeln die entscheidende Komponente bei der Prävention von wiederkehrenden Rückenschmerzen zu sein (Richardson et al. 1999).

In der zweiten Interventionsstudie ging es um die Wirkung des von Richardson und anderen beschriebenen spezifischen Trainings lokaler Muskeln bei einer Gruppe von Personen mit chronischen Rückenschmerzen (Richardson u. Jull 1995; Hamilton u. Richardson 1997; Hides et al. 1997; Richardson et al. 1999). Ein prospektiver randomisierter kontrollierter Versuch umfaßte Patienten mit Symptomen chronischer lumbaler Rückenschmerzen und radiologisch nachweisbarer Spondylolyse oder Spondylolisthese im lumbalen Bereich. O'Sullivan et al. (1997) beschrieben einen 50%igen Rückgang von Schmerz und Funktionsstörung bei Personen, die gemäß der Empfehlungen von

Richardson und anderen (Richardson u. Jull 1995; Richardson et al. 1999) während 10 Wochen selektiv den M. transversus abdominis und den M. multifidus trainierten. Im Gegensatz dazu schienen die allgemeinen Übungen für den Rumpf, die zur konservativen Behandlung einer Kontrollgruppe gehörten, das vor Beginn der Behandlung existierende Schmerz- und Funktionsstörungsniveau der untersuchten Personen nicht zu ändern. Eine langfristige Nachfolgeuntersuchung zeigte, daß das durch das spezifische Training lokaler Muskeln erzielte Behandlungsergebnis während eines Zeitraums von 30 Monaten beibehalten werden konnte, bei der Kontrollgruppe hingegen traten keine Änderungen ein (O'Sullivan et al. 1997).

Diese Ergebnisse stützen die Hypothese des stabilisierenden Systems (Panjabi 1992a). Eine geeignete Förderung des aktiven Muskelsystems kann ein strukturelles Defizit des passiven Systems, das Symptome hervorruft, kompensieren. Ohne eine solche Strategie bleiben die Segmente weiteren Phasen von Schmerz und Funktionsstörung ausgesetzt. Eine aktive Stabilisierungsstrategie scheint insbesondere dann wirksam, wenn sie sich auf das System der lokalen Muskeln richtet.

Die zunehmenden Beweise für die besondere Rolle der tiefliegenden spinalen Muskeln bei aktiver segmentaler Stabilisierung, ihre spezifische Dysfunktion, wenn Rückenschmerzen vorliegen, und der Erfolg ihrer selektiven Aktivierung im Rahmen einer Rehabilitation bei Rückenschmerzen zeigen die Notwendigkeit der Weiterentwicklung klinischer Tests und Strategien zur Behandlung der lokalen Muskeln. Entsprechende klinische Maße sind für Physiotherapeuten wesentlich, denn sie bieten einen Ausgangspunkt für die Rehabilitation, dokumentieren den Behandlungsfortschritt und helfen, die Übungsdosis festzulegen (Mooney 1992).

7.2.6
Gegenwärtige klinische Tests der Funktion lokaler Muskeln

Wegen der tiefen Lage lokaler Muskeln, ihrer Größe und ihrer komplexen Interaktion innerhalb des stabilisierenden Systems gibt es nur wenige klinische Tests bezüglich ihrer Dysfunktion (Richardson u. Jull 1995). Die üblichen klinischen Tests der Muskelkraft und -flexibilität scheinen zu unspezifisch, um die Funktion dieser Muskeln in ihrer Rolle als segmentale Stabilisierer angemessen offenzulegen (Richardson et al. 1999). Tests der segmentalen Stabilität, wie die Messung der neutralen Zone oder der Muskelfedersteifigkeit, sind klinisch nicht einsetzbar, da sie nicht *in vivo* durchgeführt werden können. Und die Untersuchungsmethoden von Hodges und Richardson (1997b) oder Hides et al. (1996) erfordern Fachkenntnis zu muskuloskeletalen Ultraschallmessungen oder zur Plazierung von Nadeln für ein EMG und sind für die tägliche therapeutische Praxis nicht geeignet.

Heute existierende klinische Tests bezüglich der Kokontraktion des M. transversus abdominis und des M. multifidus werden von Richardson und anderen detailliert beschrieben (Richardson u. Jull 1995; Hamilton u. Richardson 1997; Hides et al. 1997; Richardson et al. 1999). Beim Test des M. transversus abdominis ist ein willkürliches Einziehen der Bauchdecke gefordert, das als Hohlbauch („abdominal hollowing") bezeichnet wird. Zur Quantifizierung der Fähigkeit, den Bauch einzuziehen, befindet sich der Patient in Bauchlage, sein Magen ruht auf einem Luftkissen, das mit einem Druckmeßgerät verbunden ist, und der Patient wird gebeten, seinen Bauch von diesem Luftkissen wegzuziehen.

Spezifisches Merkmal dieses Tests ist die Anforderung, den M. transversus abdominis selektiv und unabhängig von den oberflächlicher liegenden Muskeln wie dem M. rectus abdominis oder dem M. obliquus externis willkürlich zu aktivieren (Richardson u. Jull 1995; Richardson et al. 1999). Zur Durchführung dieses Tests ist nur eine geringfügige Kontraktion notwendig. So testet er im wesentlichen muskuläre Koordination und nicht Kraft. Seine differenzierende Aussagekraft scheint darauf zu beruhen, daß Personen ohne lumbale Rückenschmerzen diese Koordination leichter lernen können als Personen mit Rückenschmerzen (Jull et al. 1995). Ziel der Therapie ist es daher, Lumbale Rückenschmerzpatienten eine solche koordinierte Aktivität wirksam beizubringen. Diese spezifische Übungsstrategie wurde bei den an früherer Stelle (s. Abschn. 7.2.5) erwähnten erfolgreichen Interventionsstudien eingesetzt.

Beim klinischen Test des M. multifidus wird der segmentale Muskel palpiert (Richardson u. Jull 1995; Hamilton u. Richardson 1997; Hides et al. 1997; Richardson et al. 1999). Eine langsame und gleichmäßige beidseitige isometrische Kontraktion der Mm. multifidi soll auf jeder segmentalen Ebene der Lendenwirbelsäule palpierbar sein. Wie der klinische Test des M. transversus abdominis erfordert dieser Test die selektive willkürliche Aktivierung des segmentalen M. multifidus ohne Koaktivierung globaler Rumpfmuskeln wie des M. erector spinae. Die Patienten haben Schwierigkeiten, den M. multifidus auf diese Weise zu kontrahieren, insbesondere auf der Seite und Höhe der Schmerzsymptome. Wiederum zielt die Behandlung darauf ab, die für den Test passende Aktivität des Muskels auf allen Ebenen der Lendenwirbelsäule zu fördern. Bis heute ist der Palpationstest der Funktion des M. multifidus leider weitgehend qualitativer Natur. Es sind weitere Methoden erforderlich, um die Funktion dieses tiefliegenden paraspinalen Muskels klinisch zu quantifizieren.

Ein weiterer Nachteil der beschriebenen Tests lokaler Muskeln besteht darin, daß sie – anders als ein automatischer Funktionstest – sehr stark auf einer willkürlichen und selektiven Aktivierung von Muskeln beruhen. Unterschiedliche Motivation, Konzentration, kinästhetische Wahrnehmung oder Geschicklichkeit bei motorischem Lernen können zu irreführenden Testschlußfolgerungen führen. Aus diesem Grund ergänzen Richardson und andere (Richardson u. Jull 1995; Richardson et al. 1999) diesen klinischen Test mit Messungen, die Ultraschall und EMG einsetzen. Solche unterstützenden Untersuchungen sind aber angesichts der Kosten einer derartigen Ausrüstung für die kleine private klinische Praxis nicht finanzierbar (Hides et al. 1995; Richardson et al. 1999). Zusätzliche klinische Tests sind notwendig, um ein deutlicheres klinisches Bild von Funktion und Dysfunktion des lokalen Muskels zu entwickeln.

7.2.7
Übungen der Funktionellen Bewegungslehre, die zur Untersuchung und Behandlung der Funktion lokaler Muskeln geeignet sind

Die Charakteristika bestimmter Techniken der Funktionellen Bewegungslehre lassen sie für die Untersuchung und Behandlung des Systems lokaler Muskeln als geeignet erscheinen (Hamilton u. Richardson 1995 a). Da die rehabilitierenden Übungen zur Behandlung von Rückenschmerzen, die Richardson et al. (1999) beschrieben haben, schon erfolgreich sind, sollte jede weitere Entwicklung alternativer Test- und Behandlungsmethoden unter den heute üblichen Behandlungskonzepten diejenigen erwägen, die sich an ähnlichen Übungsparametern orientieren und für die Behandlung von Rückenschmerzen einen ähnlichen klinischen Erfolg versprechen.

Hamilton und Richardson (1995 a) haben ausgeführt, daß Übungen wie das „Klötzchenspiel" (**Abb. 7.6 a–c**; s. Kap. 4.11.2) oder „Kurz und bündig" (**Abb. 7.7**; s. Kap. 3) diesen Kriterien genügen. Diese spezifischen Übungen der Funktionellen Bewegungslehre werden in Kap. 3 und 6 detailliert beschrieben. Notwendig ist in beiden Übungen, daß der Patient die Neutralhaltung von Lendenwirbelsäule und Becken während gemäßigter, aber steigender Belastung des Rumpfs genau zu kon-

7.2 Stabilisierendes System

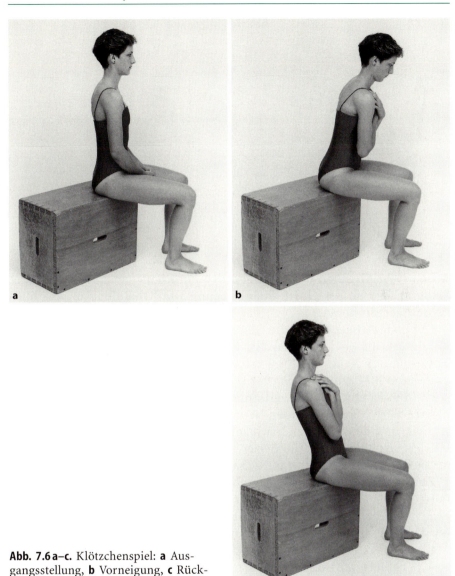

Abb. 7.6 a–c. Klötzchenspiel: **a** Ausgangsstellung, **b** Vorneigung, **c** Rückneigung

trollieren versucht (s. Kap. 3, Potentielle Beweglichkeit). Beim „Klötzchenspiel" wird der Rumpf zunehmend durch eine Neigung des Körpers in den Hüftgelenken belastet und bei „Kurz und bündig" über die Trägheitskraft bei einer Bewegung des Unterarms (s. Abb. 7.6, 7.7).

Verglichen mit dem Training selektiver lokaler Muskeln (Hamilton u. Richardson 1997; Hides et al. 1997; Richardson et al. 1999; s.

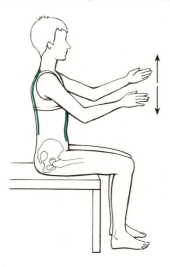

Abb. 7.7. „Kurz und bündig"

Abschn. 7.2.6) gehen die Übungen der Funktionellen Bewegungslehre völlig anders an die aktive Stabilisierung zur Rehabilitation von Rückenschmerzen heran.

Der erste Ansatz betont die genaue Durchführung einer willkürlichen Kokontraktion lokaler Muskeln, während letzterer die präzise aktive Kontrolle der Neutralhaltung erfordert. Aber die beiden Ansätzen gemeinsame Forderung einer präzisen muskulären Koordination ist vielleicht der Faktor, der sie verbindet. Vieles deutet darauf hin, daß die präzise aktive Steuerung der Neutralhaltung automatisch die selektive Aktivierung der tiefliegenden lokalen Muskeln fazilitiert mit einer stabilisierenden Strategie, die derjenigen des selektiven Trainings lokaler Muskeln ähnelt (Hamilton u. Richardson 1998; Richardson et al. 1999).

Zur Überprüfung der Hypothese, therapeutische Übungen der Funktionellen Bewegungslehre zur Kontrolle der Neutralhaltung seien geeignet zum Testen und zur Behandlung der Dysfunktion lokaler Muskeln bei Personen mit Rückenschmerzen, sind mehrere Schritte nötig. Als erstes muß man die Übungen daraufhin untersuchen, ob sie Merkmale aufweisen, die sie zum Testen der Funktion lokaler Muskeln geeignet machen, und sie, wenn nötig, modifizieren. Außerdem muß die Übungsleistung quantifizierbar sein und die Beziehung zwischen der Kontrolle der lumbopelvischen Neutralhaltung und der Aktivität der Rumpfmuskulatur geklärt werden. Schließlich müssen Unterschiede der Haltungskontrolle zwischen Personen mit und solchen ohne Rückenschmerzen festgestellt werden. Die Autorin untersucht gegenwärtig in mehreren Studien die Beziehung zwischen der Funktion lokaler Muskeln zur Steuerung der lumbopelvischen Neutralhaltung und dem Auftreten von Rückenschmerzen.

Analyse von therapeutischen Übungen der Funktionellen Bewegungslehre

Die folgende Analyse einer therapeutischen Übung der Funktionellen Bewegungslehre diskutiert die verschiedenen Merkmale, die den Aufbau der Übung beschreiben. Es werden Parameter wie Ausgangsstellung des Gelenks sowie Intensität der Belastung und Dauer der Kontraktion betrachtet. Ob sich therapeutische Übungen der Funktionellen Bewegungslehre für klinische Tests der Funktion lokaler Muskeln eignen, hängt ab von der wechselseitigen Beziehung dieser Übungsparameter zu den Attributen der stabilisierenden Funktion der lokalen Muskeln, zu Merkmalen einer Dysfunktion lokaler Muskeln im Zusammenhang mit Rückenschmerzen und zum Aufbau von spezifischen Tests lokaler Muskeln, wie ihn Richardson und andere beschrieben haben (Richardson u. Jull 1995; Hamilton u. Richardson 1997; Hides et al. 1997; Richardson et al. 1999).

Zu den wesentlichen Attributen von therapeutischen Übungen der Funktionellen Bewegungslehre, auf die sich der erwähnte Forschungsansatz der Autorin bezieht, gehören der Einsatz der Neutralstellung von Lendenwirbelsäule und Becken bei geringer Muskelanstrengung (s. Kap. 3, Potentielle Beweglichkeit), die Forderung nach möglichst geringer globaler Kokontraktion und hoher muskulärer Ausdauer (s. Kap. 1, Ökonomische Aktivität), die Voraussetzung von kinästhetischer Wahrnehmung (s. Kap. 2.1) und präziser Muskelkoordination, die Beibehaltung normaler Atemmuster (s. Kap. 4.8) und der Nachweis der Wirksamkeit einer Behandlung. Diese Faktoren sollen im folgenden näher betrachtet werden.

Neutralhaltung von Becken und Lendenwirbelsäule

Die lumbopelvische Neutralhaltung ist nicht nur die Ausgangsposition für therapeutische Übungen der Funktionellen Bewegungslehre, sie ist auch die Position, die während der Übung beibehalten werden soll. Eine korrekte Durchführung der Übung setzt voraus, daß sich die lumbopelvische Neutralhaltung definieren läßt, daß Patienten diese Position einnehmen können und daß sie über genügend bewußte Haltungswahrnehmung (s. Kap. 2.1) sowie adäquate Muskelfunktion verfügen, um die Position aktiv beibehalten zu können.

In jüngster Zeit ist dem Zusammenhang zwischen neutraler Haltung und Gelenkstabilität viel wissenschaftliche Aufmerksamkeit gewidmet worden. Neutral ist die Position minimaler passiver struktureller Beanspruchung (Klein-Vogelbach 1990; Panjabi 1992b; s. Kap. 4, Sitzverhalten) und maximaler konstitutioneller (oder veranlagter) vertebraler Instabilität (Cholewicki u. McGill 1996). Zusätzlich ist die neutrale Stellung oft die optimale Haltung zur Fazilitierung selektiver Aktivität lokaler Muskeln (Richardson u. Jull 1995; Richardson et al. 1999). Außerdem kann die präzise Steuerung der neutralen Haltung auf der Höhe bestimmter Segmente der Wirbelsäule auch ein spezifisches Zusammenspiel lokaler und globaler spinaler Muskeln widerspiegeln (Hamilton u. Richardson 1998). Obwohl die neutrale Haltung in vielen verschiedenen erfolgreichen Behandlungstechniken für Rückenschmerzen eingesetzt wird (Saal u. Saal 1989; Sahrmann 1990; Robison 1992), bleibt ihre klinische Definition eine komplexe Aufgabe (Bullock-Saxton 1988).

Definition der neutralen Haltung

Die normale Haltung ist schwierig zu definieren, und es gibt eine ganze Reihe anatomischer und biomechanischer Beschreibungen (Bullock-Saxton 1988). Obwohl die Definitionen verschiedene Aspekte betonen, beschreiben die meisten eine Ausrichtung, die einen Ausgleich zwischen maximalem Gelenkschutz und minimaler Anstrengung herzustellen versucht. Aus biomechanischer Sicht definiert Panjabi (1992b, S. 391) die neutrale Haltung als „diejenige Position, bei der die inneren Belastungen der Wirbelsäule insgesamt und die muskuläre Anstrengung zur Aufrechthaltung dieser Stellung minimal sind" (s. Kap. 1, Körperlängsachse). Diese Reduzierung innerer Belastungen ist ein grundlegendes Element im Konzept der Rückenschulen und wesentlich auch für viele verschiedene Schmerzbehandlungstechniken. Beispielsweise ist die neutrale Position eine häufige Gelenkstellung für die Anwendung von Techniken der manuellen Therapie, eine übliche Schienungsstellung zur Gelenkentlastung und Ausgangsposition für viele therapeutische Übungen.

Die meisten anatomischen Definitionen einer statischen Haltung der Wirbelsäule werden aus einer standardisierten Ausrichtung der Gelenke in bezug auf die Schwerkraft abgeleitet (Braun u. Fischer 1985; Kendall et al. 1993). Üblicherweise bezieht man sich dabei auf das Verhältnis zwischen verschiedenen knöchernen Orientierungspunkten und der Senkrechten. Orientierungspunkte wie die Spina iliaca, die Symphysis pubica und der Processus mastoideus werden als Bezugspunkte genommen. Mit Hilfe dieser Anhaltspunkte können die Neutralstellung des Beckens in Begriffen von Beckenneigung, Ausprägung der Lordose oder die Verschiebung einzelner Körperabschnitte aus der Körperlängsachse dokumentiert werden (Klein-Vogelbach 1990; Kendall et al. 1993). Mit Hilfe einer so standardisierten anatomischen Haltungsausrichtung sollen die Grenzwerte für neutrale Haltungsparameter festgelegt werden, für die die innere Belastung der Gelenke als minimal angenommen wird. Abweichungen von dieser „idealen" anatomischen Ausrichtung könnten folglich interne Strukturen des Gelenks übermäßig belasten. Gemeinhin werden solche Haltungsabweichungen als eine Ursache von Schmerz angenommen. Jedoch haben sich standardisierte anatomische Maße für abweichende Haltung, etwa die Tiefe der Lordose oder Beckenneigung, als sehr schwache Prädiktoren für Rückenschmerzen erwiesen (Hansson et al. 1984).

Bei diesen Standardmethoden zur Quantifizierung von Haltung treten 3 grundlegende Probleme auf.
- Solche Maße lassen im allgemeinen die Bedeutung muskulärer Aktivität für innere Belastung in Gelenken außer acht (McGill u. Norman 1987).
- Die Schwerpunkte von Becken und Brustkorb und die entsprechenden knöchernen Orientierungspunkte variieren sehr stark (During et al. 1985).
- Derartige standardisierte Haltungsparameter sind relativ grob und geben die Komplexität der 24 Segmente, aus denen sich die Haltung der Wirbelsäule zusammensetzt, nicht adäquat wieder (Andersson et al. 1977; Hamilton u. Richardson 1995b).

Vielleicht ist dies der Grund, weshalb die zahlreichen und wiederholten Untersuchungen des Zusammenhangs zwischen einerseits groben Haltungsmaßen und Muskelfunktion, etwa Kraft und Flexibilität, und andererseits Rückenschmerzen so unproduktiv waren (Walker et al. 1987; Bullock-Saxton 1988; Heino et al. 1990; Jorgensson 1993).

Klein-Vogelbach (1990) beschreibt die neutrale Haltung der Wirbelsäule als jene Position, in der die passiven Strukturen am wenigsten zur Stabilität der Gelenke beitragen, also eine Position, in der die Muskeln minimal aktiv, aber maximal bereit sind (s. Kap. 4, Sitzverhalten). Diese Definition ist insofern interessant, als sie Wert auf das Niveau neuromuskulärer Aktivität legt. In der klinischen Praxis verwendet Klein-Vogelbach eine Definition neutraler Haltung, die die große individuelle Verschiedenheit von Haltungsausrichtung und die Muskelanstrengung zur Erreichung und Aufrechterhaltung dieser Position berücksichtigt (Klein-Vogelbach 1990, 1991; s. Abschn. 7.2.8, Quantifizierung der neutralen lumbopelvischen Haltung). Nach Ansicht von Hamilton und Richardson (1996) weist außerdem das Zusammenwirken von muskulärer Aktivität und Schlüsselsegmenten der Neutralhaltung auf die stabilisierende Funktion der lokalen Muskeln hin. Aus dieser Sicht kann die aktive muskuläre *Steuerung* der Haltung die Rolle der neutralen Haltung im Zusammenhang mit Instabilität und Rückenschmerz besser angeben, als dies die Abweichung von einer statischen anatomischen Haltungsausrichtung vermag. Dieses Konzept wird durch eine zunehmende Menge von Daten untermauert.

Instabilität der neutralen Haltung

Ohne muskuläre Unterstützung ist die neutrale Haltung der Wirbelsäule in sich instabil (Cholewicki u. McGill 1996). Es genügt jedoch eine Steigerung der neuromuskulären Aktivität der tiefliegenden spinalen Muskeln, etwa des M. multifidus, um lediglich 3–5% MVC, um die Stabilität des Segments wiederzugewinnen (Cholewicki u. McGill 1996). Eine muskuläre Aktivität auf niedrigem Niveau ist daher entscheidend für die Stabilisierung der Wirbelsäule, insbesondere in neutraler Haltung. Ein weiterer Beweis für diese Funktion ist die häufig in EMG-Studien beschriebene Aktivität des M. multifidus bei aufrechter neutraler Haltung (Morris et al. 1962; Pauly 1966; Valencia u. Munro 1985; Wolf et al. 1989). Auch wenn solche niedrige Aktivität tiefliegender Muskeln schwerlich klinisch palpierbar sein wird, unterstreichen diese Studien doch das Konzept der Bereitschaft der tiefliegenden Muskeln in der neutralen Stellung (Cholewicki u. McGill 1996).

Funktion der paraspinalen Muskeln bei aktiver Steuerung der neutralen Haltung

Hamilton und Richardson (1996) sind der Auffassung, die subtilen Veränderungen der Haltung der Wirbelsäule, die Klein-Vogelbach während Übungen im Rahmen der Funktionellen Bewegungslehre beobachtet hat (Klein-Vogelbach 1990), gingen möglicherweise mit einer Dysfunktion paraspinaler Muskeln einher. So stellte Klein-Vogelbach beispielsweise fest, daß viele Rückenschmerzpatienten während der Neigung des Rumpfs nach vorn zu Beginn des „Klötzchenspiels" den Brustkorb übermäßig extendieren und so die Kontrolle der Lordose am Übergang von der Lendenwirbelsäule zum Kreuzbein verlieren (Klein-Vogelbach 1990; s. Kap. 6.2.3). Diese subtile thorakale Extension könnte mit der vorherrschenden Aktivität des M. erector spinae

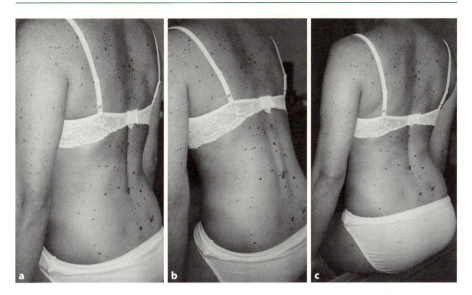

Abb. 7.8 a–c. Krümmungen der Wirbelsäule beim Sitzen: **a** normale Sitzhaltung, **b** kyphosierte Haltung, **c** Verlängerung der Lordose bis Th5

zur Kompensation einer schwachen Funktion des M. multifidus in Zusammenhang stehen (**Abb. 7.8**; Hamilton u. Richardson 1995b). Eine solche Überlegung beruht auf anatomischen Betrachtungen der betreffenden Muskeln und ihrer Zusammenwirkung bei der Verteilung von Bewegung im Bereich der Lendenwirbelsäule (Hamilton u. Richardson 1996).

Die sagittale Rotation der Wirbelsäule wird nicht gleichmäßig auf alle Segmente verteilt. Am stärksten ist die Rotation zwischen dem 4. Lendenwirbel und dem Kreuzbein und am zweitstärksten an der Verbindungsstelle zwischen Brustkorb und Lendenwirbelsäule (Pearcy 1985; White u. Panjabi 1990). Die posteriore sagittale Rotation verteilt sich kranialwärts mehr oder weniger bis zu T5 (White u. Panjabi 1990). Kaudalwärts ist, abgesehen von der äußerst geringfügigen Rotation im Iliosakralgelenk, die Verbindungsstelle zwischen Lendenwirbelsäule und Kreuzbein das äußerste bewegte Gelenk bei einer sagittalen Rotation.

Die anatomische Anordnung der paraspinalen Muskeln prädisponiert sie dazu, die Haltung der Wirbelsäule auf spezifischen Ebenen zu beeinflussen (Hamilton u. Richardson 1995a). Die Mm. multifidi bestehen aus einer Reihe separater Muskelbündel (Bogduk 1980), eines für jedes lumbale Segment. Die Faserbündel entspringen aus einer gemeinsamen Sehne am Processus spinosus und setzen nacheinander

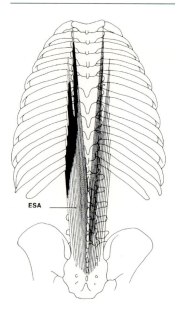

Abb. 7.9. M. erector spinae pars thoracis. (Aus Bogduk 1997, S. 113)

an den Processus mamillares der kaudalen Segmente an (Bogduk 1997). Die am kaudalsten liegenden Faserbündel setzen am 5. Lendenwirbel und am Kreuzbein an (Macintosh et al. 1986). Diese Anordnung der Faserbündel gleicht einem Tannenbaum, dessen dickste und längste Äste inferiomedial, an der Verbindung zwischen Lendenwirbelsäule und Kreuzbein (L4–S1), liegen (s. Abb. 7.4). Interessanterweise ist dies die für die Stabilität der Wirbelsäule riskanteste Ebene (White u. Panjabi 1990) und auch die Ebene, auf der die meisten Rückenschmerzprobleme auftreten (Andersson 1981). Mit Ausnahme der meisten oberen und mittleren Abschnitte von M. longissimus thoracis pars thoracis entspringt der lange M. erector spinae pars thoracis an den Brustwirbeln und Rippen und setzt über die Aponeurose des M. erector spinae am Kreuzbein und am Beckenkamm an (**Abb. 7.9**; Bogduk 1980).

Die Mm. multifidi und der M. erector spinae sind beide aktiv bei der Rumpfstreckung (Ng u. Richardson 1994), man kann aber sagen, daß sie unterschiedliche Auswirkungen auf die Krümmungen der Wirbelsäule haben. Der M. multifidus liegt günstig für eine Rotation einzelner lumbaler Segmente in posterior-sagittaler Richtung (Valencia u. Munro 1985; Bogduk 1997). Er hat daher einen direkten Einfluß auf die Form der Lordose. Sein größtes derartiges Steuerungspotential hat er bezüglich der unteren Lumbalregion, wo seine Kraftarme am längsten sind (McGill 1992; Macintosh et al. 1993).

Aspden (1992) legt dar, daß der Bogen eine an sich stabile Struktur ist, deren inhärente Stabilität – bei allen Bögen – bei Kompression zunimmt. Der M. multifidus liegt nicht nur anatomisch optimal, um den lordotischen Bogen zu bilden, gleichzeitig steigern seine vertikalen Vektoren die Kompression der Wirbelsäule (McGill u. Norman 1987; Aspden 1992). In ähnlicher Weise übt der vom M. transversus abdominis hervorgerufene zunehmende intraabdominale Druck (Cresswell et al. 1992) Druck auf den Schlußstein des lordotischen Bogens aus und steigert damit dessen stabilisierende Eigenschaften (Aspden 1992; Richardson et al. 1999).

Die tiefliegenden untersten Faserbündel des M. multifidus sind auch günstig gelegen, um einer posterioren Rotation des Kreuzbeins im Verhältnis zu diesen unteren lumbalen Segmenten wirksam Widerstand zu leisten (Bogduk 1997). Die Aufrechterhaltung der gegenüber dem Iliacus (oder Beckenkamm) nach vorn gekippten Position des Kreuzbeins ist ein wichtiger Aspekt iliosakraler Stabilität, denn dadurch werden tendenziell die propellerförmigen Gelenkoberflächen festgeschraubt. Diese Schließung beschränkt Scherkräfte zwischen den Gelenkoberflächen (Pool-Goudzwaard et al. 1998). Eine vom M. transversus abdominis über seine thorakolumbale Faszie ausgeübte Kompression der Iliosakralgelenke steigert diesen „Kraftschluß" des Gelenks und seine Stabilität noch mehr (Pool-Goudzwaard et al. 1998). So steuern die lokalen Muskeln direkt und wirksam den Lordosebogen (Aspden 1992) und fördern die aktive Stabilisierung der Iliosakralgelenke (Pool-Goudzwaard et al. 1998).

Im Gegensatz zur direkten Steuerung der Lordose durch den M. multifidus streckt der lange M. erector spinae die Lendenwirbelsäule nur indirekt durch die grobe Bewegung des Brustkorbs gegenüber dem Becken und vice versa (Brügger 1988; Bergmark 1989). Nach Auffassung von Hamilton und Richardson (1995a) übt der M. erector spinae diese indirekte Wirkung auf die Lendenwirbelsäule aus, indem er auf die beweglichen spinalen Segmente einwirkt, die nahe an seinem Ansatz liegen. Mit andern Worten: Der M. erector spinae pars thoracis hat eine starke Prädisposition, die thorakalen Segmente zu extendieren, insbesondere im Bereich der Verbindung zwischen Brust- und Lendenwirbelsäule.

Eine Steuerung der lumbosakralen Verbindungsstelle hängt daher eng mit der Funktion des M. multifidus zusammen, während diejenige der thorakolumbalen Verbindungsstelle mit der Funktion des M. erector spinae pars thoracis zusammenhängt (Hamilton u. Richardson 1995a). Fehlende lumbosakrale Kontrolle (s. Abb. 7.8b) und damit einhergehende Streckung des Brustkorbs könnte auf eine fehlende

Funktion des M. multifidus mit kompensatorischer Aktivität des langen M. erector spinae hinweisen (s. Abb. 7.8c; Hamilton u. Richardson 1995b). Andererseits führt die synergistische Aktivierung beider Muskeln zu einer lordotischen Streckung in Form eines langen „c" (s. Abb. 7.7; Hamilton u. Richardson 1995b). Diese „c"-Krümmung könnte theoretisch bis zum 5. Brustwirbel hinaufreichen, wo der Bereich thorakaler Extension am begrenztesten ist (White u. Panjabi 1990).

Angesichts der Verschiedenheit von Haltungstypen und der Variabilität von Tiefe und Verteilung der Lordose sind unendliche Variationen eines Zusammenspiels von Aktivität der Rumpfmuskulatur und Haltung möglich (Bullock-Saxton 1988). Auf der Grundlage der klinischen Beobachtungen Klein-Vogelbachs (1991; s. Kap. 5) und anatomischer Daten nehmen Hamilton und Richardson (1995b) jedoch an, daß ein Befund zur aktiven Haltungskontrolle am aufschlußreichsten ist, wenn er an den thorakolumbalen und lumbosakralen Bereichen ansetzt. Übungen zur Haltungskontrolle, die nur die grobe Orientierung von Brustkorb und Becken betrachten (Brügger 1988; Sahrmann 1990; Robison 1992) haben nicht das gleiche Potential, die subtile Interaktion zwischen paraspinalen Muskeln und Haltungskontrolle widerzuspiegeln.

Klein-Vogelbachs klinische Beobachtungen (Klein-Vogelbach 1991) sind vielleicht wichtige Instrumente zur Erhellung der Funktion lokaler Muskeln (Hamilton u. Richardson 1995b). Dabei spiegeln besonders das thorakolumbale und lumbosakrale Gelenk die relative Aktivität globaler und lokaler paraspinaler Muskeln wider. Diese Hinweise sind wertvoll, wenn mit einer therapeutischen Übung die selektive Aktivierung der lokalen Muskeln gefördert werden soll.

Fazilitierung selektiver Aktivität lokaler Muskeln und die neutrale Haltung

Selektive Aktivierung eines lokalen Muskels ist das eindeutigste Merkmal eines spezifischen Trainings lokaler Muskeln, wie es Richardson beschreibt (Richardson u. Jull 1995; Hamilton u. Richardson 1997; Hides et al. 1997; Richardson et al. 1999; s. Kap. 4, Selektives Muskeltraining). Gleichzeitig ist diese selektive Kontraktion für Patienten nur sehr schwer zu erreichen. Positioniert man den Patienten in Neutralhaltung, so kann das bei der Fazilitierung der schwierigen Koordinationsaufgabe helfen. Auf der anderen Seite bekräftigen die genannten Autoren, daß ein präzises Positionieren des Patienten in neutrale

Haltung automatisch die erwünschte Aktivierung des lokalen Muskels fazilitieren kann, und empfehlen Übungen zur Steuerung der neutralen Haltung als ergänzendes Training in einer Rehabilitation, die Stabilisierung durch lokale Muskeln erreichen will (Hamilton u. Richardson 1995a; Richardson u. Jull 1995; Richardson et al. 1999).

Obgleich lokale Muskeln theoretisch nicht mechanisch insuffizient werden, gleich welche Haltung eingenommen wird (McGill 1991; Macintosh et al. 1993), empfehlen Richardson und andere (Richardson u. Jull 1995; Richardson et al. 1999) die neutrale Haltung für die anfängliche Fazilitierung lokaler Muskeln. Für diese Empfehlung gibt es vielfältige Gründe. Die neutrale Haltung minimiert normalerweise den Schmerz (Richardson u. Jull 1995; Richardson et al. 1999). Eine Verringerung des Schmerzes ist nötig, weil Schmerz wahrscheinlich die Funktion lokaler Muskeln hemmt (Hides et al. 1994). Außerdem ist die neutrale Position diejenige, in der definitionsgemäß die passiven Strukturen am wenigsten zum stabilisierenden System beitragen (Panjabi 1992b; Damiano 1993; Hides et al. 1994; Edmonston et al. 1998) und in der die Funktion der lokalen Muskeln die Voraussetzung für eine Stabilität der Wirbelsäule ist (Cholewicki u. McGill 1996). Dies untermauert die Hypothese einer maximalen Bereitschaft der Muskeln in Neutralstellung (Klein-Vogelbach 1990), was wiederum die Fazilitierung selektiver lokaler Muskeln begünstigt (Hamilton u. Richardson 1998).

Die neutrale Haltung scheint auch bei Koaktivierungsstrategien für das System lokaler Muskeln eine Rolle zu spielen. Richardson und andere (Richardson u. Jull 1995; Richardson et al. 1999) befürworten eine synergistische Koaktivierung des Beckenbodens und des Zwerchfells als Fazilitierungsstrategie für eine selektive Aktivierung des M. transversus abdominis (Richardson u. Jull 1995; Richardson et al. 1999). Diese Methode beruht auf der nachgewiesenen synergistischen Aktivierung des Beckenbodens (Sapsford et al. 1997a,b) und des Zwerchfells (Hodges et al. 1997a) durch den M. transversus abdominis. Die Steigerung des intraabdominalen Drucks, die mit dieser Koaktivierung von Muskeln einhergeht, wird als Stabilisierungsmechanismus der Wirbelsäule betrachtet (McGill u. Norman 1987; Aspden 1992; McGill et al. 1994; Hodges et al. 1997b).

Neuere Pilotstudien zeigen, daß die lordotische Haltung auch die geeignetste Haltung zur Fazilitierung des Beckenbodens ist (Sapsford et al. 1997b; Richardson et al. 1999). Analog argumentiert Brügger (1988), die Lordose sei Voraussetzung für die Fazilitierung von Zwerchfellatmung. Angesichts dieses Datenmaterials überrascht es nicht, daß die neutrale Haltung für eine selektive Fazilitierung des M.

transversus abdominis für günstig erachtet wird (Richardson u. Jull 1995; Richardson et al. 1999).

Andererseits sah Klein-Vogelbach die Rückkehr zur normalen Zwerchfellatmung als ein Anzeichen für eine korrekte neutrale Haltung im Sitzen an (Klein-Vogelbach 1996; s. Kap. 6, Klötzchenspiel). Diese klinische Beobachtung paßt gut zu dem von Richardson et al. beschriebenen Vorgang, mittels einer selektiven willkürlichen Kontraktion des M. transversus abdominis beim Training lokaler Muskeln einen Hohlbauch zu machen („abdominal hollowing"; Richardson u. Jull 1995; Richardson et al. 1999).

> **ZUSAMMENFASSUNG**
>
> Insgesamt sprechen alle diese Faktoren für einen engen Zusammenhang zwischen der lumbopelvischen Neutralstellung und der Fazilitierung einer selektiven Kontraktion lokaler Muskeln, die für eine Rehabilitation bei Rückenschmerzen eingesetzt wird (Hamilton u. Richardson 1998).

Minimierung der Kokontraktion globaler Muskeln

Richardson et al. (1999) betonen die Notwendigkeit, während selektiver Aktivierung lokaler Muskeln eine gleichzeitige Aktivität der oberflächlicheren globalen Rumpfmuskeln zu minimieren. Sie halten eine übermäßige Koaktivierung der globalen Muskeln während der Übung für eine kompensierende Strategie, die typischerweise von Rückenschmerzpatienten angewendet wird (Richardson u. Jull 1995; Richardson et al. 1998; Richardson et al. 1999). Um solche Kompensierungsstrategien zu beseitigen und gleichzeitig die selektive Aktivierung lokaler Muskeln zu lehren, ist großes therapeutisches Geschick erforderlich (Jull et al. 1998).

Ähnlich versuchen auch die therapeutischen Übungen der Funktionellen Bewegungslehre, eine präzise Kontrolle der Haltung von Lendenwirbelsäule und Becken bei gleichzeitig minimaler Aktivität globaler Muskeln und normaler Atmung zu gewährleisten. Ein Anhalten des Atems und übermäßige Kokontraktion werden als ineffizient und als Zeichen schlechter Bewegungsqualität und schlechter Muskelkoordination angesehen (Klein-Vogelbach 1990; s. Kap. 4, Funktionelle Fehlatmung). Solche therapeutischen Übungen versuchen also, das Niveau der Kokontraktion zu optimieren, um einen maximalen Gelenkschutz mit minimalem Aufwand zu erreichen (Getschell u. Roberton 1989; Klein-Vogelbach 1990; Damiano 1993; s. Abschn. 7.2.3).

Obwohl die Übungen des spezifischen Trainings lokaler Muskeln und diejenigen der Funktionellen Bewegungslehre in ihrer Durchführung verschieden sind, legen beide Wert auf eine präzise, effiziente muskuläre Koordination bei minimaler Anstrengung der globalen Muskeln. Jull et al. sind der Auffassung, eine derartige laufend verbesserte Koordination der spezifischen Rumpfmuskeln könne in irgendeiner Weise die automatische segmentale Stabilisierungsfunktion lokaler Muskeln wiederherstellen (Jull et al. 1998). Dies wiederum sei die Ursache für den Erfolg des selektiver Trainings lokaler Muskeln zur Behandlung von lumbalen Rückenschmerzen.

Atemmuster

Die fortgesetzte normale Zwerchfellatmung während der Übung ist eine gemeinsame Voraussetzung für die adäquate Durchführung sowohl der Übungen zur Haltungskontrolle (Klein-Vogelbach 1991, 1995; s. auch Kap. 4, Haltungskorrektur) als auch des spezifischen Trainings lokaler Muskeln (Richardson u. Jull 1995; Hamilton u. Richardson 1997; Hides et al. 1997; Richardson et al. 1999). Die Notwendigkeit, Atemmuster in therapeutische Übungen gegen Rückenschmerzen einzubeziehen, wurde von Klein-Vogelbach bereits 1976 beschrieben. In anderen Konzepten ist es eine relativ neue Entwicklung. Richardson und andere halten das Atemanhalten für eine Kompensierungsstrategie anstelle korrekter Koordination lokaler Muskeln (Richardson u. Jull 1995; Richardson et al. 1999), während Klein-Vogelbach darin ein Anzeichen schwachen reaktiven Atmens, übermäßiger Anstrengung und ineffizienter Bewegung sieht (Klein-Vogelbach 1991, 1995, 1996; s. auch Kap. 4, Funktionelle Fehlatmung).

Die Unfähigkeit, während der selektiven Aktivierung lokaler Muskeln mit normaler Zwerchfellatmung fortzufahren, kann durch übermäßige Aktivität globaler Muskeln bedingt sein und/oder durch eine Art Valsalva-Versuch (Richardson u. Jull 1995; Richardson et al. 1999). Eine Kokontraktion des M. obliquus internis oder externis und des langen M. erector spinae verhindert das Heben des Brustkorbs, während eine selektive Aktivierung des M. transversus abdominis die Zwerchfellatmung unterstützen sollte (Troya 1983; Lacote et al. 1987). Folglich wird bei übermäßiger Aktivität globaler Muskeln eine normale Zwerchfellatmung schwieriger (Hodges et al. 1997a).

Zusätzlich kommt es beim Valsalva-Versuch zu einer forcierten Ausatmung gegen die geschlossene Stimmritze, was den intrathorakalen und den intraabdominalen Druck erhöht (Hodges et al. 1997a).

Man kennt solche Erhöhungen des intraabdominalen Drucks beim Gewichtheben (Troup et al. 1993) und während der Landung nach einem Sprung (McGill u. Sharratt 1990; Cresswell et al. 1992). Gesteigerter intraabdominaler Druck während des Valsalva-Versuchs kann zwar die Stabilisierung der Wirbelsäule verstärken (Cresswell et al. 1992; McGill et al. 1994; Hodges et al. 1997a; Richardson et al. 1999), aber wahrscheinlich funktioniert diese Stabilisierungsstrategie nur so lange, wie die betreffende Person die Atmung anhält, und sie ist ganz offensichtlich nicht geeignet, die unverzichtbaren Stabilitätsanforderungen bei alltäglichen Aktivitäten zu erfüllen.

Wie Richardson und andere ausführen (Richardson u. Jull 1995; Richardson et al. 1999), wird das Anhalten des Atems von Rückenschmerzpatienten während Test und Behandlung des lokalen Muskelsystems als Strategie zur Kompensierung inadäquater selektiver Aktivierung lokaler Muskeln eingesetzt. Ähnliches gilt bei Übungen im Rahmen der Funktionellen Bewegungslehre. Sie werden langsam und mit geringer Belastung durchgeführt und sollten keiner valsalvaartigen Strategie zur Stabilisierung bedürfen. Daher wird das Anhalten des Atems als Zeichen einer inadäquaten Ausführung der Übung angesehen und auszuschalten versucht (Klein-Vogelbach 1991, 1995). Die Beziehung zwischen der Funktion lokaler Muskeln, intraabdominalem Druck, Zwerchfell, neutraler Haltung und segmentaler Stabilität ist immer noch unklar (Richardson u. Jull 1995; Richardson et al. 1999), aber unser heutiges Wissen weist darauf hin, daß Atemmuster und das Anhalten des Atems als Parameter in die Einschätzung lokaler Muskeln einbezogen werden sollten (McGill et al. 1994; Richardson u. Jull 1995; Hodges et al. 1997a; Richardson et al. 1999).

Kinästhetische Wahrnehmung

Um Übungen der Funktionellen Bewegungslehre oder ein spezifisches Training lokaler Muskeln präzise durchzuführen, ist eine kinästhetische Wahrnehmung auf hohem Niveau erforderlich. Die im Vergleich zu Gesunden schwächere kinästhetische Wahrnehmung der Lendenwirbelsäule bei Personen mit Rückenschmerzen ist gut dokumentiert (Parkhurst u. Burnett 1994; Gill u. Callaghan 1998). Rehabilitationsprogramme für Patienten mit chronischen Rückenschmerzen, die sich auf ein Training der propriozeptiven Wahrnehmung konzentrieren, führten zu besseren Behandlungsergebnissen als solche zur Stärkung der Muskelkraft (Oostendorp et al. 1998).

Unklar sind die Gründe für die bei Rückenschmerzen beobachtete defizitäre Wahrnehmung (Gill u. Callaghan 1998), aber viele Daten weisen auf ein Problem mit dem Muskelspindelkomplex hin (Brumagne et al. 1998).

> **Mehrere Forschungsberichte erlauben die Schlußfolgerung, daß der Muskelspindelkomplex die kinästhetische Wahrnehmung entscheidender bestimmt als der sensorische Input der passiven Strukturen (Marks 1996). Auf diese Weise sind motorische und sensorische Funktion des Muskels untrennbar miteinander verbunden. Daher ist es plausibel, daß eine beeinträchtigte motorische Funktion zu einer verringerten sensorischen Funktion führen kann und umgekehrt (Gill u. Callaghan 1998).**

Die klinische Erfahrung belegt, daß Rückenschmerzpatienten eine Therapie mit Übungen der Funktionellen Bewegungslehre mit einer schlechten Wahrnehmung ihrer lumbopelvischen Haltung beginnen und daß sich diese aufgrund von Training und Feedback verbessert (s. oben). Fraglich ist, inwieweit die durch die Übungen erzielte Verringerung der Schmerzen mit verbesserter Muskelfunktion, kinästhetischer Wahrnehmung oder einer Kombination von beiden zusammenhängt. Angesichts des großen Anteils von Spindeln in tiefliegenden Lendenmuskeln wie dem M. multifidus (Sirca u. Kostevc 1985) sind aber Übungen für Behandlung und Untersuchung einer mit Rückenschmerzen zusammenhängenden Dysfunktion, die gleichermaßen auf die Erfordernisse kinästhetischer Wahrnehmung wie auf die der Funktion tiefliegender Muskeln eingehen, durchaus erwägenswert.

Arten von Übungen

Übungen lassen sich auf viele verschiedene Weisen durchführen. Sie reichen von schnellen isokinetischen Übungen bei maximaler Anstrengung bis zu statischen Haltungen in geschlossener Kette. Die Auswahl der Übung sollte sich so eng wie möglich auf die gewünschte Muskelfunktion beziehen. Übungen, die anhaltende isometrische Kontraktionen der lokalen Muskeln erfordern, entsprechen deren stabilisierender Funktion besser als dynamische Kontraktionen (Richardson u. Jull 1995; Richardson et al. 1999).

Elektromyographische Daten belegen, daß die Aktivität der lokalen Muskeln nicht mit der Richtung der Belastung zusammenhängt (Hodges u. Richardson 1997a). Stattdessen weisen lokale Muskeln während einer Bewegung des Rumpfes tendenziell eine fortwährende, gleichmäßige Kokontraktion auf niedrigem Niveau auf, allgemein bekannt als tonische Aktivität (Cresswell et al. 1992; Richardson u. Jull 1995; Hodges u. Richardson 1997a; Richardson et al. 1999; s. Abschn. 7.2.2, Federsteifigkeit; Abschn. 7.2.3, Kokontraktion, Zeitliche Abstimmung). EMG-Daten zeigen auch, daß der M. transversus abdominis diese richtungsunspezifische Funktion bei Rückenschmerzen verliert. Daraus folgt, daß ein isometrisches Halten dieser Muskeln auf niedrigem Kontraktionsniveau der stabilisierenden Funktion lokaler Muskeln am nächsten kommt. Darüber hinaus argumentieren Richardson und andere (Richardson u. Jull 1995; Richardson et al. 1999), daß dynamische Rumpfübungen die Stabilität nicht trainieren, da sie eine Aktivität oberflächlicher multisegmentaler Muskeln zum Nachteil der Aktivität tieferliegender monosegmentaler Muskeln fördern. Dies rechtfertigt den relativ späten Einsatz dynamischer Rumpfübungen im Rehabilitationsprogramm beider Behandlungskonzepte.

Zusätzlich ist es nicht die veränderte Kraft, sondern eine veränderte Fähigkeit zur Ausdauer, die zu den Ursachen für Rückenschmerzen gezählt wird (deVries 1968). Übungen, die dieses Defizit beheben wollen, sollten also versuchen, die aerobische Fähigkeit der betroffenen Muskeln zu verbessern. Man weiß, daß Übungen, die mäßige Muskelkontraktion über eine längere Zeitspanne hinweg verlangen, eine derartige Verbesserung bewirken (Kannus et al. 1992a,b).

So zielen sowohl die spezifischen Übungen lokaler Muskeln nach Richardson und anderen (Richardson u. Jull 1995; Richardson et al. 1999) als auch jene im Rahmen der Funktionellen Bewegungslehre (Klein-Vogelbach 1991) darauf ab, Dauer und Anzahl der Wiederholungen der geringfügigen isometrischen, haltenden Kontraktionen der Rumpfmuskulatur allmählich zu steigern. Gleichermaßen halten beide Konzepte eine gesteigerte Ausdauer isometrischer Übungen für eine wirksamere Form des Übungsfortschritts als eine gesteigerte Belastbarkeit. Bei Tests der Funktion lokaler Muskeln sollte es also ebenso wie für Belastbarkeit einen Parameter für Ausdauer geben.

Wirksamkeit der Behandlung

Ein weiteres Element, das spezifisches Training lokaler Muskeln und Übungen der Funktionellen Bewegungslehre gemeinsam haben, ist ihre Wirksamkeit zur Rehabilitation bei Rückenschmerzen. Zwar fehlen für Übungen der Funktionellen Bewegungslehre heute noch die soliden Daten aus randomisierten kontrollierten Interventionsstudien (Hides u. Richardson 1996; O'Sullivan et al. 1997; s. Abschn. 7.2.5), aber mehrere Autoren berichten, daß sie solche Übungen mit großem

Behandlungserfolg in ihre Rehabilitationsprogramme aufgenommen haben (Saal u. Saal 1989; Robison 1992).

Die weltweite Popularität solcher Übungen der posturalen Kontrolle legt nahe, daß sie in der Behandlung von Rückenschmerzen erfolgversprechend sind (Brügger 1988; Sahrmann 1990; Robison 1992; Richardson et al. 1999). Übungen zur Haltungskontrolle sind die Grundlage vieler Programme von Rückenschulen (Robison 1992), und ganz allgemein setzen Physiotherapeuten auf Dauer nur solche Übungen ein, die klinisch erfolgversprechend scheinen.

Während des Rehabilitationsprozesses beginnt der Patient normalerweise mit einer schlechten Kontrolle seiner Haltung und verbessert sie mit Feedback und zunehmender Praxis. Die therapeutische Übungsstrategie geht davon aus, daß eine Verbesserung der Haltungskontrolle während des Trainings mit abnehmendem Schmerz und nachlassender Funktionsstörung einhergeht. Aber trotz des populären Einsatzes von Übungen zur Haltungskontrolle bleibt das Grundprinzip einer solchen Verbesserung rätselhaft. Hamilton und Richardson halten die gleichzeitige Verbesserung der Funktion der lokalen Muskeln für eine plausible Erklärung (Hamilton u. Richardson 1998). Die Beweise für eine solche These sind immer noch dürftig. Immerhin ergibt sich aber aus allen bisher angeführten Daten, daß es sich lohnt, Übungen der Funktionellen Bewegungslehre wie „Klötzchenspiel" und „Kurz und bündig" als mögliche Test- und Behandlungsmethoden für die Funktion lokaler Muskeln genauer zu untersuchen.

Insgesamt sind „Klötzchenspiel" und „Kurz und bündig" Übungen, die eine aktive, präzise und anhaltende Kontrolle der Haltung von Lendenwirbelsäule und Becken verlangen. Für ihre gute Durchführung ist ein hohes Maß an kinästhetischer Wahrnehmung und Koordination erforderlich. Die Übungen legen Wert auf die Haltefähigkeit der stabilisierenden Muskeln auf niedrigem Niveau, versuchen, die Anstrengung der globalen Rumpfmuskeln zu minimieren, und fördern ein fortgesetzt normales Atmen. Damit entsprechen sie gut den Merkmalen der stabilisierenden Funktion der lokalen Muskeln, ihrer Dysfunktion bei Rückenschmerzen und dem Aufbau bewährter Tests lokaler Muskeln und therapeutischer Methoden.

7.2.8
Übungen der Funktionellen Bewegungslehre, die zur Untersuchung der Funktion lokaler Muskeln geeignet sind

Es bleibt zu fragen, ob die Erfolge der Übungen der Funktionellen Bewegungslehre zur Kontrolle der neutralen Haltung (Klein-Vogelbach 1991) und die eines spezifischen Trainings lokaler Muskeln (Richardson u. Jull 1995; Richardson et al. 1999) in der Rehabilitation bei Rückenschmerzen auf einem gemeinsamen Prinzip beruhen oder ob es eine andere Erklärung gibt. Um dies zu beantworten, muß die Steuerung der neutralen Haltung von Lendenwirbelsäule und Becken im Hinblick auf ihre Beziehung zur Funktion lokaler Muskeln hin genau analysiert werden. Der Zusammenhang zwischen der Kontrolle der lumbopelvischen Neutralhaltung und der Funktion lokaler Muskeln wird in laufenden Forschungsprojekten weiter evaluiert. Die Autorin hat damit begonnen, die klinischen Annahmen der Funktionellen Bewegungslehre bei der erfolgreichen Behandlung von Rückenschmerzen zu untersuchen.

Übungen zur Kontrolle der neutralen Haltung werden aufgrund von 3 Annahmen mit Erfolg zur Behandlung von Rückenschmerzen eingesetzt.
- Es wird angenommen, Rückenschmerzpatienten hätten von Anfang an eine schlechtere Haltungskontrolle als Gesunde.
- Man geht davon aus, diese Kontrolle verbessere sich durch Training.
- Es wird angenommen, die mangelnde Haltungskontrolle hänge mit chronischen Rückenschmerzen zusammen.

Diese Annahmen müssen jedoch noch objektiv geprüft werden. Dazu müssen die Kontrolle der neutralen Haltung quantifiziert und Unterschiede zwischen Personen mit und ohne Rückenschmerzen geprüft werden. Die nachfolgend aufgeführten Untersuchungen wurden von der Autorin zu diesem Zwecke durchgeführt.

Quantifizierung der neutralen lumbopelvischen Haltung

Die Haltung der Wirbelsäule kann außerordentlich verschieden sein, daher ist ihre klinische Einschätzung eine so komplexe Aufgabe. Natürlich ist es klinisch unmöglich, alle 24 Segmente der Wirbelsäule detailliert zu analysieren. Andererseits scheinen grobe Maße, wie etwa die Beckenneigung, zu wenig detailliert zu sein, um ein Licht auf die aktive Steuerung der Haltung zu werfen (Bullock-Saxton 1988). Das Problem wird verstärkt, wenn auch noch Parameter der Muskelaktivität in die klinische Evaluation der Haltungskontrolle miteinbezogen werden. Dann bedarf es einer Methode, die die quantitative Einschätzung der Haltung vereinfacht und gleichzeitig der Komplexität der Haltung der Wirbelsäule entspricht. Die genauen klinischen Beobachtungen von Klein-Vogelbach bei der Evaluation der Haltungskontrolle (Klein-Vogelbach 1991) bieten wertvolle Hinweise auf die Beziehung zwischen der Beschränkung der Beweglichkeit von Schlüsselsegmenten der Wirbelsäulenkrümmungen und der Aktivität haltungssteuernder Muskeln. Messungen an diesen Schlüsselsegmenten könnten zu einer optimaleren Quantifizierung der Haltung beitragen (Hamilton u. Richardson 1995a, 1998).

Nach Klein-Vogelbach (1990) ist das Niveau muskulärer Aktivität ein wesentliches Element in der Definition der neutralen Haltung (s. Kap. 1, Ökonomische Aktivität). Die Notwendigkeit, diese Komponente einzubeziehen, wird klinisch deutlich, wenn man bedenkt, auf welche verschiedene Weise Patienten im Sitzen die neutrale Ausrichtung erreichen und beibehalten (s. Kap. 4.5). Manche Patienten können die neutrale Haltung beim aufrechten Sitzen nur mit großer Mühe einnehmen und bewahren. Sie sitzen völlig starr, während andere bemerkenswert wenig Mühe haben. Wieder andere können die neutrale Haltung einnehmen, aber nur unter Schwierigkeiten beibehalten. Mißt man die posturale Ausrichtung nur bei solchen Patienten, kann man wichtige Unterschiede der Muskelfunktion bei neutraler Haltung nicht erkennen. So sind die widersprüchlichen Beschreibungen der Druckveränderungen innerhalb der Bandscheiben bei aufrechtem und entspanntem Sitzen (Liegestuhl) möglicherweise auf die Wirkung einer durch Muskelaktivität bedingten Kompression der Gelenke in neutraler Haltung zurückzuführen (Andersson et al. 1977; McGill u. Norman 1987; Wilke 1999).

Die Patienten werden möglichst genau in der neutralen lumbopelvischen Haltung nach Klein-Vogelbach positioniert (Klein-Vogelbach 1978, 1990; s. Abb. 4.7), wodurch versucht wird, der Komplexität der Wirbelsäulenkrümmungen und der Variabilität der Anordnung von Schwerpunkten verschiedener Körperabschnitte Rechnung zu tragen. In der Funktionellen Bewegungslehre verläuft die Ausgangspositionierung des Patienten für therapeutische Übungen zur Haltungskontrolle in 3 Schritten.

- Zuerst vergewissert sich der Therapeut der Standardausrichtung von Becken, Brustkorb und Kopf in der aufrechten Neutralstellung (s. Kap. 1, Körperlängsachse).
- Dann konzentriert er seine Aufmerksamkeit auf die Form der Wirbelsäulenkrümmungen, insbesondere an den Verbindungsstellen zwischen Brustkorb und Lendenwirbelsäule und zwischen Lendenwirbelsäule und Becken (Klein-Vogelbach 1991). Aus Gründen, die in Abschn. 7.2.7 (Aktivität paraspinaler Muskeln und aktive Steuerung der neutralen Haltung) dargelegt wurden, betont der Therapeut die Lordose in der unteren Lumbalregion und hemmt eine übermäßig lange Lordose, die sich bis zum Brustkorb erstreckt.
- Schließlich folgt die Feinabstimmung der Haltung zur Minimierung der Aktivität globaler Muskeln. Diese wird eingeschätzt durch die Beobachtung des Muskeltonus oder die Palpation der Härte der Muskeln. Die Feinkorrektur der Haltung wird erreicht durch verbale und taktile Hinweise zur Vergrößerung der Flexion oder Extension auf spezifischen Ebenen der Wirbelsäule und/oder durch geringfügig veränderte Gewichtübernahme.

Zusätzliche klinische Zeichen hinsichtlich der Genauigkeit der korrekt eingenommenen lumbopelvischen Neutralhaltung erhält der Therapeut, wenn der Patient wieder (oder weiterhin) normal atmet. Aus solchen klinischen Hinweisen entnimmt er eine Menge Informationen über die Aktivität der Rumpfmuskulatur während des Einnehmens der aufrechten Haltung (Hamilton u. Richardson 1998; s. Abschn. 7.2.7, Aktivität paraspinaler Muskeln und aktive Steuerung der neutralen Haltung).

Wenn die aufrechte Haltung, die der Patient eingenommen hat, als zufriedenstellend angesehen wird, wird die neutrale Haltung individuell definiert als die spezifische Beziehung zwischen Becken, Wirbelsäule und Kopf sowie als die spezifische Form der in der angegebenen Weise erreichten Wirbelsäulenkrümmungen (s. Abb. 7.8a). Dann wird dem Patienten Feedback gegeben, um die Beibehaltung der Neutralstellung während der Übung zu unterstützen. Man lehrt ihn 2 entscheidende taktile Feedbackanhaltspunkte zur Haltungskontrolle:
- den Abstand zwischen Brustbein und Nabel und
- den Abstand zwischen Nabel und Schambeinfuge (**Abb. 7.10 a,b**; s. Kap. 2.1.1).

Mit Daumen und einem Finger auf diesen Punkten entdeckt der Patient subtile Veränderungen der Haltung an der thorakolumbalen bzw. der lumbosakralen Verbindungsstelle. Eine Extension der Wirbelsäule entfernt die Finger voneinander, während eine Flexion sie einander

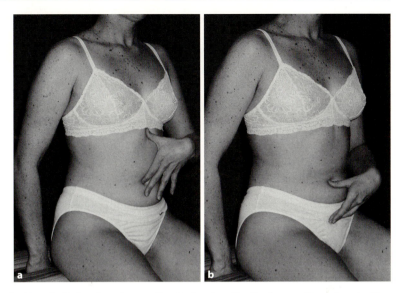

Abb. 7.10 a, b. Durch Palpation kann die Patientin die Beckenstellung kontrollieren. Palpation des Abstands Bauchnabel–Brustbein (**a**) und des Abstands Symphyse–Bauchnabel (**b**)

annähert (Klein-Vogelbach 1991). Angesichts der nachweislich schlechten kinästhetischen Wahrnehmung von Rückenschmerzpatienten (Parkhurst u. Burnett 1994) kann dieses spürbare Feedback ein wesentliches Element für den Erfolg einer Übungstherapie sein (s. Abschn. 7.2.7, Kinästhetische Wahrnehmung).

In den von Klein-Vogelbach empfohlenen therapeutischen Übungen (Klein-Vogelbach 1991) sind die thorakolumbale und die lumbosakrale Verbindungsstelle Schlüsselsegmente zur klinischen Evaluierung der aktiven Haltungskontrolle. Wie in Abschn. 7.2.7 (Aktivität paraspinaler Muskeln und aktive Steuerung der neutralen Haltung) begründet wurde, kann insbesondere die Steuerung dieser Segmente Einblick in die Funktion lokaler Muskeln geben. Ausgehend von der Beziehung zwischen der Funktion paraspinaler Muskeln, der Verteilung einer sagittalen Bewegung der Wirbelsäule und den klinischen Beobachtungen von Klein-Vogelbach (1990) wurden T5, T12, L4 und S2 als Schlüsselebenen zur Quantifizierung der Steuerung der neutralen Haltung vorgeschlagen (Hamilton u. Richardson 1995 a, b).

Evaluation der Steuerung der neutralen Haltung

Die klinische Einschätzung von lumbopelvischer Neutralhaltung und deren Steuerung gemäß dem (oben beschriebenen) Konzept der Funktionellen Bewegungslehre beruht viel mehr auf der klinischen Erfahrung und der Beobachtungsfähigkeit des Therapeuten als auf standardisierten Haltungsparametern. Eine solche Evaluation ist anfällig für subjektive Verzerrung und Irrtum. Sie gewinnt aber Gültigkeit, wenn gezeigt werden kann, daß ein erfahrener Therapeut konsistent und wiederholt Personen in die bezeichnete Neutralhaltung bringen kann und daß verschiedene erfahrene Therapeuten ein identisches klinisches Ergebnis erzielen. Solche Parameter werden als Intratester-Wiederholbarkeit von Versuchen bzw. als Intertester-Zuverlässigkeit bezeichnet und wurden von der Autorin in den im folgenden beschriebenen Studien untersucht.

Eine erste Studie untersuchte die Fähigkeit eines einzelnen erfahrenen Therapeuten, Personen mit und ohne Rückenschmerzen wiederholt gemäß den Methoden der Funktionellen Bewegungslehre in die aufrechte Ausgangshaltung zu bringen mithilfe eines Lots und eines an einem Greifzirkel befestigten Neigungsmessers (Inklinometers) zur Feststellung der Ausgangsneigung des Beckens und der aufrechten Ausrichtung des Rumpfs. Die Resultate (Standardfehler <2,89 Grad) zeigen eine adäquate Konsistenz innerhalb eines und zwischen mehreren Versuchen (Hamilton u. Richardson 1995a,b, 1998). Dieser Fehler ist geringer als jener, der für Versuche, die Lendenwirbelsäule in maximales physiologisches Bewegungsausmaß zu repositionieren, beschrieben wird (2,0–3,0 Grad; Taylor u. McCloskey 1990; Pearcy 1993), das Verfahren kann deshalb für klinische Evaluationszwecke als adäquat angesehen werden. Eine ähnliche Konsistenz wurde auch für wiederholte Messungen der Haltungsverlagerung bei Personen während des „Klötzchenspiels" gezeigt.

Während der Studie zur Intertester-Zuverlässigkeit wurde die Person ohne Hilfe von Lot und Inklinometer in die Ausgangstesthaltung gebracht aufgrund der Überlegung, daß dies die alltägliche klinische Praxis besser wiedergibt. Die vorläufige Auswertung dieser Untersuchung zeigte, daß 7 erfahrene Physiotherapeuten (vom Niveau eines Instruktors der Funktionellen Bewegungslehre) eine symptomfreie Person konsistent wieder in die bezeichnete lumbopelvische Neutralstellung repositionieren konnten mit einem Fehler von weniger als 3 Grad. Eine derartige Konsistenz zeigt eine für die klinische Untersuchung adäquate Intertherapeuten-Übereinstimmung (Taylor u. McCloskey 1990).

Bei aufrechter Ausrichtung und Haltung von Kopf und Hals ergibt sich aber in derselben Studie eine größere Diskrepanz zwischen den Therapeuten. Für diese mangelnde Übereinstimmung sind 2 mögliche Erklärungen wahrscheinlich. Erstens wurden die Resultate vielleicht durch den Ausschluß des Lots als eines einfachen Hilfsmittels zur Ausrichtung beeinträchtigt. Zweitens galt in dieser Studie die primäre Aufmerksamkeit der teilnehmenden Therapeuten dem konsistenten Positionieren in neutraler lumbopelvischer und thorakaler Haltung und nicht der zervikothorakalen Stellung. Dies mag ein weiterer Grund für die relativ geringe Intertester-Zuverlässigkeit in diesem Bereich sein.

Zukünftig bedarf es auch Zuverlässigkeits- und Wiederholbarkeitsstudien, die die Übereinstimmung von Aktivitätsniveaus der Rumpfmuskeln untersuchen, wenn eine Person in lumbopelvische Neutralstellung repositioniert wird. Aber die in den erwähnten Studien gezeigte gute Übereinstimmung zwischen mehreren Versuchen und zwischen mehreren Untersuchern beim Repositionieren in die Neutralhaltung und bei der Haltungskontrolle während einer Übung ist für die Entwicklung von Übungen der Funktionellen Bewegungslehre als sinnvoller klinischer Werkzeuge entscheidend. Nachdem die Konsistenz der Messungen festgestellt war, folgte die Evaluierung der klinischen Annahmen zum Einsatz von Übungen der Funktionellen Bewegungslehre bei der Behandlung von Rückenschmerzen.

Eine Folgestudie verglich die Fähigkeit einer Gruppe von Personen ohne Rückenschmerzen und einer Gruppe von Personen mit chronischen Rückenschmerzen, die lumbopelvische Neutralstellung während des „Klötzchenspiels" beizubehalten. Beide Gruppen stimmten bezüglich Alter, Gewicht, Aktivitätsniveaus und Flexibilität von Hüften und Wirbelsäule überein. Die Personen wurden in die neutrale Ausgangsposition gebracht und dann gebeten, sich in den Hüften langsam nach vorn zu beugen und dabei ihre Haltung so gut wie möglich beizubehalten. Die Winkelverschiebungen der Wirbelsäulenkrümmungen wurden bei einer Vorwärtsneigung des Rumpfes von 5, 10 und 15 Grad gemessen.

Die Ergebnisse bestätigten die Hypothese, daß sich die Fähigkeit von Personen mit Rückenschmerzen zur Kontrolle der lumbopelvischen Neutralhaltung während des „Klötzchenspiels" von jener der Vergleichspersonen unterscheidet ($p < 0,01$). Duncans Post-hoc-Vergleich legt offen, daß dieser Unterschied sich am deutlichsten zwischen den Ebenen T12 und S2 messen läßt. Zwischen diesen Ebenen war die Verschiebung der lumbopelvischen Haltung bei Personen mit Rückenschmerzen fast zweimal so groß wie bei Personen ohne Rükkenschmerzen (Hamilton u. Richardson 1998). Dieser Unterschied zeigte sich bei jedem Ausmaß der Vorwärtsneigung des Rumpfes.

Demzufolge verloren die Personen mit Rückenschmerzen übereinstimmend früher und deutlicher die posturale Kontrolle als die Vergleichspersonen. Eine weitergehende Analyse der Richtung spinaler Verlagerung deckte die stärkere Tendenz der Personen mit Rückenschmerzen auf, die lumbosakrale Wirbelsäule während der Vorwärtsneigung des Rumpfes zu flektieren. Es bleibt offen, ob dies die Folge einer schlechten Kontrolle der Lordose durch den M. multifidus war (Macintosh et al. 1986; McGill 1991; Aspden 1992; Hamilton u. Richardson 1998) und/oder einer schlechten kinästhetischen Wahrnehmung der Wirbelsäule (Parkhurst u. Burnett 1994) oder eines unterschiedlichen lumbopelvischen Rhythmus (McClur et al. 1997; s. Abschn. 7.2.7, Kinästhetische Wahrnehmung). Wie auch immer die Erklärung für diese mangelnde Haltungskontrolle bei Rückenschmerzpatienten aussieht, rechtfertigen die festgestellten Unterschiede doch auf alle Fälle den Einsatz solcher Übungen zur Rehabilitation von Rückenschmerzen („Therapeutische Übungen zur Funktionellen Bewegungslehre" S. Klein-Vogelbach 1992, und „Ballübungen zur Funktionellen Bewegungslehre" S. Klein-Vogelbach 1990).

Um die Beziehung zwischen schlechter Haltungskontrolle und einer Dysfunktion von Rumpfmuskeln zu untersuchen, sind weitere Studien unter Zuhilfenahme von EMG notwendig. In der oben dargestellten komparativen Studie wurde aber deutlich, daß bei der Übung des „Klötzchenspiels" viel zu viele Variablen unkontrolliert blieben, was eine angemessene Interpretation der Resultate erschwerte. Zu diesen Variablen gehört der mögliche Einfluß verschiedener lumbopelvischer Rhythmen und die Vielfalt der kompensierenden Strategien, derer sich Personen mit Rückenschmerzen bedienen. Im allgemeinen setzten sie beim Versuch, die Übung korrekt durchzuführen, eine Kombination von 2 üblichen Fehlstrategien ein. Manche gingen während der wachsenden Vorbeugung des Rumpfes beinahe sofort in eine lumbosakrale Flexion. Sie schienen sich auf die passiven Strukturen ihrer Lendenwirbelsäule verlassen zu müssen, um beim Vorbeugen die nötige Unterstützung zu erzielen. Andere behielten beim Vorbeugen die Krümmung an der lumbosakralen Verbindungsstelle bei, indem sie sich versteiften. Sie setzten bei der Übung schon früh eine deutliche Kokontraktion globaler Muskeln und ein Anhalten des Atems als Strategien ein. Weitere Studien sollten solche Variablen so weit wie möglich unter Kontrolle halten. So wurden 2 Modifikationen der Studie vorgenommen:
- Die Komponente des lumbopelvischen Rhythmus wurde eliminiert, indem eine andere Übung ausgewählt wurde, bei der die Rumpfbe-

wegung in den Hüften keine Rolle mehr spielt. Dieses Kriterium wird von „Kurz und bündig" erfüllt.
- Der Taktik, die neutrale Haltung aufzugeben und die Wirbelsäule an der lumbosakralen Verbindungsstelle zu flektieren, wurde Einhalt geboten, indem während der Übung laufend Biofeedback gegeben wurde. Man hoffte, auf diese Weise Unterschiede der Strategien zur Kontrolle der lumbopelvischen Neutralstellung zwischen symptomfreien Personen und solchen mit Rückenschmerzen deutlicher zu machen.

Eine EMG-Pilotstudie verglich Personen mit chronischen Rückenschmerzen und schmerzfreie Personen während einer modifizierten „Kurz-und-bündig"-Übung. Der Beginn der gesteigerten Aktivität der oberflächlichen Rumpfmuskeln, beispielsweise des M. obliquus externis und des M. erector spinae, und der Beginn des Atemanhaltens wurden registriert. Alle Versuchspersonen wurden in die eben beschriebene lumbopelvische Neutralhaltung im Sitzen gebracht, und man gab ihnen laufend genaues Biofeedback zur Haltungskontrolle. Dann wurden sie gebeten, die Übung „Kurz und bündig" auszuführen, anfangs langsam zwischen Flexion und Extension des Ellbogens abzuwechseln, dann mit wachsender Geschwindigkeit und schließlich so schnell wie möglich, und dies über einen Zeitraum von 60 s. Gleichzeitig sollten sie ihre lumbopelvische Neutralhaltung so gut wie möglich beibehalten, wobei sie durch posturales Biofeedback unterstützt wurden.

Die vorläufigen Resultate zeigen, daß gesteigerte Aktivität oberflächlicher Rumpfmuskeln mit einem Anhalten des Atems einhergeht. Dieses Verhalten fand bei Personen mit Rückenschmerzen bei viel niedrigeren Geschwindigkeiten der Armbewegung statt als bei den Vergleichspersonen. Aus aktuellen Studien erwartet man sich eine Bestätigung dieser vorläufigen Resultate, was weitere Fein-Draht-EMG-Studien zur Untersuchung der Funktion lokaler Muskeln bei den verschiedenen Strategien der Aktivierung von Rumpfmuskeln rechtfertigt. Die Resultate liegen auch auf einer Linie mit anderen Untersuchungen, aus denen hervorgeht, daß Personen mit Symptomen andere muskuläre Strategien für eine gegebene Aufgabe einsetzen als symptomfreie Vergleichspersonen (Hodges u. Richardson 1996e; Graven-Nielsen et al. 1997; Masset et al. 1998).

Die Ergebnisse der vorgestellten Studien sind nur vorläufige Befunde, und die Beziehung zwischen aktiver Kontrolle der lumbopelvischen Neutralhaltung und der Funktion lokaler Muskeln ist immer noch spekulativ. Die mangelnde aktive Haltungskontrolle bei Rückenschmerzen ist jedoch ein erster Hinweis zur Erklärung dieser Fragen. Unabhängig von der Erklärung spricht aber das Defizit bei der Haltungskontrolle für die Angemessenheit entsprechender Übungen bei Rehabilitationsprogrammen chronischer Rückenschmerzen. Auch scheinen in Funktioneller Bewegungslehre erfahrene Physiotherapeuten die Patienten so konsistent in die lumbopelvische Neutralhaltung positionieren zu können, daß es den weiteren klinischen Einsatz solcher Übungen rechtfertigt. Weitere Untersuchungen können möglicherweise genauer aufzeigen, welche Faktoren der Übungen zur Neutralhaltung für ihren Erfolg ausschlaggebend sind. Solches Wissen wiederum wird zur Entwicklung und Verbesserung wirksamer Methoden der Rehabilitation bei Rückenschmerz beitragen. Dies ist nötig, wenn die der Gesellschaft entstehenden wachsenden Kosten durch Rückenschmerzen eingedämmt werden sollen.

7.3
Schlußfolgerung

Die Existenz so vieler und so verschiedener therapeutischer Ansätze zur aktiven Stabilisierung der Lendenwirbelsäule spiegelt das enorme Ausmaß des Problems chronischer Rückenschmerzen wider. Der Therapeut sollte sich klar sein, welche der beiden Komponenten der Stabilisierung eine therapeutische Übung anstrebt: die Aufrechterhaltung des Gleichgewichts oder den Schutz der Gelenke. Die Funktion der Muskeln bei diesen beiden Aufgaben ist ausgesprochen unterschiedlich. Muskelkraft spielt bei der Aufrechterhaltung des Gleichgewichts eine entscheidende Rolle, aber für segmentale Stabilisierung ist sie weniger relevant. Die spezifische Rolle der lokalen Muskeln bei der segmentalen Stabilisierung beginnt langsam deutlich zu werden. Entsprechend entstehen auch wirksame Übungskonzepte zur Genesung von einer Dysfunktion spezifischer lokaler Muskeln im Falle von Rückenschmerzen. Die gegenwärtig dokumentierten klinischen Methoden zum Behandeln und Testen dieser tiefliegenden Muskeln sind jedoch komplex, erfordern ein großes therapeutisches Geschick und sind noch nicht auf einen großen Kreis von Rückenschmerzpatienten anwendbar. Ergänzende Möglichkeiten müssen entwickelt werden, und zur Lösung dieser Aufgabe bieten die sachkompetenten Beobachtungen und präzisen Übungen der Funktionellen Bewegungslehre ein mögliches Mittel.

Das vorliegende Kapitel ist ein gutes Beispiel der in beide Richtungen verlaufenden Beziehung zwischen wissenschaftlichen Kenntnissen und klinischem Sachverstand. Klinischer Instinkt führt Wissenschaftler zur Entwicklung sinnvoller Forschungsfragen und zur geeigneten praktischen Anwendung wissenschaftlicher Kenntnisse. Andererseits zwingt die strenge Struktur wissenschaftlicher Methodik Therapeuten dazu, ihre klinischen Annahmen zu rechtfertigen. Dieser Vorgang verfeinert die Wirksamkeit therapeutischer Techniken. Keiner der beiden Partner sollte geringgeschätzt werden. Es braucht beide, wenn schnell eine dauerhafte, kosteneffiziente Behandlung chronischer Rückenschmerzen entwickelt werden soll.

7.4 Literatur

Andersson GBJ (1981) Epidemiologic aspects on low-back pain in industry. Spine 6(1):53–57

Andersson GBJ, Winters JM (1990) Role of muscle in postural tasks: Spinal loading and postural stability. Multiple Muscle Systems: Biomechanics and Movement Organisation. Winters and Woo. Springer, Berlin Heidelberg New York Tokyo, pp 377–395

Andersson GBJ et al. (1977) Intradiskal pressure, intra abdominal pressure and electromyographic muscle activity related to posture and loading. Clinical Orthopaedic Related Research 129:156–164

Antonsson EK, Mann RW (1985) The frequency and content of gait. Journal of Biomechanics 18:39–49

Aspden RM (1992) Review of the functional anatomy of the spinal ligaments and the lumbar erector spinae muscles. Clinical Anatomy 5:372–387

Baratta R et al. (1988) Muscle activation. The role of antagonist musculature in the maintaining of knee stability. American Journal of Sports Medicine 16(2):113–122

Basmajian JV (1977) Motor learning control: A working hypothesis. Archives of Physical Medicine and Rehabilitation 58:38–41

Basmajian JV (1978) Muscles Alive. Williams and Wilkins, Baltimore

Beimborn DS, Morissey MC (1988) A review of the literature related to trunk muscle performance. Spine 13(6):655–660

Bergmark A (1989) Stability of the lumbar spine. Acta Orthopedia Scandavica 60 (suppl 230):1–54

Biedermann H et al. (1991) Power spectrum analysis of electromyographic activity: Discriminators in differential assessment of patients with chronic low back pain. Spine 16:1779–1784

Bogduk N (1980) A reappraisal of the anatomy of the human erector spinae. Journal of Anatomy 131:525–540

Bogduk N (1997) Clinical anatomy of the lumbar spine. Churchill Livingstone, London

Bouisset S, Zattara M (1981) A sequence of postural adjustments precedes voluntary movement. Neuroscience Letters 22:263–270

Brown JE, Frank JS (1987) Influence of event anticipation on postural actions accompanying voluntary movement. Exp Brain Res 67(3):645–650

Braun W, Fischer O (1985) On the Centre of Gravity of the Human Body. Springer, Berlin Heidelberg New York Tokyo

Bruegger A (1988) Die Erkrankung des Bewegungsapparats und seines Nervensystems. Fischer, Stuttgart

Brumagne S et al. (1998) Effect of multifidus muscle vibration on position sense of the lumbosacral spine in men and women without low back pain. Third interdisciplinary World Congress on Low Back and Pelvic Pain, Vienna

Bullock-Saxton J (1988) Normal and abnormal postures and their relationship to low back pain. Physiotherapy Practice 4(2):94–104

Cassisi J et al. (1993) Trunk strength and lumbar paraspinal muscle activity during isometric exercise in chronic low-back pain patients and controls. Spine 18(2):245–251

Cholewicki J, McGill SM (1996) Mechanical stability of the in vivo lumbar spine: implications for injury and chronic low back pain. Clinical Biomechanics 11(1):1–15

Clarkson HM, Gilewich GB (1989) Musculoskeletal assessment: Joint range of movement and manual muscle strength. Williams & Wilkins, Baltimore London Sydney

Cresswell A (1993) Responses of intra-abdominal pressure and abdominal muscle activity during dynamic trunk loading in man. European Journal of Applied Physiology 66:315–332

Cresswell AG et al. (1992) Observations on intra abdominal pressure and patterns of abdominal muscular activity in man. Acta Physiologica Scandinavica 144:409–418

Cresswell AG et al. (1994) The influence of sudden perturbations on trunk muscle activity and intra abdominal pressure while standing. Experimental Brain Research 98:336–341

Crisco J, Panjabi M (1991) The intersegmental and multisegmental muscles of the lumbar spine: A biomechanical model comparing lateral stabilising potential. Spine 16:793–799

Damiano D (1993) Reviewing muscle cocontraction: Is it a developmental, pathological or motor control issue? Physical and Occupational Therapy in Pediatrics 12:3–20

deVries HA (1968) EMG fatigue curves in postural muscles: Possible etiology for idiopathic low back pain. American Journal of Physical Medicine 17(4):175–181

Dieen JH et al. (1993) An investigation into the relevance of the pattern of the temporal activation with respect to the erector spinae muscle endurance. European Journal of Applied Physiology and Occupational Physiology 66:70–75

Donisch EW, Basmajian JV (1972) Electromyography of the deep back muscles in man. American Journal of Anatomy 133:25–36

Duchateau J et al. (1987) Electro-mechanical failures and lactate production during fatigue. European Journal of Applied Physiology 56:287–291

During J et al. (1985) Towards standards for posture. Postural characteristics of the lower back system in normal and pathological conditions. Spine 10:83–87

Edmonston SJ et al. (1998) Effect of postion on the posterioranterior stiffness of the lumbar spine. Manual Therapy 3(1):21–26

Farfan H (1973) Degenerative disease of the low back. Lea and Febiger, Philadelphia

Flicker P et al. (1993) Lumbar muscle usage in chronic low back pain. Spine 18:582–586

Gardner Morse M et al. (1995) Role of muscles in lumbar spine stability in maximum extension efforts. Journal of Orthopaedic Research 13:802–808

Getschell N, Roberton MA (1989) Whole body stiffness as a function of developmental level in children's hopping. Developmental Psychology 25:920–928

Gill KP, Callaghan MJ (1998) The measurement of the lumbar proprioception in individuals with and without low back pain. Spine 3:371–377

Gollhoffer A, Kryolainen H (1991) Neuromuscular control of the human knee extensors in jump exercises and various stretch load conditions. International Journal of Sports Medicine 12(11):1531–1541

Grasso R et al. (1998) Motor patterns for human gait: backward versus forward locomotion. Journal of Neurophysiology 80(4):1868–1885

Graven-Nielsen T et al. (1997) Effects of experimental muscle pain on muscle activity and co-ordination during static and dynamic motor function. Electroencephalogr Clin Neurophysiol 105(2):156–164

Hamilton CF (1997) Segmentale Stabilisation der LWS. Krankengymnastik 4:614–622

Hamilton CF, Richardson CA (1995a) Towards the development of a clinical test of local muscle dysfunction in the lumbar spine. Ninth Biennial Conference of the Manipulative Physiotherapists Association of Australia, Gold Coast, Queensland, Australia, Manipulative Therapists Association of Australia

Hamilton CF, Richardson CA (1995b) Towards the development of a test for local muscle function. Department of Physiotherapy, University of Queensland, Brisbane

Hamilton CF, Richardson CA (1996) Towards the development of a clinical test of local muscle dysfunction in the lumbar spine. The National Congress of the Australian Physiotherapy Association, Australian Physiotherapy Association, Brisbane

Hamilton CF, Richardson CA (1997) Neue Perspektiven zu Wirbelsäuleninstabilitäten und lumbalen Kreuzschmerz: Funktion und Dysfunktion der tiefen Rückenmuskeln. Manuelle Therapie 1(1):17–24

Hamilton CF, Richardson CA (1998) Active control of the neutral lumbopelvic posture: Comparison between back pain and non back pain subjects. 3rd Interdisciplinary World Congress on Low Back and Pelvic Pain, Vienna, Austria

Hansson T et al. (1984) The lumbar lordosis in acute and chronic low back pain. Spine 10:153–155

Heino JG et al. (1990) Relationship between hip extension range of motion and postural alignment. Journal of Orthopaedic and Sports Physical Therapy 12(6):243–247

Herzog W et al. (1989) Reliability of motion palpation procedures to detect sacroiliac dysfunction. Journal of Manipulative Physiol Therapy 12:86–90

Hides JA, Richardson CA (1996) Multifidus rehabilitation decreases recurrence rates of symptoms following first episode low back pain. The National Congress of the Australian Physiotherapy Association, Australian Physiotherapy Association, Brisbane

Hides JA et al. (1994) Evidence of lumbar spine multifidus muscle wasting ipsilateral to symptoms in patients with low back pain. Spine 19(2):165–172

Hides JA et al. (1995) Ultrasound imaging in rehabilitation. Australian Journal of Physiotherapy 41:187–193

Hides JA et al. (1996) Multifidus muscle recovery is not automatic after resolution of acute first-episode low back pain. Spine 21(23):2763-2769

Hides JA et al. (1997) Lokale Gelenkstabilisation: Spezifische Befunderhebung und Übungen bei lumbalem Rückenschmerz. Manuelle Therapie 3:8-15

Hildebrandt JM et al. (1997) Prediction of success from a multidiscipinary treatment program for chronic low back pain. Spine 22(9):990-1001

Hodges PW, Richardson CA (1995) Dysfunction in transversus abdominus associated with chronic low back pain. Manipulative Therapists Association of Australia Biennial Conference, Manipulative Therapists Association of Australia, Gold Coast, Australia

Hodges PW, Richardson CA (1996) Inefficient muscular stabilization of the lumbar spine associated with low back pain. Spine 21(22):2640-2650

Hodges PW, Richardson CA (1997a) Feedforward contraction of transversus abdominis in not influenced by the direction of arm movement. Experimental Brain Research 114:362-370

Hodges PW, Richardson CA (1997b) Dysfunction of feedforward postural contraction of the abdominal muscles in low back pain with upper limb movement at different speeds. Clinical Biomechanics submitted

Hodges PW et al. (1997a) Contractions of specific abdominal muscles in postural tasks are affected by respiratory manoeuvres. Journal of Applied Physiology 83:753-760

Hodges PW et al. (1997b) Contraction of the human diaphragm during postural adjustments. Journal of Physiology 505:239-248

Hoffer J, Andreassen S (1981) Regulation of soleus muscle stiffness in premamillary cats. Journal of Neurophysiology 45(2):267-285

Hogan N (1990) Mechanical impedance of the single- and multi-articular systems. In: JM Winters, SLW Woo (Hrsg) Multiple Muscle Systems: Biomechanics and Movement Organization. Springer, Berlin Heidelberg New York Tokyo, pp 149-164

Johansson H, Sojka P (1991) Pathophysiological mechanisms involved in the genesis and spread of muscular tension in occupational muscle pain and chronic musculoskeletal pain syndromes: a hypothesis. Medical Hypotheses 35:196-203

Jorgensson A (1993) The iliopsoas muscle and the lumbar spine. Australian Journal of Physiotherapy 39(2):125-32

Jorgensen K (1993) Muscle fibre distribution, capillary density and enzymatic activities in the lumbar paravertebral muscles of young men. Significance for isometric endurance. Spine 18:1439-1450

Jull GA et al. (1995) Towards the validation of a clinical test for the deep abdominal muscles in back pain patients. Ninth Biennial Conference of the Manipulative Physiotherapists Association of Australia, Manipulative Therapists Association of Australia, Gold Coast, Queensland, Australia

Jull GA et al. (1998) New concepts for the control of pain in the lumbopelvic region. Third Interdisciplinary World Congress on Low Back and Pelvic Pain, Vienna

Kannus P et al. (1992a) The effects of training immobilization and remobilization on musculoskeletal tissue: 1. Training and immobilisation. Scandinavian Journal of Medical Science and Sports 2:100-118

Kannus P et al. (1992b) The effects of training immobilization and remobilization on musculoskeletal tissue: 2. Remobilisation and prevention of immobilisation atrophy. Scandinavian Journal of Medical Science and Sports 2:164-118

Kendall F et al. (1993) Muscle testing and function. Williams and Wilkins, Baltimore London

Kirkaldy-Willis WH (1988) Managing low back pain. Churchill Livingstone, New York

Klein-Vogelbach S (1986) Therapeutische Übungen zur funktionellen Bewegungslehre. Springer, Berlin Heidelberg New York Tokyo

Klein-Vogelbach S (1990) Funktionelle Bewegungslehre. Springer, Berlin Heidelberg New York Tokyo

Klein-Vogelbach S (1991) Therapeutic Exercises in Functional Kinetics. Springer, Berlin Heidelberg New York Tokyo

Klein-Vogelbach S (1995) Reaktive Atmung. In: Klein-Vogelbach S, Gangschulung zur Funktionellen Bewegungslehre. Springer, Berlin Heidelberg New York Tokyo, S 81–87

Klein-Vogelbach S (1996) Role of reactive breathing in posture. Personal communication, Basel-Bottingen

Laasonen EM (1984) Atrophy of the sacrospinal muscle groups in chronic diffusely radiating lumbar back patients. Neuroradiology 26:9–13

Lacote M et al. (1987) Clinical Evaluation of Muscle Function. Churchill Livingstone, Edinburgh

Lavendar S et al. (1993) The development of response strategies in the preparation for sudden loading to the torso. Spine 18(14):2097–2105

Macintosh JE et al. (1986) The morphology of the human lumbar multifidus. Clinical Biomechanics 1:196–204

Macintosh JE et al. (1993) The effects of flexion on the geometry and actions of the lumbar spine erector spinae. Spine 18(7):884–893

Mandell P et al. (1993) Isokinetic trunk strength and lifting strength measures: Differences and similarities between low-back-injured and noninjured workers. Spine 18(16):2491–2501

Marks R (1996) Peripheral mechanisms underlying the signalling of joint position. New Zealand Journal of Physiotherapy 25:7–13

Masset DF et al. (1998) Relationship between function characteristics of the trunk and the occurrence of low back pain. Spine 23(3):359–365

Mattila M et al. (1986) The multifidus muscle in patients with disc herniation: A histochemical and morphometric analysis. Spine 11(7):732–738

McClure PW et al. (1997) Kinematic analysis of lumbar and hip motion while rising from a forward, flexed position in patients with and without a history of low back pain. Spine 22(5):552–558

McGill S (1991) Kinetic potential of the lumbar trunk musculature about three orthogonal orthopedic axes in extreme postures. Spine 16(7):809–815

McGill S (1992) The influence of lordosis on axial trunk torque and trunk muscle myoelectric activity. Spine 17(10):1187–1193

McGill S, Norman RW (1986) The partitioning of the L4/5 dynamic moment into disc, ligamentous and muscular components during lifting. Spine 11:666–678

McGill S, Norman RW (1987) Reassessment of the role of intraabdominal pressure in spinal compression. Ergonomics 30:1565–1588

McGill S, Sharratt M (1990) Relationship between intraabdominal pressure and trunk EMG. Clinical Biomechanics 5:59–67

McGill S et al. (1994) Passive stiffness of the lumbar torso in flexion, extension, lateral bending, and axial rotation: Effect of belt wearing and breath holding. Spine 19(6):697–704

Mooney V (1992) On the therapeutic dose of exercise. Topics in Rehabilitation – Orthopaedics 15(5):653–656
Morris J et al. (1962) An electromyographic study of the intrinsic muscles of the back. Journal of Anatomy 96:509–520
Ng JKF, Richardson CA (1994) EMG study of erector spinae and multifidus in two isometric back extension exercises. Australian Journal of Physiotherapy 40:115–121
Ng JKF, Richardson CA (1996) Reliability of electromyographic power spectral analysis of back muscle endurance in healthy subjects. Archives of Physical Medicine and Rehabilitation 77:259–263
Ng JFK et al. (1995) Electromyographic analysis of back muscle endurance during trunk holding test. 9th Biennial Conference of the Manipulative Physiotherapists Association of Australia, Gold Coast, Australia
Nichols TR, Houk JC (1976) Improvement in linearity and regulation of stiffness that results from actions of the stretch reflex. Journal of Neurophysiology 39:119–142
Oddson L, Thorstensson A (1990) Task specificity in the control of intrinsic muscles in man. Acta Physiologica Scandavica 139:123–131
Oostendorp R et al. (1998) Efficacy of propriosensory exercise therapy (PET) versus extension exercise therapy (EET) in patients with chronic low back pain. Third Interdisciplinary World Congress on Low Back and Pelvic Pain, Vienna
O'Sullivan PB et al. (1997) Evaluation of specific stabilisation exercises in the treatment of chronic low back pain with radiological diagnosis of spondylolysis or spondylolithesis. Spine 22:2959–2967
Panjabi M (1992a) The stabilizing system of the spine. Part I. Function, dysfunction, adaptation and enhancement. Journal of Spinal Disorders 5(4):383–389
Panjabi M (1992b) The stabilising system of the spine. Part II. Neutral zone and stability hypothesis. Journal of Spinal Disorders 5(4):390–397
Panjabi M (1993) Dysfunction of the Spinal Stability and its Restabilization. In: Holtzmann R, McCormick P, Farcy JP (Hrsg) Contemporary Perspectives and Neurosurgery on Spinal Instability. Springer, Berlin Heidelberg New York Tokyo, pp 39–50
Panjabi M et al. (1989) Spinal stability and intersegmental muscle forces: A biomechanical model. Spine 14(2):194–199
Parkhurst TM, Burnett CN (1994) Injury and proprioception in the lower back. Journal of Orthopaedic and Sports Physical Therapy 19(5):282–295
Pauly JE (1966) An EMG analysis of certain movements and exercises: Some deep muscles of the back. Anatomical Record 155:223–234
Pearcy MJ (1985) Stereo-radiography of lumbar spine motion. Acta Orthopaedia Scandavica Supplementary 212:1–41
Pearcy MJ (1993) Twisting mobility of the human back in flexed postures. Spine 18(1):114–119
Pearcy MJ, Bogduk N (1988) Instantaneous axes of rotation of the lumbar intervertebral joints. Spine 13(9):582–587
Peck D et al. (1984) A comparison of spindle concentrations in large and small muscles acting in parallel combinations. Journal of Morphology 180:243–252
Pedotti A, Crenna P (1990) Individual strategies of muscle recruitment in complex natural movement. In: Winter JM, Woo SLY (Hrsg) Multiple Muscle Systems: Biomechanics and Movement Organisation. Springer, Berlin Heidelberg New York Tokyo, pp 542–549

7.4 Literatur

Pool-Goudzwaard AL et al. (1998) Insufficient lumbopelvic stability: a clinical, anatomical and biomechanical approach to a specific low back pain. Manual Therapy 3(1):12-20

Pope MH et al. (1986) Electromyographical studies of the lumbar trunk musculature during the development of axial torques. Journal of Orthopedic Research 4:288-297

Potter NA, Rothstein JM (1985) Intertester reliability for selected clinical tests of the sacroiliac joint. Physical Therapy 65:1671-1675

Rantanen J et al. (1993) The lumbar multifidus five years after surgery for a lumbar disc herniation. Spine 18(5):568-574

Richardson CA, Bullock MI (1986) Changes in muscle activity during fast, alternating flexion-extension exercises of the knee. Scandinavian Journal of Rehabilitative Medicine 18:51-58

Richardson CA, Jull GA (1995) Muscle control-pain control. What exercise would you prescribe? Manual Therapy 1:2-10

Richardson CA et al. (1998) Non-invasive assessments of deep muscle dysfunction associated with low back pain. Third Interdisciplinary World Congress on Low Back and Pelvic Pain, Vienna

Richardson CA et al. (1999) Therapeutic exercise for spinal segmental stabilization in low back pain: Scientific basis and clinical approach. Churchill Livingstone, London

Robison R (1992) The new back school prescription: Stabilisation training. Occupational Medicine: State of the art reviews 7:17-31

Roy S et al. (1989) Lumbar muscle fatigue and chronic low back pain. Spine 14:992-1001

Saal JA, Saal JS (1989) Nonoperative treatment of herniated lumbar disc with radiculopathy: An outcome study. Spine 14:431-437

Sahrmann S (1990) Diagnosis and treatment of muscle imbalances associated with regional pain syndromes. School of Medicine, University of Washington, Washington

Sapsford R et al. (1997a) Activation of the abdominal muscles is a normal response to contraction of the pelvic floor muscles. International Continence Society Conference, Japan

Sapsford R et al. (1997b) Activation of pubococcygeus during a variety of isometric abdominal exercises. International Continence Society Conference, Japan

Schenau GJ v I et al. (1990) The unique action of bi-articular muscles in leg extensions. In: Winters JM, Woo SLY (Hrsg) Multiple Muscle Systems: Biomechanics and Movement Organisation. Springer, Berlin Heidelberg New York Tokyo, pp 639-652

Schiebler HT, Schmidt W, Zilles K (Hrsg) (1995) Anatomie, 6. Aufl. Springer, Berlin Heidelberg New York

Shadmehr R (1993) Control through equilibrium position and stiffness through postural modules. Journal of Motor Behaviour 25(3):228-241

Sirca A, Kostevc V (1985) The fibre type composition of the thoracic and lumbar paravertebral muscles in man. Journal of Anatomy 141:131-137

Taylor JI, McCloskey DI (1990) Proprioceptive sensation in rotation of the trunk. Experimental Brain Research 81:413-416

Troop H et al. (1984) Stabilometry in functional instability of the ankle its evaluation in predicting injury. Medical Science Sports and Exercise 16:64-66

Troup JDG et al. (1983) A comparison of intraabdominal pressure increases, hip torque and lumbar vertebral compression in different lifting techniques. Human Factors 25:517–525

Troup JDG et al. (1981) Back pain in industry. Spine 6(1):61–69

Troya AD (1983) Transversus abdominis muscle function in humans. Journal of Applied Physiology 68:1010–1016

Twomey LT, Taylor JR (1979) Australian Journal of Physiotherapy 25:201–204

Valencia FP, Munro RR (1985) An electromyographic study of lumbar multifidus in man. Electromyography and Clinical Neurophysiology 25:205–221

Vink P et al. (1987) A functional subdivision of the lumbar extensor musculature: Recruitment patterns and force-RA-EMG relationships under isometric conditions. Electromyography and Clinical Neurophysiology 27:517–525

Vlaeyen WS et al. (1998) Behavioural analysis, fear of movement (re)injury and behavioural rehabilitation in chronic low back pain. Third Interdisciplinary World Congress on Low Back and Pelvic Pain, Vienna

Walker ML et al. (1987) Relationship between lumbar lordosis, pelvic tilt, and abdominal muscle performance. Physical Therapy 67(4):512–516

White AA, Panjabi MM (1990) Clinical Biomechanics of the Spine. JB Lippincott, Philadelphia

Wilke HJ, Neef P, Caimi M, Hoogland T, Claes LE (1999) New in vivo measurements of pressures in the intervertebral disc in daily life. Spine 24(8):755–762

Wilke HJ et al. (1995) Stability increase of the lumbar spine with different muscle groups: A biomechanical in vitro study. Spine 20(2):192–198

Wolf SL et al. (1989) The relationship of extraneous movements to the lumbar spine paraspinal muscles: Implications for EMG biofeedback training applications to low back pain patients. Journal of Biofeedback and Self-regulation 14(1):63–74

Danksagungen

Ich bin vielen Personen für ihre Hilfe und Unterstützung bei der Entwicklung dieser Forschung und beim Schreiben dieses Kapitels sehr dankbar. Die folgende kurze Namensliste drückt dies leider nur sehr unvollständig aus, und viele verdienen meine Dankbarkeit, die hier nicht aufgeführt sind. Für ihre Hilfe und Ermutigung seien aber folgende an dieser Stelle erwähnt: Associate Professor Carolyn Richardson, Associate Professor Gwen Jull, Dr. Paul Hodges, Dr. Julie Hides, Joseph Ng, Gerold Mohr, Udo Wolf, Irene Spirgi-Gantert, meine sehr liebe Familie und nicht zuletzt die verstorbene Susanne Klein-Vogelbach selbst.

Diese Arbeit wurde von der Susanne-und-Georg-Klein-Vogelbach-Stiftung und der Johannesbad-Klinik, Bad Füssing, unterstützt. Mit Dank C. H.

8 Fragen und Antworten

8.1
Zu Kapitel 1

1. *Beschreiben Sie die Richtungen der Distanzpunkte bei Bewegungen in der Frontalebene, der Transversalebene und der Sagittalebene.*

- Frontalebene: lateral, medial, kranial, kaudal.
- Transversalebene: ventral, dorsal, lateral, medial.
- Sagittalebene: ventral, dorsal, kranial, kaudal.

2. *Beschreiben Sie mit Hilfe von Distanzpunkten die Bewegungen des Schultergürtels auf dem Brustkorb.*

Ebene	Name der Bewegung	Distanzpunkt	Richtung
Frontal	Elevation	Akromion	medial/kranial
	Depression		lateral/kaudal
Transversal	Schulterblattabduktion	Akromion	ventral/medial
	Schulterblattadduktion		dorsal/medial
Sagittal	Ventralrotation	Akromion	ventral/kaudal
	Dorsalrotation		dorsal/kaudal

3. *Welche Distanzpunkte/Linien/Achsen eignen sich, um Bewegungen in der Wirbelsäule (in allen Ebenen) zu beobachten?*

- Distanzpunkt Symphyse, Bauchnabel, Processus xiphoideus, Incisura jugularis, Kinnspitze und/oder die Dornfortsätze für die Bewegungen in der Sagittalebene.
- Distanzpunkt Ohr, Akromion, unterer Rippenbogen, oberer Beckenkamm für die Bewegungen in der Frontalebene.
- Frontotransversaler Brustkorbdurchmesser, Verbindungslinie der Spinae, Verbindungslinie durch die Ohren oder Augen für die Bewegungen in der Transversalebene.

4. *Ergänzen Sie folgenden Text.*

a) Bei der Abduktion im Hüftgelenk vom proximalen Hebel bewegt sich der Distanzpunkt *SIAS der Gegenseite* nach *kranial/medial*. Wenn die Körperabschnitte Brustkorb und Kopf weiterhin vertikal stehen, kommt es in der Lendenwirbelsäule zu einer *Lateralflexion*.

b) Wenn sich im Sitzen der Unterschenkel nach lateral/kranial bewegt, entsteht im *Hüftgelenk* eine *Innenrotation*. Um die Bewegung von proximal her auszulösen, muß sich der Distanzpunkt *SIAS der Gegenseite* nach *kranial/medial* bewegen.

c) Um aus Hüftgelenknullstellung eine Außenrotation im rechten Hüftgelenk zu veranlassen, muß sich der distale Distanzpunkt *funktionelle Fußlängsachse* nach *lateral/dorsal* bewegen oder der proximale Distanzpunkt *SIAS der Gegenseite* nach *dorsal/medial* bewegt werden.

5. *Zeichnen Sie a) die Unterstützungsfläche im Vierfüßlerstand auf einer Kiste und b) die Unterstützungsfläche auf dem Boden, wenn diagonal ein Arm und ein Bein abgehoben sind.*

a) Siehe **Abb. 8.1 a**.
b) Siehe **Abb. 8.1 b**.

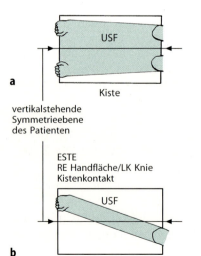

Abb. 8.1 a, b. Unterstützungsfläche im Vierfüßlerstand (**a**) und in der Endstellung des klassischen Vierfüßlerstands (**b**)

6. *Die Lage des Schwerpunkts über der Unterstützungsfläche entscheidet über die Gleichgewichtslage des Körpers. Nennen Sie jeweils ein Beispiel für ein labiles, stabiles und indifferentes Gleichgewicht.*

- Stabiles Gleichgewicht: Zweibeinstand; Vierfüßlerstand; ein Turner, der an Ringen hängt.
- Labiles Gleichgewicht: Einbeinstand; Endstellung des klassischen Vierfüßlerstands; eine Person, die mit einem Stuhl nach hinten kippt; Seiltänzer: Turner, der auf Ringen stützt.
- Indifferentes Gleichgewicht: Rad, Kugel, Ball.

7. *Zeichnen Sie die Trennebene ein, damit Sie annähernd die Lage des Körperschwerpunkts bestimmen können.*

Siehe **Abb. 8.2 a–c**.

8. *Woran erkennen Sie, daß eine Aktivität nicht ökonomisch ist?*

Zu hohe Aktivität unterdrückt die feinen Gleichgewichtsreaktionen, die sich in minimaler Stellungsänderung der Gelenke und in Feinbewegungen der Wirbelsäule ausdrücken. Die Bewegung wird vergröbert, und die Belastung nimmt zu.

Zu niedrige Aktivität verzögert die Gleichgewichtsreaktionen und hat eine übermäßige Belastung und Abnutzung der passiven Strukturen des Bewegungsapparates zur Folge.

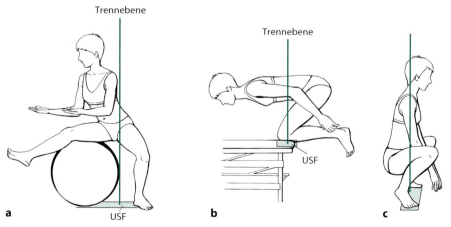

Abb. 8.2 a–c. Trennebene und Unterstützungsfläche bei der Endstellung der „Cocktailparty" (**a**), bei der Endstellung des „Albatros" (**b**) beim vertikalen Bücktyp (**c**)

Zu hohe Aktivität erkennt man vor allem an der Starrheit der Gelenke bei Gleichgewichtsreaktionen.

9. *Nach funktionellen Gesichtspunkten kann ein Muskel unterschiedlich in Aktion treten. Er kann Gewichte nach oben heben, sie am Fallen hindern, sie wieder herunterlassen oder auf horizontalen Ebenen verschieben. a) Zeichnen Sie die Muskeln ein, die die Position stabilisieren (fallverhindernd arbeiten; s. Abb. 1.57 a, b). b) Wie ändert sich die Hubbelastung bei Abb. 1.57 b, c) Analysieren Sie die Muskelarbeit bei nachfolgendem Bewegungsablauf (s. Abb. 1.57 c, d).*

a) Siehe **Abb. 8.3 a, b.**
b) Sie ist *niedriger* als bei horizontal stehender Körperlängsachse.
c) Abb. 1.57 c: Plantarflexoren, Knieextensoren, Hüftextensoren, Bauchmuskulatur und ventrale Halsmuskulatur dynamisch konzentrisch (hebend).

Abb. 1.57 d: Spielbein: Knieflexoren fallverhindernd (stabilisierend), Hüftgelenkextensoren dynamisch exzentrisch (bremsend). Standbein: Plantarflexoren dynamisch konzentrisch, Knieflexoren exzentrisch, Hüftgelenkextensoren exzentrisch. Brust- und Lendenwirbelsäulenflexoren exzentrisch, Halswirbelsäulenextensoren konzentrisch. Linker Arm: Schultergelenkextensoren exzentrisch, Ellenbogenflexoren konzentrisch.

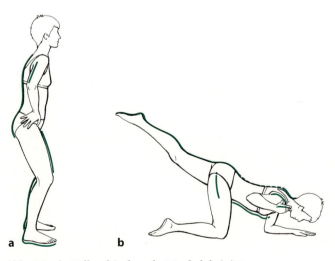

Abb. 8.3 a, b. Fallverhindernde Muskelaktivitäten

8.2
Zu Kapitel 2

1. *Die Orientierung am eigenen Körper ist eine Leistung unserer kinästhetischen Wahrnehmung. Welche Wahrnehmungsleistungen werden durch eine Instruktion, die diese Orientierungsfähigkeit verbessern möchte, angesprochen?*

- Positionen des Körpers empfinden.
- Distanzen verändern oder beibehalten.
- Richtungen einhalten.

2. *Lernen ist Verhaltensänderung. Der Lernende soll also zu einer bestimmten Handlung befähigt werden. Welchen Regeln soll eine Bewegungsanleitung folgen?*

- Den Erwartungen und dem Verständnis des Lernenden entsprechen.
- Klar und verständlich sein.
- Sich auf das Wesentliche konzentrieren.
- Rückfragen zulassen.

3. *Der Therapeut hat verschiedene Möglichkeiten, den Lernerfolg zu beeinflussen. Wie wirken a) Bilder, b) Melodien und Rhythmen, c) Schautafeln, d) Modelle oder Zeichnungen, e) Widerstände, f) Vorstellen, Wiederholen und Rekapitulieren einer Bewegung?*

a) Bilder: Sie fördern die Motivation und appellieren an die Einbildungskraft, die Spiel- und Darstellungsfähigkeiten des Patienten.
b) Melodien und Rhythmen: Sie beeinflussen das Tempo der Bewegung, können die Intensität der ökonomischen Aktivität verändern und die Auswahl der muskulären Beanspruchung bestimmen.
c) Schautafeln, Modelle oder Zeichnungen: Sie verdeutlichen das gewünschte oder unerwünschte Verhalten.
d) Widerstände: Sie sind eine große Lernhilfe für den Patienten, weil er die Richtung einer Bewegung eindeutig erfährt und nachvollziehen kann.
e) Vorstellen, Wiederholen und Rekapitulieren einer Bewegung: Diese Hilfsmittel bahnen den Bewegungsablauf.

4. *Nennen Sie die Gleichgewichtsreaktionen, die durch die horizontale Komponente einer Bewegung ausgelöst werden.*

- Gewichte werden bremsend eingesetzt.
- Die Unterstützungsfläche wird verändert.
- Muskelaktivität begrenzt Gewichtsverschiebungen. Dabei verändert sich der Druck innerhalb der Unterstützungsfläche.

5. *Um einen Bewegungsauftrag in die gewünschte Form zu bringen, muß der Therapeut die Primärbewegung und die Bedingungen instruieren. Welche Bedingungen müssen typischerweise eingehalten werden?*

- Gleichbleibende Abständen zwischen körpereigenen Punkten.
- Gleichbleibende Abstände zwischen Körperpunkten/-achsen/-ebenen und der Umwelt.
- Räumliche Fixpunkte.
- Tempo.

8.3
Zu Kapitel 3

1. *Beschreiben Sie die Aufgaben der 5 funktionellen Körperabschnitte im Stand.*

- Der Körperabschnitt Beine ist in Stützfunktion und bildet einen stabilen Unterbau für die übrigen Körperabschnitte.
- Der Körperabschnitt Becken ist potentiell beweglich, d. h., das Becken ist im labilen Gleichgewicht, die Reaktionsbereitschaft der Muskulatur ist sehr hoch.
- Der Körperabschnitt Brustkorb ist dynamisch stabilisiert, hier werden die Bewegungsimpulse der angrenzenden Körperabschnitte koordiniert und stabilisiert.
- Der Körperabschnitt Kopf ist potentiell beweglich.
- Der Körperabschnitt Arm ist in Spielfunktion.

2. *Nennen Sie 3 verschiedene Merkmale der potentiellen Beweglichkeit.*

- Labiles Gleichgewicht.
- Keine einseitigen fallverhindernden Aktivitäten.

8.3 Zu Kapitel 3

- Hohe Reaktionsbereitschaft der Muskulatur.
- Bewegungstoleranzen in allen im Gelenk möglichen Richtungen.

3. *Ergänzen Sie die folgenden Sätze.*

Die Trennebene steht *vertikal* im Raum, *senkrecht* zur horizontalen Richtungskomponente der Primärbewegung. Sie verläuft durch den *Körperschwerpunkt* und dient zur Unterscheidung von *beschleunigenden* und *bremsenden Gewichten*.

4. *Nennen Sie einen Bewegungsablauf, in dem eine Gleichgewichtsreaktion sowohl in Form von Veränderung der Unterstützungsfläche als auch in Form von Gegengewichten eintritt.*

Beispiel „Spinnübung".
Beispiel „Waage".

5. *Definieren Sie den Begriff „weiterlaufende Bewegung".*

Wenn ein beliebiger Punkt des Körpers durch einen Bewegungsimpuls in eine bestimmte Richtung geleitet wird und in den benachbarten Gelenken Bewegungsausschläge stattfinden, die der Verwirklichung dieser gerichteten Bewegung dienen, entsteht eine weiterlaufende Bewegung.

6. *Beschreiben Sie typisch auftretende Mechanismen bei Ausweichbewegungen.*

Der zeitliche Ablauf der Übertragung einer Bewegung von einem auf das nächste Gelenk stimmt nicht, oder der Bewegungsimpuls wird in eine andere Richtung geleitet.

7. *Definieren Sie den Begriff „kritischer Drehpunkt".*

Der kritische Drehpunkt ist das Gelenk, das als letztes von einer weiterlaufenden Bewegung erfaßt wird.

8. *Nennen Sie verschiedene Möglichkeiten, wie eine weiterlaufende Bewegung begrenzt werden kann.*

Begrenzung einer weiterlaufenden Bewegung durch
- Gegenaktivität,
- Gegenbewegung.

9. *Beschreiben Sie anhand eines Beispiels, wie eine weiterlaufende Bewegung entweder durch Gegenaktivität oder durch Gegenbewegung begrenzt werden kann.*

Eine Abduktion im Humeroskapulargelenk rechts hätte weiterlaufend eine linkskonkave Lateralflexion der Brustwirbelsäule zur Folge. Diese Lateralflexion kann verhindert werden, wenn der Patient gleichzeitig den linken Arm abduziert oder wenn er den Abstand rechter Rippenbogen–Beckenkamm nicht verändern darf.

10. *Nennen Sie die wichtigsten Kriterien für das Finden von Entlastungsstellungen.*

Die zu entlastenden Körperabschnitte müssen gut unterlagert sein, eine möglichst große Kontaktfläche zur Unterlage aufweisen, und die angrenzenden Körperabschnitte dürfen weder Zug noch Druck an den betreffenden Körperabschnitten ausüben.

11. *Wo sind muskuläre Aktivitäten zu erwarten, unabhängig von der Ausgangsstellung des Körpers im Raum?*

Muskuläre Aktivitäten sind immer dort zu finden, wo in einem Gelenk Falltendenzen nach unten bestehen.

8.4
Zu Kapitel 4

1. *Die Beobachtungskriterien, die für die Erhebung des funktionellen Status notwendig sind, orientieren sich an der hypothetischen Norm. Erläutern Sie, wann Abweichungen von der hypothetischen Norm als pathologisch bezeichnet werden.*

Abweichungen werden als pathologisch bezeichnet, wenn
- das Bewegungsverhalten beeinträchtigt wird,
- die sensomotorische Entwicklung gestört wird,
- strukturelle Veränderungen entstehen,
- das Zustandekommen von Schmerzen erklärbar wird,
- innere Organe geschädigt werden,
- psychosoziale Konsequenzen folgen.

2. *Im funktionellen Status wird die Kondition anhand von Beurteilungskriterien beurteilt. Die sorgfältige Schmerzanamnese ist ein wichtiger Bestandteil der Kondition. Nennen Sie die Fragen zur Schmerzanamnese und begründen Sie deren Bedeutung für die physiotherapeutische Arbeit.*

- Wo ist der Schmerz? Durch die Lokalisation bekommt der Therapeut einen Hinweis auf die betroffene Struktur.
- Wann treten die Schmerzen auf? Der Therapeut erhält dadurch Informationen über schmerzfreie/-arme Zeiten sowie die Abhängigkeit zu bestimmten Tätigkeiten oder Haltungen.
- Seit wann bestehen die Schmerzen? Der Therapeut kann das Schmerzgeschehen als akut oder chronisch einordnen und eine evtl. Ursache herausfinden.
- Wie ist der Schmerz? Die Qualität und Intensität der Schmerzen ist ein wichtiges Parameter, um einen Behandlungserfolg zu dokumentieren.

3. *Die Konstitution beinhaltet unveränderliche Proportionen des Patienten. Die hypothetische Norm gibt ein funktionell günstiges Verhältnis der Längen, Breiten, Tiefen und Gewichtsverteilungen vor. Beurteilen Sie die möglichen funktionellen Auswirkungen bei + Oberlänge (+ Körperabschnitt Brustkorb), – Abstand der Schultergelenke, + Abstand der Schultergelenke, + Gesichtsschädel.*

- + Oberlänge (+ Körperabschnitt Brustkorb): Eine + Oberlänge ist für die Wirbelsäule funktionell ungünstig. Bei Vorneigung der Körperlängsachse in den Hüftgelenken muß ein langer Lastarm stabilisiert werden. Wenn er zu schwer ist, gibt die Wirbelsäule ihre Stabilisation auf und verkürzt den Lastarm durch die Flexion der Lendenwirbelsäule. Die Belastung des lumbosakralen Übergang nimmt zu, z. B. in Form von reaktiver Hyperaktivität oder Schubbelastungen.
- – Abstand der Schultergelenke: Die Arme können nicht frei neben dem Körper hängen, und die Schulter-Nacken-Muskulatur hat einen permanent erhöhten Spannungszustand.
- + Abstand der Schultergelenke: Die Auflagefläche des Schultergürtels auf dem Brustkorb verschlechtert sich. Durch die ungenügende Führung benötigt die Muskulatur mehr Kraft. Die dynamische Stabilisierung des Schultergürtels auf dem Brustkorb ist schwierig, und es kann zu neurovaskulären Kompressionssyndromen kommen.

- + Gesichtsschädel: Die vermehrten ventralen Gewichte verursachen eine reaktive Hyperaktivität der Nackenmuskulatur. Damit ist die potentielle Beweglichkeit des Kopfs nicht mehr gewährleistet.

4. *Bei der Beweglichkeitsuntersuchung beurteilt der Therapeut Quantität und Qualität der Bewegungen und mögliche Auswirkungen auf die Statik. Es werden bestimmte Prinzipien bei der Untersuchung eingehalten. Begründen Sie die Prinzipien Gewichtsabnahme, Instruktion der geplanten Bewegung, Bewegen von proximal.*

- Gewichtsabnahme: um aktive Insuffizienzen bei der Untersuchung auszuschließen.
- Instruktion der geplanten Bewegung: Es kommt zur Erregung der motorischen Rindenfelder und damit zur erhöhten Bereitschaft zur Anspannung der angesprochenen Muskeln. Gleichzeitig wird das Bewegungsempfinden geschult.
- Bewegen von proximal: Dadurch sollen gelernte Ausweichmechanismen vermieden werden.

5. *Interpretieren Sie die Notationen EXT: LWS X, BWS XX, HWS C5 ∞; LAT FLEX: LWS rechts konkav X, BWS beidseits XX; ROT: BWS beidseits X; Translation des Brustkorbs nach links schmerzhaft XX, Translation des Kopfes nach rechts schmerzhaft X.*

- *EXT:* LWS X, BWS XX, HWS C5 ∞: Die Extension ist in der Lendenwirbelsäule etwas und in der Brustwirbelsäule deutlich eingeschränkt, während das Segment C5 hypermobil ist.
- *LAT FLEX:* LWS rechts konkav X, BWS beidseits XX: Die Lateralflexion nach rechts ist in der Lenden- und Brustwirbelsäule (deutlich) eingeschränkt. Nach links ist nur die Brustwirbelsäule deutlich unbeweglich.
- *ROT:* BWS beidseits X: Die Rotation in der unteren Brustwirbelsäule ist in beide Richtungen eingeschränkt.
- *Translation* des Brustkorbs nach links schmerzhaft XX, *Translation* des Kopfes nach rechts schmerzhaft X: Bei stehenden Körperabschnitten Becken und Kopf ist die Bewegung des Brustkorbs nach links in den angrenzenden Wirbelsäulenabschnitten schmerzhaft.

6. *Nennen Sie typische Konstitutionsabweichungen beim vertikalen und horizontalen Bücktyp.*

- Vertikaler Bücktyp: + Oberlänge und Hauptgewicht am Brustkorb und Schultergürtel (– Unterlänge (– Oberschenkellänge)).

- Horizontaler Bücktyp: + Unterlänge (+ Oberschenkellänge) und + Gewicht am Becken und Bauch.

7. *Zeichnen Sie folgende Abweichungen von der Seite und interpretieren Sie die Abweichungen.*
   a) + Dorsalextension, + FLEX im Kniegelenk, + FLEX des Oberschenkels im Hüftgelenk;
   b) + Plantarflexion, + EXT im Kniegelenk, + Vorneigung der Oberschenkel und Beckenlängsachse, LWS (++ untere), BWS (+ untere, -- obere), Kopf in bezug zum Brustkorb vorn bei ++ funktioneller Nackenkyphose;
   c) + EXT des Oberschenkels im Kniegelenk, ++ FLEX des Beckens im Hüftgelenk, ++ LWS, Brustkorb nach hinten geneigt, Kopf in bezug zum Brustkorb vorn.

a) Siehe **Abb. 8.4a**. Das Kniegelenk ist durch Drehpunktverschiebung nach hinten gebracht worden. Der Unterschenkel ist nach vorn und der Oberschenkel nach hinten geneigt, die Körperlängsachse

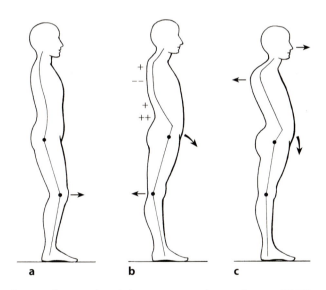

Abb. 8.4a–c. Abweichung der Statik von der Seite: **a** + Dorsalextension, + FLEX im Kniegelenk, + FLEX des Oberschenkels im Hüftgelenk. **b** + Plantarflexion, + EXT im Kniegelenk, + Vorneigung der Oberschenkel und Beckenlängsachse, Lendenwirbelsäule (++ untere), Brustwirbelsäule (+ untere, – obere), Kopf in bezug zum Brustkorb vorn bei ++ funktioneller Nackenkyphose. **c** + EXT des Oberschenkels im Kniegelenk, ++ FLEX des Beckens im Hüftgelenk, ++ Lendenwirbelsäule, Brustkorb nach hinten geneigt, Kopf in bezug zum Brustkorb vorn

steht wieder vertikal. Der Quadrizeps muß wegen der Gelenkstellung eine erhöhte fallverhindernde Aktivität leisten. Der Anpreßdruck der Patella auf das Femuropatellargelenk ist erhöht.
b) Siehe **Abb. 8.4b.** Das Knie ist hinten, Becken und Oberschenkel sind (ohne Winkelveränderung im Hüftgelenk) vorn, der Brustkorb ist wieder hinten und der Kopf in bezug zum Brustkorb vorn. Der Mensch „hängt" überall in seinen passiven Strukturen und belastet dadurch vor allem die Kniegelenke, die Lenden- und Halswirbelsäule.
c) Siehe **Abb. 8.4c.** Der Oberschenkel hat sich im Knie nach vorn bewegt Das Becken hat sich im Hüftgelenk noch weiter nach vorn bewegt. Aus diesem Grund muß sich der Brustkorb als Gegengewicht nach hinten neigen. Die Belastung ist vor allem auf den Vorfüßen.

8. *Zeichnen Sie die Schubbelastungen und die Muskulatur ein, die eine reaktive Hyperaktivität zeigen müßten.*

Siehe **Abb. 8.5 a, b.**

9. *Was könnten die Ursachen für folgende Abweichungen sein: Fußvorstand rechts; ++ Belastung links; + Innenrandbelastung beidseits; + Divergenz der funktionellen Fußlängsachsen; + Schulterhochstand links; Extensionssyndrom der Schultergelenke?*

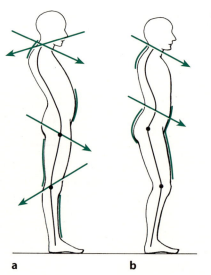

Abb. 8.5 a, b. Schubbelastungen und reaktive Hyperaktivität

8.4 Zu Kapitel 4

- Fußvorstand rechts: Extension des Unterschenkels im Kniegelenk rechts; Flexion des rechten Beins im Hüftgelenk; Innenrotation des Beckens (evtl. mit Brustkorb und Kopf) im linken Hüftgelenk.
- ++ Belastung links: (funktionelle) Beinverkürzung links; Translation von Brustkorb (und Kopf) nach links; Lateralflexion der Brustwirbelsäule nach links; Abduktionssyndrom des linken Arms.
- Innenrandbelastung beidseits: + Eversion beidseits; + Valgus der Kniegelenke beidseits.
- + Divergenz der funktionellen Fußlängsachsen: + Tibiatorsion; + Retrotorsion der Schenkelhälse; Außenrotation der Beine in den Hüftgelenken; Außenrotationsstellung der Unterschenkel in den Kniegelenken bei Knieflexion.
- + Schulterhochstand links: - Schultergelenkabstand; + frontotransversaler Brustkorbdurchmesser.
- Extensionssyndrom der Schultergelenke: Ventralrotation des Schultergürtels; + Brustwirbelsäule (oft Altersrundrücken); Ventraltranslation des Kopfs.

10. *Was darf der Therapeut durch Instruktion am Gehen verändern?*

- Tempo,
- Spurbreite (Überholvorgang des Spielbeins),
- Richtung des Spielbeinkniegelenks.

11. *Welche Konsequenzen haben eine Temposteigerung und eine Tempoverminderung auf das Gehen?*

- Temposteigerung: aktive Schritte, aktiver Armpendel, verkürzte Schrittlänge, geringerer Weggewinn, Konditionssteigerung.
- Tempoverminderung: aktive Schritte, Einsetzen von Gegengewichten, symmetrischer Armpendel.

12. *Welche Konsequenzen hat es, wenn sich der Brustkorb beim Gehen gegen das Becken dreht?*

Der Armpendel hört auf, weil der Schultergürtel mit dem Brustkorb nach vorn gedreht wird. Durch die Rotation ist eine Rückwärtsbewegung erfolgt, und ein Teil des Brustkorbgewichts steht nicht mehr für die Beschleunigung nach vorn zur Verfügung.

13. *Welche Konsequenzen hat es, wenn die Beuge-Streck-Achsen der Großzehengrundgelenke, Kniegelenke und Hüftgelenke nicht fronto-transversal eingestellt werden können?*

Das Abrollen über die funktionelle Fußlängsachse gelingt nicht. Damit kommt es zur Überlastung der passiven Strukturen. Der Abrollweg ist verkürzt.

14. *Welche Konsequenzen hat es, wenn die Körperlängsachse beim Gehen nicht mehr vertikal steht?*

Es erfolgen entweder Ausfallschritte (bei Vorneigung) oder aktive Schritte, da der Körper Gegengewichte bilden muß (bei Rückneigung). Diese Gleichgewichtsreaktionen wirken sich ungünstig beschleunigend oder bremsend auf das Tempo des Bewegungsablaufs aus. Bei Translation oder Lateralflexion in der Wirbelsäule verlangsamen die Rechts-links-Bewegungen das Vorwärtskommen. Der Bewegungsablauf wird unökonomisch.

15. *Erläutern Sie mögliche Untersuchungsmethoden, um Tonusanomalien zu erkennen.*

Ein pathologischer Hypertonus im Sinne einer Spastizität ist meist durch einen spürbaren Widerstand bei passiver Bewegung erkennbar.
Bei einer latenten Spastizität bei diskreter Symptomatik muß die Untersuchung durch die Klonusprüfung ergänzt werden.
Hypertonus im Sinne des Rigor kann ebenfalls bei passiver Bewegung erkannt werden. Während der Bewegung erkennt man einen anhaltenden zähen Dehnungswiderstand in beiden Bewegungsrichtungen. Er ist unabhängig von der Lage des Körpers im Raum. Häufig zeigt sich auch ein geringgradiges ruckhaftes Nachgeben während des Bewegens (Zahnradphänomen).
Ein Muskelhypotonus zeigt sich beim Schütteln der schlaffen Extremität. Hypotonus infolge einer Läsion des 2. Neurons zeigt bei der Inspektion zusätzlich eine Atrophie.

16. *Erklären Sie, weshalb auch bei Patienten mit pathologischer Tonuserhöhung eine Prüfung der selektiven Muskelkraft durchgeführt werden muß? Nennen Sie die Kriterien, die dabei berücksichtigt werden müssen.*

In der Beobachtung des Bewegungsverhaltens der Patienten sind zentrale Schwächen und Paresen auf Grund reziproker Hemmung oft nicht zu unterscheiden. Es ist deshalb unumgänglich, die Muskulatur auf selektive Kraft zu prüfen.

In der Prüfung wird bewußt darauf verzichtet, einzelne Muskeln isoliert zu prüfen. Die Muskelprüfung wird nach Funktionsgruppen durchgeführt. Bei der Durchführung der Prüfung sind folgende zusätzliche Kriterien zu beachten:

- Die Ausgangsstellung muß spastikkontrollierend sein. Es darf kein pathologischer Tonus wirken. Kann keine spastikkontrollierende Ausgangsstellung gefunden werden, kann auch keine selektive Muskelkraft geprüft werden. Die klare Abgrenzung von zentralen Schwächen und reziproker Hemmung ist dann nicht mehr möglich.
- In einer gewünschten Endstellung wird ein Halteauftrag gegeben. Dabei sind Kompensationen im Sinne des Nutzens von pathologisch erhöhtem Tonus bzw. von pathologischen Synergien nicht erlaubt. Es erfolgt kein Bewegungsauftrag.
- Bei Widerstand besteht potentiell die Gefahr, daß pathologische Tonuserhöhung genutzt wird und dadurch die Selektivität verlorengeht. Widerstand darf deshalb nur sehr dosiert und unter sehr strenger Beachtung des Erhaltens der Selektivität zur Prüfung genutzt werden. Bei Patienten mit zentralen Paresen in Kombination mit Koordinationsstörungen bedeutet Widerstand hingegen Erleichterung. Kann der Patient den Halteauftrag mit Widerstand besser erfüllen, so zeigt dies die Differenzierung zwischen zentralen Schwächen und diskreten Koordinationsstörungen.

17. *Erläutern Sie das Bewegungsverhalten bei Patienten mit zerebraler Ataxie. Nennen Sie die Untersuchungen, mit denen Abweichungen von Norm-Gleichgewichtsreaktionen zu erkennen sind.*

Bei einer zerebellaren Ataxie ist das Bewegungsverhalten im Sinne der Störung von primären Gleichgewichtsreaktionen beeinträchtigt. Folgende Abweichungen können erkannt und untersucht werden:
- Der Patient zeigt spontan einen nicht adäquaten Einsatz von Gegengewicht. Geprüft wird, ob der Patient bei einer deutlichen Verkleinerung der Unterstützungsfläche körpereigene Gewichte adäquat als Gegengewichte einsetzt.
- Schnelle, gezielte Bewegungen bereiten dem Patienten Mühe oder können nicht ausgeführt werden, da die Begrenzung ihrer weiterlaufenden Bewegungen spontan fehlt. Da die Stabilisation der

Brustwirbelsäule für das Norm-Bewegungsverhalten eine zentrale Rolle spielt, wird primär die Widerlagerungsfähigkeit der Brustwirbelsäule bei distalen Bewegungsimpulsen sowie bei selektiven Bewegungen in der Lendenwirbelsäule und den Hüftgelenken geprüft.
- Bei Gewichtsverlagerungen zeigt der Patient inadäquate Druckveränderungen. Bei der Untersuchung wird ein Auftrag zu einer Druckzunahme an einer bestimmten Kontaktstelle gestellt. Dabei kommt es bei Koordinationsstörungen zu einer inadäquaten Druckvermehrung der Gegenseite, die ihrerseits die Druckvermehrung an der gewünschten Stelle unmöglich macht.

Literatur

Abstracts 8th World Congress on Pain. IASP Press, Seattle 1996

Andersson B et al. (1979), zitiert in: Betz U, Hopf C, Bodem F (1998) Vergleichende Untersuchung zu verschiedenen mittleren Sitzhaltungen – eine prospektive kontrollierte Studie. Krankengymnastik, Zeitschrift für Physiotherapeuten 50(11):1871–1882

Berquet KH (1991), zitiert in: Betz U, Hopf C, Bodem F (1998) Vergleichende Untersuchung zu verschiedenen mittleren Sitzhaltungen – eine prospektive kontrollierte Studie. Krankengymnastik, Zeitschrift für Physiotherapeuten 50(11):1871–1882

Betz U (1998), zitiert in: Betz U, Hopf C, Bodem F (1998) Vergleichende Untersuchung zu verschiedenen mittleren Sitzhaltungen – eine prospektive kontrollierte Studie. Krankengymnastik, Zeitschrift für Physiotherapeuten 50(11):1871–1882

Betz U, Hopf C, Bodem F (1998) Vergleichende Untersuchung zu verschiedenen mittleren Sitzhaltungen – eine prospektive kontrollierte Studie. Krankengymnastik, Zeitschrift für Physiotherapeuten 50(11):1871–1882

Brokmeier A (1999) Sinn und Unsinn des Muskeldehnens und der postisometrischen Relaxation. KG-Intern 1/99, S. 20–28

Brügger A (1986) Die Erkrankungen des Bewegungsapparates und seines Nervensystems, 2. Aufl. Fischer, Stuttgart

Brunswic (1984), zitiert in: Betz U, Hopf C, Bodem F (1998) Vergleichende Untersuchung zu verschiedenen mittleren Sitzhaltungen – eine prospektive kontrollierte Studie. Krankengymnastik, Zeitschrift für Physiotherapeuten 50(11):1871–1882

Cailliet R (1982) Nek en armpijn. Tweede geheel herziende druk. De Tijdstroom Lochem Cailliet R (1982), zitiert in: Liebergen B van, Langendoen-Sertel J (1998) Neuro-vaskuläre Passagesyndrome im Nacken-Schulter-Bereich – eine aktualisierte Übersicht des Thoracic Outlet Syndroms. Manuelle Therapie 2, Georg Thieme, Stuttgart, S 67–78

Celegin Z (1982) Thoracic outlet syndrome; what does it mean to physiotherapists. In: Proceedings IXth Congress World Confederation for Physical Therapie, Stockholm, pp 825–832 Celegin Z (1982), zitiert in: Liebergen B van, Langendoen-Sertel J (1998) Neuro-vaskuläre Passagesyndrome im Nacken-Schulter-Bereich – eine aktualisierte Übersicht des Thoracic Outlet Syndroms. Manuelle Therapie 2, Georg Thieme, Stuttgart, S 67–78

Debrunner HU (1971) AO-Gelenkmessung. Neutral-0-Methode. Dokumentation der DGOT

Edgelow PI (1995) Thoracic outlet syndrome: a patient centred treatment approach. In: Shacklock MO (ed) Moving in on Pain. Butterworth-Heinemann, pp 132–144, Edgelow PI (1995), zitiert in: Liebergen B van, Langendoen-Sertel J (1998) Neuro-vaskuläre Passagesyndrome im Nacken-Schulter-Bereich – eine aktualisierte Übersicht des Thoracic Outlet Syndroms. Manuelle Therapie 2, Georg Thieme, Stuttgart, S 67–78

Frisch H (1995) Programmierte Untersuchung des Bewegungsapparates, 6. Aufl. Springer, Berlin Heidelberg New York Tokyo

Gifford L (1998) Topical issues in pain. NOI, Falmouth Adelaide

Hochschild J (1998) Strukturen und Funktionen begreifen, Bd. 1. Thieme, Stuttgart

Illi U, Weckerle K (1993), zitiert in: Betz U, Hopf C, Bodem F (1998) Vergleichende Untersuchung zu verschiedenen mittleren Sitzhaltungen – eine prospektive kontrollierte Studie. Krankengymnastik, Zeitschrift für Physiotherapeuten 50(11):1871–1882

Inman VT, Ralston HJ, Todd F (1981) Human Walking. Williams & Wilkies, Baltimore/London

International Association for Study of Pain (1979)

Kapandji IA (1985), zitiert in: Betz U, Hopf C, Bodem F (1998) Vergleichende Untersuchung zu verschiedenen mittleren Sitzhaltungen – eine prospektive kontrollierte Studie. Krankengymnastik, Zeitschrift für Physiotherapeuten 50(11):1871–1882

Klein-Vogelbach S (1990) Ballgymnastik zur Funktionellen Bewegungslehre, 3. Aufl. Springer, Berlin Heidelberg New York Tokyo

Klein-Vogelbach S (1990) Funktionelle Bewegungslehre, 4. Aufl. Springer, Berlin Heidelberg New York Tokyo

Klein-Vogelbach S (1995) Gangschulung zur Funktionellen Bewegungslehre. Springer, Berlin Heidelberg New York Tokyo

Klein-Vogelbach S (1992) Therapeutische Übungen zur Funktionellen Bewegungslehre, 3. Aufl. Springer, Berlin Heidelberg New York Tokyo

Kollmann (1901) Plastische Anatomie für Künstler. Veit, Leipzig

Krämer J (1993), zitiert in: Betz U, Hopf C, Bodem F (1998) Vergleichende Untersuchung zu verschiedenen mittleren Sitzhaltungen – eine prospektive kontrollierte Studie. Krankengymnastik, Zeitschrift für Physiotherapeuten 50(11): 1871–1882

Kreig L (1993) Thoracic outlet syndrome: pathology and treatment. The Journal of Manual and Manipulative Therapy 1:52–59, zitiert in: Liebergen B van, Langendoen-Sertel J (1998) Neuro-vaskuläre Passagesyndrome im Nacken-Schulter-Bereich – eine aktualisierte Übersicht des Thoracic Outlet Syndroms. Manuelle Therapie 2, Georg Thieme, Stuttgart, S 67–78

Lanz T von, Wachsmuth W (1959) Praktische Anatomie. Springer, Berlin Göttingen Heidelberg

Liebergen B van, Langendoen-Sertel J (1998) Neuro-vaskuläre Passagesyndrome im Nacken-Schulter-Bereich – eine aktualisierte Übersicht des Thoracic Outlet Syndroms. Manuelle Therapie 2, Georg Thieme, Stuttgart, S 67–78

Lipowski ZJ (1970) Physical illness, the individual and the coping process. Psychiat Med 1:91–102

Machleder HI (1994) Thoracic outlet syndromes: new concepts from a century of discovery. Cardiovascular Surgery 2:137–145 Machleder HI (1994), zitiert in: Liebergen B van, Langendoen-Sertel J (1998) Neuro-vaskuläre Passagesyndrome im Nacken-Schulter-Bereich – eine aktualisierte Übersicht des Thoracic Outlet Syndroms. Manuelle Therapie 2, Georg Thieme, Stuttgart, S 67–78

Mager R (1972) Motivation und Lernerfolg. Beltz, Weinheim

Matthesius et al. (1990) Internationale Klassifikation der Schädigungen, Behinderungen und Beeinträchtigungen. VEB Volk und Gesundheit, Berlin

Nichols HM (1986) Anatomic structures of thoracic outlet syndrome. Clinical Orthopedics and Related Research 207:13–20, zitiert in: Liebergen B van, Langendoen-Sertel J (1998) Neuro-vaskuläre Passagesyndrome im Nacken-Schulter-Bereich – eine aktualisierte Übersicht des Thoracic Outlet Syndroms. Manuelle Therapie 2, Georg Thieme, Stuttgart, S 67–78

Pratt NE (1986) Neurovascular Entrapment in the Regions of the Shoulder and Posterior Triangle of the Neck. Physical Therapy 66:1894–1900, zitiert in: Liebergen B van, Langendoen-Sertel J (1998) Neuro-vaskuläre Passagesyndrome im Nacken-Schulter-Bereich – eine aktualisierte Übersicht des Thoracic Outlet Syndroms. Manuelle Therapie 2, Georg Thieme, Stuttgart, S 67–78

Rauber, Kopsch (1987) Anatomie des Menschen. Bd I Bewegungsapparat. Thieme, Stuttgart (Herausgegeben von H. Leonhardt, B. Tillmann, G. Töndury, K. Zilles)

Rehfisch HP, Basler HD, Seemann H (1989) Psychologische Schmerzbehandlung bei Rheuma. Springer, Berlin Heidelberg New York Tokyo

Roggenbuck C, Conradi E (1996) Pädagogisch orientierte Kinesitherapie – Vorstellungen zu einem neuen Konzept in der Kinesitherapie. Phys Rehab Kur Med 6:90–92

Schoberth (1976), zitiert in: Betz U, Hopf C, Bodem F (1998) Vergleichende Untersuchung zu verschiedenen mittleren Sitzhaltungen – eine prospektive kontrollierte Studie. Krankengymnastik, Zeitschrift für Physiotherapeuten 50(11):1871–1882

Schüßler G (1993) Bewältigung chronischer Krankheiten. Vandenhoeck u. Ruprecht, Göttingen

Schüßler G (1995) Osteoporose – ein komplexes Krankheitsgeschehen. In Werle J (Hrsg) Osteoporose und Bewegung. Springer, Heidelberg Berlin New York Tokyo

Siebert H (1996) Didaktisches Handeln in der Erwachsenenbildung, 2. Aufl. Luchterhand, Neuwied Kriftel Berlin

Swift TR, Nichols FT (1984) The Droopy Shoulder Syndrome. Neurology 34:212–214, zitiert in: Liebergen B van, Langendoen-Sertel J (1998) Neuro-vaskuläre Passagesyndrome im Nacken-Schulter-Bereich – eine aktualisierte Übersicht des Thoracic Outlet Syndroms. Manuelle Therapie 2, Georg Thieme, Stuttgart, S 67–78

Travel JG, Simons DG (1983) Scalene Muscles. In: Travell JG, Simons DG, Myofascial pain and dysfunction. Williams Wilkins, Baltimore, pp 344–367, zitiert in: Liebergen B van, Langendoen-Sertel J (1998) Neuro-vaskuläre Passagesyndrome im Nacken-Schulter-Bereich – eine aktualisierte Übersicht des Thoracic Outlet Syndroms. Manuelle Therapie 2, Georg Thieme, Stuttgart, S 67–78

Werle, J (1995) Osteoporose – chronische Erkrankung und Bewältigung. In: Werle J (Hrsg) Osteoporose und Bewegung. Springer, Berlin Heidelberg New York Tokyo

Whittle M (1991) Gait analysis: An introduction, Butterworth-Heinemann, Oxford

Wiemann K, Klee A, Startmann M (1998) Filamentäre Quellen der Muskelruhespannung und die Behandlung muskulärer Dysbalancen. Deutsche Zeitschrift für Sportmedizin 4

Sachverzeichnis

A

Abdruck 104
Abduktionssyndrom, funktionelles 131
Abstützvorrichtung 109, 110
Abweichungen 115
– Folgen abweichender Gelenkstellungen (*s. auch dort*) 194–202
Achsen 2
– frontosagittale (*s. dort*) 2, 5–9
– frontotransversale 3, 17, 19
– Fußlängsachse, anatomische 22
– Körperlängsachse 3, 75
– sagittotransversale 3, 13–16
– virtuelle 3
Akinesie / Hypokinesie 232
Aktivität
– aktives stabilisierendes System (*s. auch* Stabilisierung) 286–295
– – globales Muskelsystem und Gleichgewicht 288, 289
– – lokales Muskelsystem und segmentale Stabilisierung 289–291
– – Muskelsteifheit, Freiheitsgrad der Muskulatur (*s. auch dort*) 292–295
– ökonomische 43, 44, 68
„Albatros" (*Übungsbeispiel*) 343
Analyse der Übung 276–278
– Analysenkonzept 70, 269–278
– – Anpassungen 275
– – Hinweise für den Therapeuten 273
– – Konzeption 270
– – Lernweg 270
– – Lernziel 270
– – Übungsanleitung 272
– Ausgangsstellung 276
– Bewegungsablauf bis in die Endstellung 277
– – Bedingungen (*s. dort*) 278
– – Primärbewegung 277
– – Reaktionen (*s. dort*) 277, 278
– Endstellung und zurück in die Ausgangsstellung 278
Anamnese 121–124
– Schmerzanamnese (*s. dort*) 117, 122–124
– somatischer Zustand 120
Anpassungen 275
Antetorsion, Schenkelhals 182, 215
Arbeitsweise, ökonomische 92
Arme 79, 153
– Funktion (*s. auch* Körperabschnitte) 79
– Spielarm 213
– Spielfunktion 83
– Standarm 213
Armpendel 87
Ataxie 232, 233
– peripher-sensible 233
– spinal-sensible 233
– zerebellare 232
Atmung 82, 223–224
– Atemmuster 319, 320
– funktionelle Fehlatmung 202, 223, 224
– Ruheatmung 82, 223
Auflageflächen 40
Ausdauer 299
Ausweichbewegungen 93
Ausweichmechanismen 73, 93, 261

B

Becken 79, 81, 82
- Funktion (*s. auch* Körperabschnitte) 79
- potentielle Beweglichkeit 82
- Türmchen 37, 81
Beckenhochstand 183
Beckenverwringung 183
Bedingungen 277, 278
- Bewegungstempo 278
- gleichbleibende Abstände 278
- räumliche Fixpunkte 278
Behandlungstechniken (*s. auch* Übung, therapeutische) 261–268
- hubfreie Mobilisation 265–267
- Konzept 262
- Massage, mobilisierende (*s. dort*) 267, 268
- widerlagernde Mobilisation (*s. dort*) 263–265
Beine 79–81, 153, 183, 214, 215
- Beuge-Streck-Achsen 214, 215
- Funktion (*s. auch* Körperabschnitte) 79
- Gehbewegung der Beine 207
- Längendifferenz 183
- – anatomische 183
- – funktionelle 183
- Spielbein 64, 207
- Standbein (*s. dort*) 64, 207, 214
- Unterstützungsfläche 81
- Verkürzung 183
Beobachtungskriterien 79–113
- für das Bewegungsverhalten einzelner Körperabschnitte 145–153
- für den Gang 115, 204–223
  Gleichgewichtsreaktionen 83–89
- Körperabschnitte, funktionelle (*s. dort*) 79–83
- weiterlaufende Bewegungen (*s. dort*) 89–94, 94–100, 347
„Bett des Fakirs" (*Übungsbeispiel*) 106
Bewältigungsstile (*Übersicht*) 119
Beweglichkeit 115, 141–153
- Beobachtungskriterien für das Bewegungsverhalten einzelner Körperabschnitte 145–153

- Extremitätengelenke 141, 243
- potentielle Beweglichkeit (Neutralhaltung von Becken und Lendenwirbelsäule) 309
- Prinzipien 141–145
- Qualität der Bewegung 145
Bewegung anleiten 67–70
- didaktische Bewegungsschulung 67
- Gleichgewichtsreaktion 69
- Instruktion 68, 69
- – manipulative 69
- – nonverbale 68
- – verbale 68
- Lernprozess 67
- Lernweg 68
- ökonomische Aktivität 68
- Phantasie anregen 68
- Rekapitulieren der Bewegung 67
- Vorstellung von Bewegung („image motrice") 67
- Wahrnehmung fördern 69
- Widerstand als Lernhilfe 70, 231
- Wiederholen von Bewegung 67
Bewegung
- Ausweichbewegungen / Ausweichmechanismen 93
- horizontale Komponente 73
- Primärbewegung 277
- von proximal 143
- Prüfung der passiven Beweglichkeit 228
- Qualität der Bewegung 145
- Schaltstelle 30
- Vorstellen der geplanten Bewegung 142
- weiterlaufende (*s. dort*) 73, 84, 89–94, 94–100, 142, 347
Bewegungsablauf
- in gewünschte Form bringen 74
- zeitlicher Ablauf 209–211
Bewegungsauftrag
- gleichbleibende Abstände 74
- räumliche Fixpunkte 74
- Tempo 74
Bewegungseinschränkungen 76
Bewegungsempfindung 228
Bewegungsniveau 30
Bewegungsrichtung 90
Bewegungsschulung, didaktische 67

Bewegungsverhalten
- Ausweichmechanismen 261
- Beobachtungskriterien 145
- normales 70
Bewegungsvermittlung 59–78
- Bewegung anleiten
  (s. dort) 67–70
- Orientierung des Menschen
  (s. dort) 59–66
- prozeßorientiertes Handeln
  (s. dort) 76, 77
- Übung, therapeutische, planen und anpassen (s. dort) 70–76
Breiten 130–134
- Brustkorbdurchmesser, frontotransversaler 130
- Hüftgelenkabstand 132
- Schultergelenkabstand 133
- Trochanterpunktabstand 130
bremsende Muskelaktivitäten
  (s. auch Muskulatur) 142
„Bridging" (Übungsbeispiel) 106
„Brückenaktivität" (Übungsbeispiel) 105
„Brückenbauch" (Übungsbeispiel) 106, 107
Brust/Brustkorb 79, 82
- Durchmesser
- - frontotransversaler 5, 18, 130
- - sagittotransversaler 11, 134, 136, 137
- dynamische Stabilisierung 82
- Funktion (s. auch Körperabschnitte) 79
- Ruheatmung 82
- Statik 173–175
- Trichterbrust 11
Bücken/Bückverhalten/Bücktypen 153–158
- didaktische Möglichkeiten, Anleitung zum richtigen Bücken 156, 157
- Entlastungsstellung beim Bücken 157, 158
- horizontaler Bücktyp 155, 156, 350, 351
- lumbosakrale Verankerung 157

- vertikaler Bücktyp 154, 155, 343, 350

C

Chopart-Gelenke 24
- Pronation/Supination 24
„Cocktailparty" (Übungsbeispiel) 343

D

Depression, Schultergürtel 13
Didaktik 67
- Bewegungsschulung, didaktische 67
- Bücken, Anleitung zum richtigen Bücken, didaktische Möglichkeiten 156, 157
Distal, Definition 29
Distanzpunkt (DP) 6, 30
- Definition 30
- kritischer 84, 90, 94
Divergenz, Fußlängsachse 179
Dokumentation 115
Drehpunkt 30
Druckveränderungen an den Kontaktstellen 104, 105
Duchenne-Hinken 222
Dyskinesie 232

E

Ebenen 2
- Frontalebenen (s. dort) 2, 9, 10
- Sagittalebenen (s. dort) 2, 17
- Symmetrieebene (s. dort) 17
- Transversalebenen (s. dort) 2–5
Elevation, Schultergürtel 13
Ellenbogengelenkbewegungen 25
- Radionulnargelenke (s. dort) 25
Eversion, Kulkaneus 23, 180

F

fallverhindernde Muskelaktivitäten 344
Fazilitierung/fazilieren 70, 72
– selektive Aktivität lokaler Muskeln und einer neutralen Haltung 316–318
Fehlbelastung 116
Feinmotorik 248
Ferse, kleine (s. auch Fuß) 135
Fingergelenkbewegungen 28
Flachrücken 11
Freiheitsgrade 44
Frontalebenen 2, 9, 10
– äußere 9
– mittlere 9
frontosagittale Achsen, Bewegungen 2, 5–9
– Hüftgelenke (s. dort) 8, 9
– Schulterblatt (s. dort) 6
– Schultergelenk (s. dort) 7
– Schultergürtel (s. dort) 6, 7
– Wirbelsäulenbewegungen (s. dort) 5
frontotransversale(r)
– Achsen 3, 17, 19
– Brustkorbdurchmesser 5, 18, 130
Führungswiderstand 70
funktioneller Status 115–260
– Abweichungen 115
– Anamnese (s. dort) 117, 121–124
– Atmung (s. dort) 82, 202, 223–224
– Beweglichkeit (s. dort) 115, 141–153, 309
– Bückverhalten (s. dort) 153–158
– Gang/Gehen (s. dort) 115, 202–223
– hypothetische Norm 115, 116
– Kondition (s. dort) 115, 118–121
– Konstitution (s. dort) 115, 125–140
– neurologische Krankheitssymptome (s. dort) 224–251
– Sitzverhalten (s. dort) 158–162
– Statik (s. dort) 115, 162–202
– Therapieplanung (s. dort) 253–257

funktionelles
– Abduktionssyndrom 131
– Problem 1, 115, 251, 252
– – Formulieren 115
Funktionsstörungen 118
Fuß
– Ferse (s. dort) 135
– Sprunggelenk (s. dort) 23, 24, 180
– Statik, Fuß und Zehengelenke 178
Fußlänge 134–136
– Längsachse 22, 72, 178
– – anatomische 22, 178
– – Divergenz 179
– – funktionelle 72, 178
– – Konvergenz 179

G

Gang/Gehen 115, 202–223
– Beobachtungskriterien 115, 204–223
– – Gangtempo 204
– – Zielsehnsucht 205
– Gehautomatismus 206
– Gehbewegung der Beine 207
– Hinkmechanismus (s. dort) 85, 203, 211, 222
– muskuläre Koordination, Standbein beim Gehen 211
– Spurbreite beim Gehen 218
Gegenaktivität 94, 95
– dynamische Stabilisierung 95
Gegenbewegung 96–100
Gegengewicht, Einsatz 39, 85
Gehen (s. Gang/Gehen)
Gesichtsdurchmesser 137
Gewicht
– beschleunigendes 39, 85
– bremsendes 85
– Gegengewicht 39, 85
– Proportionen 138
– Verteilung/Umverteilung 75, 76, 138–140
– – Konstitution 76
– – Körpergewicht 138
Gewichte 255, 256
Gleichgewicht 288, 289

- Gleichgewichtslage des Körpers 39–43
- – indifferentes Gleichgewicht 39, 42, 43
- – labiles Gleichgewicht 39, 41, 42
- – Schwerpunkt (*s. dort*) 37, 39
- – stabiles Gleichgewicht 39
- Gleichgewichtsreaktionen 43, 69, 83–89
- – Unterstützungsfläche (*s. dort*) 84
- globales Muskelsystem und Gleichgewicht 288, 289

H

Haltungskorrektur 202
Handgelenkbewegungen 27
Hängevorrichtung 110–112
Hebel 30
Hinkmechanismus 85, 203, 211
- *Duchenne*-Hinken 222
„Hirtenbüblistellung" (*Übungsbeispiel*) 102
hubfreie Mobilisation 265–267
- Ausführung 267
- Prinzip 266
Hüftgelenkbewegungen 8, 9, 15, 16
- Antetorsion, Schenkelhals 182, 215
- Retrotorsion, Schenkelhals 182
- frontosagittale Achse 8
- frontotransversale Achse 21
- sagittotransversale Achse 15, 16
Hüftgelenksabstand 132
Humeroskapulargelenkbewegungen 14
- sagittotransversale Achse 14
- frontotransversale Achse 20
Hyperaktivität, reaktive muskuläre 199, 352
Hyperkinesie 232
Hypermobilität 76, 282
Hypertonus, Rigor 226
Hypokinesie/Akinesie 232
hypothetische Norm 115, 116
- Abweichungen 116
- Leitbild 115
Hypotonus der Muskulatur 227

I

Initialbewegung 84
Instabilität 282
Instruktion (*s. auch* Bewegung anleiten) 67–69
- Lernhilfe, Widerstand 70
- Lernprozess 67
- Lernweg 68
- manipulative 69
- nonverbale 68
- verbale 68
Inversion, Kalkaneus 23, 180

K

Kiefergelenkbewegungen 28
- Laterotrusion 28
- Mediotrusion 28
- Pro- und Retrusion 28
- Ventral-/Doraltranslation 28
kinästhetische Bewußtheit 320, 321
Klonusprüfung 226
„Klötzchen-Spiel" (*Übungsbeispiel*) 60, 270, 271, 306, 307
Kniegelenkbewegungen 22, 351
- frontotransversale Achse 22
Koaktivierung, selektive 280
Kokontraktion
- globaler Muskeln, Minimierung 318, 319
- statische 280
Kondition 115, 118–121
- Definition 118
- motorische Grundeigenschaften 121
- psychische Situation 118, 119
- somatischer Zustand (*s. dort*) 118, 120, 121
- soziale Stellung 118, 119
Konstitution des Menschen 29, 115, 125–140
- Breiten (*s. dort*) 76, 130–134
- Gewichtsverteilung (*s. dort*) 76, 138–140
- Längen (*s. dort*) 76, 125–129
- Tiefen 76, 134–138

Kontakt des Körpers
- Anzahl der Kontaktstellen   101
- mit einer Abstützvorrichtung   109, 110
- mit einer Hängevorrichtung   110–112
- mit einer Unterlage (s. Unterlage)   37, 101–108
Kontaktfläche   101
Kontraktion
- Kokontraktion (s. dort)   280, 318, 319
- steuerndes System   296, 297
Konvergenz, Fußlängsachse   179
Konzeption
- Analysenkonzept (s. dort)   70, 269–278
- Behandlungstechniken   262
- einer therapeutischen Übung   72
Koordination
- Feinkoordination   77
- Grobkoordination   77
- Prüfung   232–249
- Störungen   232–235
- - Dyskinesie   232
- - Hyperkinesie   232
- - Hypokinesie/Akinesie   232
- - Ataxie, zerebrale   232
Kopf   79, 82
- Durchmesser, sagittotransversaler   134, 137, 138
- Funktion (s. auch Körperabschnitte)   79
- Gesichtsdurchmesser   137
Körperabschnitte, funktionelle   79–83
- Arme   79, 153
- Becken (s. dort)   5, 79, 81, 82
- Beine (s. dort)   79–81, 153, 183
- Brustkorb   5, 79, 82
- Kopf   5, 79, 82
- Mobile   83
- Stabile   83
Körperdiagonalen   29
- Konstitution des Menschen   29
Körpergröße   139
Körperlängsachse   3, 75, 81, 221
- vertikal stehende, Erhaltung   221
Körperschwerpunkt   37, 39
Kraft   120, 121

- Schwerkraft   64
- selektive Kraftprüfung   121, 229–231
- somatischer Zustand   120
Kreuzspur (Minusspur)   218
„kurz und bündig" (*Übungsbeispiel*)   96, 306

L

Lagebeziehung der Muskulatur zum Drehpunkt   44, 45
- bewegend   44
- komprimierend   44
Lageempfindung   228
Längen   125–129
- Armlänge   129
- Oberlänge   126
- Unterlänge   126
Längswölbung, Sprunggelenk   24
Lateralflexion, Wirbelsäule   12, 13
Lernhilfe, Widerstand   70, 231
Lernprozess   67
Lernweg   68
- Analysekonzept   270
Lernziel, Analysekonzept   270
Lisfranc-Gelenke   24
lumbopelvische Neutralhaltung (s. auch Neutralhaltung)   308
- Quantifizierung   324–327
lumbosakrale Verankerung   157

M

markuläre Aktivitäten   72
Massage, mobilisierende   267, 268
- Ausführung   268
- Prinzip   268
Mobile   83
Mobilisation
- hubfreie (s. dort)   265–267
- Massage, mobilisierende (s. dort)   267, 268
- widerlagernde (s. dort)   263–265
Motivation   119
- fördern   71

Motorik/motorisch
- Feinmotorik 248
- Grundeigenschaften, motorische
  (s. auch Muskulatur) 121
- – Ausdauer 121
- – Beweglichkeit 121
- – Koordination 121
- – Kraft 121
- – Schnelligkeit 121
- – Sensomotorik 116, 225

Muskulatur/Muskeln
- Aktivität der Muskeln, Kontakt des Körpers 60, 100–112
- – mit einer Abstützvorrichtung 109, 110
- – mit einer Hängevorrichtung 110–112
- – mit einer Unterlage
  (s. Unterlage) 101–108
- Arbeitsweise 44–54
- – Arbeitsweise im Umgang mit den Körpergewichten 45
- – – dynamisch exzentrisch 46
- – – dynamisch konzentrisch 45
- – – hubfrei und dynamisch konzentrisch 47
- – – stabilisierend 51
- – Dehnfähigkeit der Muskulatur 53
- – Freiheitsgrade 44
- – Insuffizienz 53
- – – aktive 53
- – – passive 53
- – Lagebeziehung der Muskulatur zum Drehpunkt 44, 45
- – – bewegend 44
- – – komprimierend 44
- – mehrgelenkige Muskeln 52
- – Muskelverkürzungen 52
- – Muskelspannung, veränderte 53
- bremsende Muskelaktivitäten 142
- Dysbalance, muskuläre 194
- Dysfunktion lokaler Muskeln 299–302
- fallverhindernde Muskelaktivitäten 344
- Fazilitierung selektiver Aktivität lokaler Muskeln und neutraler Haltung 316–318

- Funktion lokaler Muskeln, klinische Tests 304–326
- globale Muskeln/globales Muskelsystem 287–289
- Hyperaktivität, reaktive 199, 352
- intersegmentale 280
- Kokontraktion globaler Muskeln, Minimierung 318, 319
- lokale Muskeln/lokales Muskelsystem 287, 289–192
- mechanische Insuffizienz 295
- motorische Grundeigenschaften
  (s. dort) 121
- Muskelhypertonus 226
- Muskelhypotonus 227
- Muskelsteifheit, Freiheitsgrad der Muskulatur 292–295
- – extrinsische Steifheit 293
- – intrinsische Steifheit 293
- Muskeltraining, selektives 254
- paraspinale Muskelaktivität und aktive Steuerung der neutralen Haltung 312–316
- Reaktionsträgheit 77
- Reflexaktivität, pathologische 228
- selektives Muskeltraining 254–257
- Standbein beim Gehen, muskuläre Koordination 211
- Übungen, Untersuchung und Behandlung der Funktion lokaler Muskeln 306–323
- Wirksamkeit der Behandlung lokaler Muskeln 302–304

N

Nackenkyphose, funktionelle 172
neurologische Krankheitssymptome, Abklärung 224–251
- Beweglichkeitsprüfung, passive 228, 229
- Koordinationsprüfung
  (s. dort) 232–249
- Kraftprüfung, selektive
  (s. dort) 229–231
- Sensomotorik (s. dort) 116, 225
- Sensibilität (s. dort) 227, 228
- Tonusprüfung 225–227

– Wahrnehmungsprüfung   249, 250
neutrale Zone   285
Neutralhaltung von Becken und Lendenwirbelsäule (potentielle Beweglichkeit)   309–323, 328–332
– Atemmuster   319, 320
– Definition der neutralen Haltung   310–312
– Evaluierung der Steuerung der neutralen Haltung   328–332
– Fazilitierung selektiver Aktivität lokaler Muskeln und einer neutralen Haltung   316–318
– Instabilität der neutralen Haltung   312
– kinästhetische Bewußtheit   320, 321
– Kokontraktion globaler Muskeln, Minimierung   318, 319
– lumbopelvische   308
– paraspinale Muskelaktivität und aktive Steuerung der neutralen Haltung   312–316
– Quantifizierung der neutralen lumbopelvischen Haltung   324–327
– Übungsarten   321, 322
– Wirksamkeit der Behandlung   322, 323
Nullstellung   2

O

ökonomische(s)
– Aktivität   43, 44, 68
– Arbeitsweise   92
– Bewegungsverhalten   116
– Sitzen   158–160
Orientierung
  des Menschen   59–66
– am eigenen Körper   61, 62
– – Distanzpunkt, kritischer   62
– – Positionen des Körpers empfinden   61
– – Richtungen wahrnehmen   62
– – Wahrnehmung (s. dort)   59–61, 249, 250
– sich im Raum orientieren   64–66
– sich vom eigenen Körper aus orientieren   66

P

Papierfunktion   101
„Pascha-Stellung" (*Übungsbeispiel*)   104
passive(s)
– Beweglichkeitsprüfung   228
– stabilisierendes System   284–286
– – neutrale Zone   285
Perzeptionspotential   70
Planung der Therapie (s. Therapieplanung)   253–257
Primärbewegung   70, 73, 84, 277
Pronation, *Chopart*- und *Lisfranc*-Gelenke   24
propriozeptive Wahrnehmung   320
Proximal, Definition   29
prozeßorientiertes Handeln (s. auch Übung, therapeutische)   76, 77
– Konstitution (s. dort)   76
psychische Situation   118, 119

Q

Querwölbung, Sprunggelenk   24

R

Radionulnargelenke   25
– distale   25
– proximale   26
Raumorientierung (s. auch Orientierung am Menschen)   64–66
– räumliche Fixpunkte   74
Reaktionen, Bewegungsablauf bis in die Endstellung   277, 278
– Einsetzen von Gewichten   278
– geplante Reaktion   71
– Stabilisierung   278
– Veränderungen der Unterstützungsfläche   277
„reffered pain" (s. auch Schmerz)   122
Reflexaktivität, pathologische   228

reflexhemmende Ausgangsstellung 230
Richtilinien, Therapieplanung 254
Rigor 226
Rotationstyp 32, 35
Rücken
- Flachrücken 11
- Rundrücken 11
- Schmerzen 280
Rumpfaktivitäten, Prüfung und Beurteilung 236, 237
Rutschtendenz 100–108

S

Sagittalebenen 2, 17
- mittlere 17
sagittotransversale(r)
- Achsen 3, 13–16
- Brustkorbdurchmesser 11, 134, 136, 137
- Kopfdurchmesser 134, 137, 138
Schaltstelle der Bewegung 30
Scharniertyp 32
- Winkelveränderungen
- - mit Drehpunktverschiebung 32
- - ohne Drehpunktverschiebung 32
Schmerzen 77, 117
- Anamnese 117, 120, 122–124
- Anlaufschmerz 124
- Belastung 123
- Character 122
- chronischer 124
- Definition 122
- Intensität 122, 124
- ischämische 202
- Lokalisation 123
- Qualität 124
- „reffered pain" 122
- reflektorische 117
- Rückenschmerzen 328
- Ruheschmerz 124
- Schmerzskala 124
Schrittlänge 220
- Definition 220
- Weggewinn 220

Schubbelastung 194, 352
Schulterblattbewegungen 6
- frontosagittale Achse 6
Schultergelenkabstand 133
Schultergelenkbewegungen 7
- frontosagittale Achse 7
- frontotransversale Achse 19
- sagittotransversale Achse 14
Schultergürtelbewegungen 6, 7
- frontosagittale Achse 6
- frontotransversale Achse 19
- sagittotransversale Achse 13
Schwäche 77
Schwerkraft 64
Schwerpunkt (*s. auch* Gleichgewicht) 37, 39
- beschleunigendes Gewicht 39
- Gegengewicht 39, 85
- Trennebene 39, 85
Sensibilität 227, 228
- Oberflächensensibilität 227
- Tiefensensibilität 227
Sensomotorik 116, 225
- Entwicklung, sensomotorische 116
Sitzen/Sitzverhalten 158–162
- Anpassungen 160–162
- - an geplante Bewegung 161
- - an Konstitution und Beweglichkeit 160, 161
- eigenkorrigierte Sitzposition 160
- idealisierte Sitzposition 159
- ökonomisches Sitzen 158–160
- spontanes Sitzen 158
Skoliose 184
somatischer Zustand 118, 120, 121
- Anamnese 120
- ärztliche Diagnose 120
- Belastbarkeit 120
- Kraft 120
- Schmerzanamnese (*s. auch* Schmerz) 120
- Trainingszustand 120
soziale Stellung 118, 119
Spastizität 226
- Klonusprüfung 226
Spielarm 213
Spielbein 64, 207

Spielfunktion 100
- Arme 83
- muskuläre Aktivitäten 100
„Spinnübung" (*Übungsbeispiel*) 89, 347
Sprunggelenkbewegungen
- Längswölbung 24
- oberes
- - Dorsalextension / Plantarflexion 23
- Querwölbung 24
- unteres
- - Eversion 23, 180
- - Inversion 23, 180
- - Valgusstellung 24, 180
- - Varusstellung 24
Spurbreite 178, 217, 218
- Breitspur 218
- Definition 217
- beim Gehen 218
- Minusspur (Kreuzgang) 218
- Nullspur 218
Stabile 83
stabilisierendes System (*s. auch* Muskulatur) 282-332
- aktives System (*s. dort*) 286-295
- Dysfunktion lokaler Muskeln 299-302
- Funktion lokaler Muskeln, klinische Tests 304-326
- passives System 284-286
- steuerndes System (*s. dort*) 295-299
- Übungen, Untersuchung und Behandlung der Funktion lokaler Muskeln 306-323
- Wirksamkeit der Behandlung lokaler Muskeln 302-304
Stabilität / Stabilisierung / stabil 279-340
- dynamische
- - Brustkorb 82
- - Gegenaktivität 95
- Einsatz von Körpergewichten, stabilisierender 51
- Gleichgewicht, stabiles 39
- Hypermobilität 282
- Instabilität 282
- Prüfung der Stabilisierungsfähigkeit 237, 238

- segmentale Stabilisierung, lokales Muskelsystem 289-291
Standarm 213
Standbein 64, 207
- Abrollweg 214
- Beuge-Streck-Achsen 214
- muskuläre Koordination 211
Standwaage 86, 88
Statik 115, 162-202
- Abweichungen 164
- - Folgen abweichender Gelenkstellung 194-202
- Beurteilung 164
- Definition 162
- Kokontraktion, statische 280
- Notation 164
- Statik von der Seite 165-178, 351
- Statik von vorn / hinten 178-193
steuerndes System 295-299
- Ausdauer 299
- Kontraktion 296, 297
- zeitliche Abstimmung 297-299
Strukturen
- passive 44, 115
- strukturelle Veränderungen 117
Stützfunktion 108
Supination, *Chopart-* und *Lisfranc-*Gelenke 24
Symmetrieebene 17

T

Tempo 74
Therapieplanung 253-257
- Muskeltraining, selektives 254-257
- Richtlinien 254
- Ziel 253
„thoracic outlet syndrome" 133
Tibiatorsion 22, 215
Tiefen 134-138
- Brustkorbdurchmesser, saggitotransversaler 134, 136, 137
- Fußlänge 134-136
- Kopfdurchmesser, sagittotransversaler 134, 137, 138
Tiefensensibilität 61
Tonusprüfung 225-227

Sachverzeichnis

– Rigor 226
– Spastizität 226
Translationstyp 32, 35
Transversalebenen 2–5
Trennebene 39, 85
Trichterbrust 11
Trochanterpunktabstand 130
Türmchen 37, 81

U

Übung, therapeutische
– Analyse der Übung 276–278
– Anleitung 272
– Bewegungseinschränkungen 76
– Funktion lokaler Muskeln, Untersuchung und Behandlung 306–323
– – Analyse 309
– – Eignung von Übungen 324–332
– – Evaluierung der Steuerung der neutralen Haltung 328–332
– – Neutralhaltung von Becken und Lendenwirbelsäule (s. dort) 309–323, 328–332
– – Quantifizierung der neutralen lumbopelvischen Haltung 324–327
– Hypermobilität 76
– Konstitution 76
– planen und anpassen 70–76
– – Analysenkonzept (s. dort) 70, 269–278
– – Ausweichmechanismen 73
– – Beginn fazilitieren 72
– – Bewegungsablauf in gewünschte Form bringen 74
– – Bewegungsverhalten, normales 70
– – horizontale Komponente einer Bewegung 73
– – markuläre Aktivitäten 72
– – Motivation fördern 71

– – Perzeptionspotential 70
– – Primärbewegung 70, 73
– – Reaktion, geplante 71
– – weiterlaufende Bewegung (s. dort) 73, 84, 89–94, 94–100, 142, 347
– – zielorientiert handeln 71, 72
– Wirksamkeit der Behandlung 322, 323
Übungsbeispiele
– „Albatros" 343
– „Bett des Fakirs" 106
– „Bridging" 106
– „Brückenaktivität" 105
– „Brückenbauch" 106, 107
– „Cocktailparty" 343
– „Hirtenbüblistellung" 102
– „Klötzchen-Spiel" 60, 270, 271, 306, 307
– „kurz und bündig" 96, 306
– „Pascha-Stellung" 104
– „Spinnübung" 89, 347
– „Vierfüßler" 97
– „die Waage" 86, 89, 347
Unterlage, Kontakt des Körpers mit einer Unterlage 37, 101–108
– Abdruck 104
– Druckveränderungen an den Kontaktstellen 104, 105
– Entlastungsstellung 101
– Kontaktstellen 100, 101
– Papierfunktion 101
– Rutschtendenz 100, 106–108
– Spielfunktion 100
– Stützfunktion 108
Unterstützungsfläche 37–43
– Beine 81
– Definition 37
– Distanzpunkt, kritischer 84
– Gleichgewichtslage des Körpers (s. dort) 39–43
– Primär-/Initialbewegung 84
– weiterlaufende Bewegung (s. dort) 73, 84, 89–94, 94–100, 347

V

Valgusstellung, unteres Sprunggelenk 24
Varusstellung, unteres Sprunggelenk 24
Verschiebekörper 30
„Vierfüßler" (*Übungsbeispiel*) 97

W

„die Waage" (*Übungsbeispiel*) 86, 89, 347
Wahrnehmung (*s. auch* Orientierung am Menschen) 59–61
– gestörte 59
– kinästhetische 61
– propriozeptive 320
– Prüfung 249, 250
– Tiefensensibilität 61
Weggewinn 220
weiterlaufende Bewegung 73, 84, 89–94, 94–100, 142
– Ausweichbewegungen / Ausweichmechanismen 93
– Beachtung 142
– Begrenzung der weiterlaufenden Bewegungen 94–100
– dynamische Stabilisierung 95
– Gegenaktivität 94, 95
– Gegenbewegung 96–100
– gegensinnige Bewegungen 91, 92
– gemischt weiterlaufende Bewegungen 91
– gleichsinnige Bewegungen 91
widerlagernde Mobilisation 263–265
– Ausführung 265
– Prinzip 264
– Prüfung der Widerlagerungsfähigkeit 242
– Rotationstyp 264
– Scharniertyp 264
– Translationstyp 264
– Wirkungsweisen 263
Widerstand als Lernhilfe 70, 231
– Führungswiderstand 70
Winkelveränderungen, scharniertypische 32, 35
– mit Drehpunktverschiebung 35
– ohne Drehpunktverschiebung 32
Wirbelsäule (*s. auch* Rücken) 5, 12, 13, 146–152, 184–188
– Bewegungen 5
– – Extension 19, 148
– – Flexion 19, 148
– – Kyphose 172
– – Lateralflexion 12, 13, 149
– – linkskonkave 12
– – rechtskonkave 12
– – Rotation, negative und positive 5, 150, 151
– – Translation 151
– Bewegungstoleranzen 147
– Bewegungsverhalten 146
– funktioneller Status 184–188
– Skoliose 184
– Statik 170–173

Z

Zahnradphänomen 227
Zehengelenk
– Bewegungen 25
– Statik, Fuß und Zehengelenke 178
Zeiger 5, 30
zeitliche Abstimmung 297–299
zerebrale Ataxie 232
Ziel der Therapieplanung 253
Zielsehnsucht, Gang 205